AF332489

MÉLANGES

DE

CHIRURGIE PRATIQUE.

PARIS.—IMPRIMERIE DE H. FOURNIER
RUE DE SEINE, N° 14.

MÉLANGES

DE

CHIRURGIE PRATIQUE,

EMPLOI DE L'EAU PAR LA METHODE DES AFFUSIONS,
PANSEMENS RARES, ETC.,

D'APRÈS

LA CLINIQUE CHIRURGICALE DE L'HÔTEL-DIEU D'AMIENS

ET LES LEÇONS DE M. JOSSE,

CHEVALIER DE LA LÉGION-D'HONNEUR, CHIRURGIEN EN CHEF DE
L'HÔTEL-DIEU D'AMIENS; PROFESSEUR DE CLINIQUE ET DE PATHOLOGIE
EXTERNES A L'ÉCOLE SECONDAIRE DE MÉDECINE DE LA MÊME VILLE,
MEMBRE CORRESPONDANT DE L'ACADÉMIE ROYALE DE MÉDECINE, ETC.,

PAR M. JOSSE FILS,

ANCIEN ÉLÈVE DES HÔPITAUX CIVILS D'AMIENS ET DE PARIS, BACHELIER ÈS-LETTRES,
BACHELIER ÈS-SCIENCES, DOCTEUR EN MÉDECINE DE LA FACULTÉ DE PARIS, CHIRURGIEN AIDE DE L'HÔTEL
DIEU D'AMIENS, MÉDECIN DE BIENFAISANCE DU PREMIER ARRONDISSEMENT, ETC., ETC.

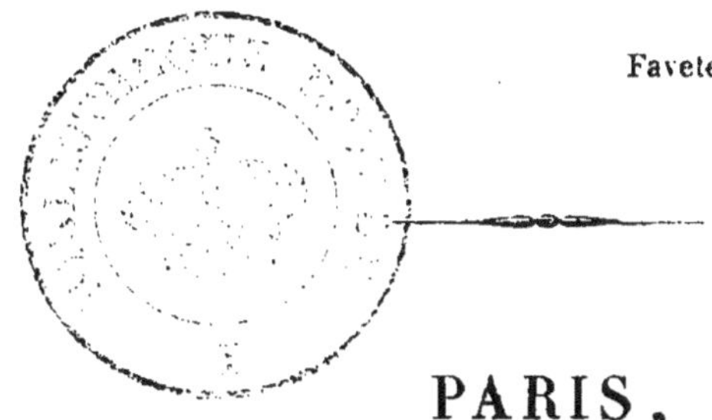

Favete linguis. (HORAT.)

PARIS,

CHEZ BÉCHET JEUNE, LIBRAIRE,

PLACE DE L'ÉCOLE-DE-MÉDECINE;

AMIENS, CHEZ ALLO, LIBRAIRE,

RUE DES VERGEAUX.

—

1835 (34).

A MM. LES MEMBRES

DE LA

COMMISSION ADMINISTRATIVE

DES HOSPICES CIVILS D'AMIENS.

MESSIEURS,

Ayant embrassé une profession entièrement consa-
crée au soulagement de l'humanité, il est juste que je
vous offre le premier essai de ma plume, à vous, messieurs, qui consacrez aussi tous vos soins à alléger
pour les malheureux le poids d'une existence labo-
rieuse, en leur offrant un asile et des secours, lorsque
la maladie vient les accabler et les priver de leurs faibles
ressources. Mais ce n'est pas seulement à ce titre que
je crois vous devoir l'offre de cet opuscule : je saisis en
même temps l'occasion de vous témoigner toute ma
gratitude, pour la confiance dont vous avez bien voulu
m'honorer, en m'associant au service de l'Hôtel-Dieu.
Je comprends, messieurs, l'étendue des obligations
que j'ai contractées : j'espère que vous n'aurez point à
regretter l'opinion flatteuse que vous avez eue de moi.
En espérant aussi, messieurs, que vous accueillerez
favorablement cette dédicace, je compte encore sur
votre bienveillance.

Je suis, messieurs, avec le plus profond respect,

Votre très humble serviteur,

JOSSE FILS.

Amiens, 29 septembre 1834.

Monsieur ,

Par la lettre que vous nous avez écrite le 26 de ce mois, vous nous informez que vous allez publier un ouvrage sur *la Chirurgie pratique*, d'après la clinique de M. votre père qui a donné tant de preuves d'habileté dans l'art qu'il professe, et vous nous demandez notre assentiment pour nous dédier cet ouvrage.

Comme vous vous êtes appliqué à justifier la bonne opinion qu'on nous a donnée de vous lorsque nous vous associâmes à M. votre père dans le service chirurgical de l'Hôtel-Dieu, nous acceptons volontiers la dédicace que vous nous offrez, et nous ajouterons même que nous éprouverions une véritable satisfaction, si votre coup d'essai obtenait tout le succès que vous pouvez désirer.

Recevez, monsieur, l'assurance de notre parfaite considération.

Les Administrateurs des hospices d'Amiens,

FRÉDÉRIC BOISTEL-DUROYER, MAIRE.

PAUL LEPRINCE,

DUPUIS-CASIER, **OBRY**,

CANNET, MATHON DE HALLOY, CAUET.

A M. JOSSE, FILS, *Docteur en chirurgie, à Amiens.*

PRÉFACE.

En publiant les réflexions que je livre aujourd'hui au public, je ne m'abuse pas sur le mérite de mon travail. Je n'ai pas eu la prétention, dans cet opuscule, de traiter des sujets vierges, de citer des faits inconnus, d'établir une théorie nouvelle : tel n'a pas été mon but. Je n'ignore pas qu'il est presque impossible aujourd'hui de trouver un sujet qui n'ait pas été traité, de dire quelque chose qui n'ait pas été dit. Ne voyons-nous pas chaque jour des hommes recommandables, croyant de bonne foi avoir fait une découverte nouvelle, livrer au public le fruit de leurs travaux, de leurs longues méditations, et se trouver aussitôt accusés de n'avoir que rajeuni ce qui avait déjà été dit dans des temps plus ou moins reculés? Si de tels faits sont décourageans pour ceux qui travaillent aux progrès de la science, ils n'ont rien cependant dont on doive s'étonner; les idées humaines roulent dans un cercle dont elles ne peuvent sortir : il faut de toute nécessité qu'elles reviennent au point d'où elles sont parties : le centre de ce cercle est l'homme, dont toutes les pensées, comme autant de rayons, convergent sur lui-même, si je puis m'exprimer ainsi, dont tous les efforts tendent à un même but : sa conservation et son bien-être (1).

Alexandre voyait avec peine les victoires de son père : il craignait que Philippe ne lui laissât plus rien à faire. Il n'en est pas de même dans les sciences; si les anciens, par leurs travaux immenses, ne nous ont laissé aucun sujet nouveau à traiter, notre tâche est bien encore assez vaste. N'avons-nous pas, malgré tout ce qu'a produit notre époque, à laquelle on pourrait appliquer ces paroles de Galilée : « *e subjecto vetustissimo, novissimam promovemus scientiam,* » n'avons-nous pas, dis-je, des erreurs sans nombre à détruire? et ne serait-ce pas assez pour notre part de gloire, de tirer, des sujets les plus usés, les considérations les plus nouvelles? Je laisse aux hommes de génie cette carrière brillante. Pour moi, mon but est plus simple, mes desirs sont moins ambitieux. Quelle est donc l'intention qui m'a guidé en écrivant ces lignes? celle de réhabiliter, parmi les praticiens, des moyens trop négligés, et de détruire quelques restes d'erreurs et de préjugés, qui, pour s'être affaiblis en

______

(1) Quel que soit le point de vue sous lequel on considère l'homme, il sera facile de se convaincre que le besoin de sa conservation et de celle de l'espèce, est le fil qui dirige toutes ses actions, malgré le soin qu'il prend pour se le dissimuler à lui-même : c'est là une vérité qu'on ne saurait méconnaître. Ce n'est jamais que pour lui ou pour l'espèce qu'il travaille, et si on veut remonter à leur origine, les actions les plus belles, les traits les plus sublimes, aussi bien que les crimes les plus affreux, naissent de cette source commune.

arrivant jusqu'à nous, n'en sont pas moins encore des préjugés et des erreurs. Car, ainsi que l'a dit Condillac : *« quand on travaille sur les connaissances humaines, on trouve plus d'erreurs à détruire que de vérités à établir. »* Je sais que pour arriver à cette fin difficile, il faut ne rien heurter, même un abus, s'il est général; qu'on doit se garder de contredire en face, les hommes qu'on est habitué à croire sur parole, à regarder pour ainsi dire comme infaillibles, les demi-dieux de la science enfin. Je sais que sans déguiser la vérité, il est nécessaire de ne pas la présenter toute nue aux regards qu'elle pourrait blesser ; qu'il faut posséder un nom dont l'autorité impose ; et, ce qui est plus difficile encore, qu'il faut vaincre l'opposition systématiqne des contradicteurs de profession ; car malheur à celui qui ne se soumet pas à ces conditions ! son œuvre et lui seront repoussés, eût-il découvert la pierre philosophale, ou la quadrature du cercle. Quant à moi, peu inquiet du sort de mon travail, je n'hésite pas à publier sans art ma pensée, convaincu que c'est un devoir pour quiconque a une pensée, de la produire et de la mettre au jour pour le bien commun. La vérité est toute à tous : ce qu'on croit bon et utile à savoir, on ne peut le taire en conscience. Jenner, qui découvrit la vaccine, eût été condamnable d'en garder une heure le secret. « Parler est bien, disait Paul-Louis Courier, écrire est mieux, imprimer est une excellente chose..... c'est la meilleure action qu'homme puisse faire au monde ;

car si votre pensée est bonne on en profite, mauvaise, on la corrige, et on en profite encore. »

L'opuscule que j'offre au public médical n'étant pas un traité, je n'ai pas à exposer ici le plan, les divisions, l'esprit de mon livre. Ce ne sont que des réflexions isolées, et que j'ai disposées dans l'ordre où elles se sont présentées sous ma plume. J'ai séparé, en les plaçant dans autant de chapitres, les questions principales qui n'avaient entre elles que peu ou point de rapport. J'ai dû ajouter aux observations quelques réflexions sur les effets thérapeutiques des moyens mis en usage, et donner l'opinion qui a guidé leur emploi. On trouvera plusieurs vues qui ne s'accordent pas avec les idées reçues généralement ; mais quel que soit le jugement qu'on porte sur elles, elles auront toujours l'avantage précieux d'appeler l'attention des praticiens, qui ne dédaigneront pas, je pense, à l'époque où nous sommes, époque essentiellement expérimentale, de vouloir s'assurer par eux-mêmes de leur valeur réelle. Pour nous qui avons été témoins des résultats, notre conviction est formée, et nous écrivons, non pas pour qu'on nous croie sur parole, mais pour qu'on puisse, comme nous, se former une opinion sur l'observation des faits.

Avant d'aller plus loin, je ne laisserai pas échapper l'occasion qui se présente de témoigner, au nom de mon père et au mien propre, à M. le docteur Breschet, toute notre gratitude pour l'empressement flatteur qu'il a mis à expérimenter le moyen thérapeutique que mon père lui fit connaître, à son dernier voyage dans la capitale : un homme fut apporté à l'Hôtel-Dieu de Paris, ayant une fracture comminutive de la jambe, résultat d'un écrasement par une roue de voiture ; les désordres étaient tels que l'amputation fut décidée ; le malade s'y refusa. On eut recours aux affusions froides d'après la méthode que mon père avait indiquée, et qu'il a mise en usage à l'Hôtel-Dieu d'Amiens depuis plus de sept ans. L'homme guérit sans aucun accident ; ce fait parut assez extraordinaire pour être publié. M. Rognetta le consigna dans la 6ᵉ livraison du Bulletin thérapeutique (3ᵉ *année, tome* 6, 3o *mars* 1834), ainsi que plusieurs autres observations postérieures à celle-ci, et aussi curieuses. Depuis, d'autres essais ont été tentés, et leurs résultats surprenans publiés dans les journaux de médecine. J'en prends acte ici, comme d'autant de preuves qui viennent à l'appui de ce que nous allons dire, et qui, entièrement à l'abri du soupçon de prévention ou d'exagération, dont on ne manque jamais d'accuser les auteurs, serviront à repousser les reproches de ce genre qu'on pourrait nous adresser sur des faits semblables.

INTRODUCTION.

Lorsque tout est progrès autour de nous, lorsque la marche des sciences promet à chaque instant des découvertes nouvelles, on ne saurait
admettre cette opinion quelquefois avancée, que,
de nos jours, la chirurgie est parvenue à son
plus haut point de perfection (1), que c'est une
science finie. Il serait aussi injuste que contraire
à une noble émulation, de fermer ainsi la carrière
aux esprits généreux qui consacrent tous leurs
efforts au perfectionnement d'une science chère
à l'humanité. La chirurgie a sans doute fait des
progrès immenses dans le siècle dernier, et surtout
au commencement de celui-ci : le génie des Boyer,

(1) On peut encore aujourd'hui se servir des expressions naïves
de notre Paré. « Les arts ne sont encore si accomplis qu'on n'y
puisse faire addition : ils se parfont et polissent par succession
des temps. . . . .
Par quoy ne soyons si simples de nous reposer et endormir sur
le labeur des anciens, comme s'ils avaient tout sçeu , ou tout dit ,
sans rien laisser à excogiter et dire à ceux qui viendront après
eux. Nous avons appris du bon père Guidon, que nous sommes
comme l'enfant qui est sur le col du géant, c'est-à-dire que par
leurs escrits nous voyons ce qu'ils ont veu, et pouvons encore
voir et entendre davantage. »

des Dupuytren, des Marjolin, des Roux, des Richerand, etc., et d'une foule d'autres praticiens célèbres, tant français qu'étrangers, en a reculé les limites; mais est-ce à dire qu'ils ont tout vu, tout écrit, tout fait, et que leurs successeurs devront se traîner sur leurs traces sans pouvoir sortir du sentier déjà battu et se frayer une route nouvelle? Non, sans doute: parler ainsi, ce serait vouloir assigner des bornes aux progrès de l'esprit humain; et qui serait assez téméraire pour cela? En effet qui eût dit, il y a deux siècles, que de nos jours on guérirait les anus contre nature, qu'on broyerait les calculs vésicaux dans le lieu même où ils se sont développés? qui aurait pu croire qu'un opérateur verrait battre un cœur humain sous la seule protection de son enveloppe transparente? qui aurait pensé qu'une main d'homme aurait osé porter une ligature sur l'aorte ventrale (1)? non, je ne crains pas de le dire,

(1) Tout en avouant que certains essais (la ligature de l'aorte, par exemple,), quelques recherches, ne sont pas toujours guidés par la prudence et la saine raison, je ne puis trop m'étonner de l'espèce de *haro* qu'on ne manque pas de lancer contre tout ce qui est nouveau. A chaque découverte récente on s'écrie de toute part « *Nil novi sub sole;* cela était connu des anciens ; ce n'était pas difficile à trouver. » Sans nier que les anciens aient connu tout ce qui a été découvert jusqu'ici, et même, je le veux encore, beaucoup de choses que nous ignorons, il n'en est pas moins vrai qu'il

les sciences n'ont pas de terme, pas plus que la perfectibilité de l'esprit humain dont elles sont l'expression, et à quelque époque que ce soit on pourra toujours dire avec Sénèque :

« *Multùm restat adhuc operis multùmque restabit, nec ulli nato post mille sæcula præcludetur occasio aliquid adjiciendi.* »

Oui, il reste bien des choses à faire, bien des points à éclaircir, non-seulement dans les grandes questions des sciences médicales, mais aussi dans celles qui paraissent les plus simples, et qui par cela même ne fixent plus l'attention des praticiens.

Depuis long-temps je suis convaincu que c'est surtout dans la thérapeutique chirurgicale que les perfectionnemens à faire sont nombreux. Nous avons, je le sais, continué la réforme qu'avait commencée l'académie de chirurgie dans ses mémoires savans : nous avons repoussé loin de nous, en apprenant à les connaître, cet amas confus de

y aura découverte, invention, perfectionnement, progrès, toutes les fois qu'on trouvera une chose qu'aucune tradition n'avait fait connaître. Cela me rappelle l'œuf de Colomb, et le tableau remarquable que cette anecdote a inspiré à William Hogarth; on pourrait, comme le célèbre navigateur, répondre à ceux qui ne savent que rabaisser le mérite d'une découverte qu'ils envient, *que ne vous en avisiez-vous donc ?*

baumes, d'onguens (1) aussi nombreux que nuisibles; mais entraînés par d'anciennes croyances auxquelles des siècles d'existence ont donné une espèce de sanction, je dirai presque d'inviolabilité, nous nous sommes arrêtés, effrayés de nos progrès, et trop souvent encore nous retombons sous l'empire du préjugé et de la routine.

En médecine les faits sont tout, ce sont les fondemens de la science; ils ne peuvent jamais être trop nombreux. Ceux que je vais rapporter ne seront pas inutiles, et j'espère qu'ils ne seront pas non plus sans intérêt. Mon intention d'ailleurs est uniquement de rappeler l'attention des praticiens sur plusieurs moyens thérapeutiques ou négligés, ou mal employés, et de citer, en leur faveur, quelques preuves pratiques.

Presque toutes les observations que je vais rapporter sont tirées de la clinique chirurgicale de mon père à l'Hôtel-Dieu d'Amiens, qui offre une grande réunion de cas intéressans.

(1) Les erreurs de la médecine se perpétuent dans le langage vulgaire; on dit encore aujourd'hui, au figuré: les consolations prodiguées aux malheureux sont comme un baume salutaire versé sur leurs blessures. (Richerand.)

———

DE L'EMPLOI

DE L'EAU FROIDE

DANS LE TRAITEMENT DE PLUSIEURS AFFECTIONS CHIRURGICALES.

CONSIDÉRATIONS PRÉLIMINAIRES.

La profusion avec laquelle l'eau est répandue à la surface de la terre, et même jusque dans l'air qui entoure le globe, a dû faire soupçonner de bonne heure ses propriétés médicinales. La nature, dans sa sage prévoyance, a toujours placé le remède à côté du mal. Chaque climat a ses maladies et ses substances médicinales propres : « *l'eau comme antiphlogistique par excellence est répandue sur toute la terre; car les maladies inflammatoires sont propres à toutes les régions.* » (Tanchou.) L'eau est d'une telle importance dans l'univers, dit M. de Blainville, qu'une secte de philosophes l'avait regardée comme le principe des choses. Cette opinion, outrée sans doute, n'est pas cependant dépourvue de toute raison, si on considère les mouvemens des corps nécessaires, soit aux actes organiques, soit à ces métamorphoses continuelles que la nature nous présente. L'eau forme la majeure partie des liquides vivans, de ceux mêmes qui, comme le sang, paraissent en contenir le moins. Certains organes ne doivent leurs propriétés qu'à l'eau qu'ils contiennent. Tout ce qui pénètre ou se meut dans l'organisme, y est constamment charrié par l'élément liquide. Si dans l'état normal de l'organisme, l'eau joue un rôle aussi essentiel, son importance n'est pas moins grande dans l'état de maladie. Cette vérité n'a pas échappé aux anciens.

On voit l'usage thérapeutique de l'eau remonter à une haute antiquité; il est contemporain de l'art de guérir; mais la manière de se servir de ce topique a subi des variations nombreuses, selon les idées qu'on se faisait de son mode d'action, idées évidemment en rapport avec les connaissances médicales et surtout l'esprit des temps. Pendant le règne du paganisme, des offrandes, des sacrifices, etc., étaient nécessaires pour transmettre à l'eau des vertus divines. « Hippocrate, en lisant les inscriptions votives appendues dans le temple d'Esculape, et où étaient rapportées les maladies et la guérison de ceux qui les avaient consacrées au dieu de la santé, sut démêler parmi les propriétés attribuées à l'eau qui passait pour avoir guéri, celles qui appartenaient essentiellement à ce liquide et celles qui n'étaient qu'une pure supposition de la part des prêtres. » (Percy.)

Le père de la médecine, fidèle au principe qu'il avait établi, « *contraria contrariis curantur*, » laissa de côté les pratiques idolâtres. Une éponge imbibée d'eau froide et appliquée sur les parties malades, des arrosemens plus ou moins fréquens, tels furent les moyens mis par lui en usage pour éteindre le feu morbide. Les médecins grecs, imitateurs fidèles du vieillard de Cos, suivirent long-temps ses traces avec docilité. A une autre époque, l'usage de l'eau presque tombé dans l'oubli, fut remis subitement en vigueur. On se contentait alors de tremper, à chaque pansement, dans de l'eau froide, les pièces d'appareil dont on devait se servir. Mais la médecine, habituée depuis long-temps à la polypharmacie aveugle, mise en crédit par les Arabes, ne put se contenter d'un remède aussi simple, et l'esprit superstitieux de l'époque fit adopter la pratique la plus absurde : on eut recours aux sortilèges, aux conjurations, aux charmes, *on pansa du secret.* Plus tard, certains praticiens, sans se rendre raison de l'action de l'eau, en observèrent exactement les effets dépouillés de pratiques superstitieuses, et supposèrent qu'elle agissait en conservant la propreté qu'ils regardaient comme indispensable à la guérison. Enfin, on couvrit les parties malades de linges imbibés d'eau (*linteis aquâ ebriis*). On plongea des membres entiers dans des bains froids. Un praticien célèbre de nos jours, pensant que l'eau n'agit que par absorption, par une vertu émolliente, en tenant les parties dans un état de *moiteur*, de *souplesse*, de *ductilité*, d'*imbibition*, qui de la peau se communique au tissu lamelleux, et de là se propage jusque dans l'intimité des fibres de toute espèce, conseille d'entourer les parties malades de corps qui conservent long-temps leur humidité. Dans ces différentes méthodes, rien n'indique l'idée de soumettre les organes affectés à des affusions (1) incessamment continuées, depuis quelques heures jusqu'à trente et quarante jours, si besoin est. C'est à mon père, chirurgien en chef de l'Hôtel-Dieu d'Amiens, qu'est due cette innovation importante qu'il a mise à exécution depuis plusieurs années avec un succès extraordinaire.

Tous les praticiens qui n'ont pas employé l'eau d'une manière empirique ont cherché à remplir la même indication, savoir : combattre la phlogose. Et en effet, il n'est peut-être pas une seule affection morbide qui ne reconnaisse l'inflammation comme cause, comme effet ou comme com-

(1) On ne peut pas trouver l'idée des affusions continues dans cet aphorisme d'Hippocrate : *Articulorum tumores et dolores , absque ulcere , et podagricas affectiones , et convulsa , hæc magna ex parte frigida largè effusa , levat et minuit , doloremque solvit , moderatus namque torpor dolorem solvendi facultatem habet.* Le précepte suivant, ou même, relatif aux ulcères, n'indique rien de plus : *Affundatur copiosè aqua frigida.*

plication. Ce grand phénomène de l'organisme,
dit M. Demeizeris, constitue la principale partie
des maladies, peut être cause ou effet de beaucoup d'autres, complique quelquefois celles qui
sont le plus étrangères à sa nature, et réclame
toujours une attention toute spéciale, de la part
du médecin qui veut guérir ou ne jamais nuire.
Pour pouvoir s'expliquer l'action de l'eau d'une
manière rationnelle et régler son mode d'application, il est bon de déterminer quel est le mécanisme et la nature de ce phénomène si général
appelé phlogose. Des expériences récentes peu·
vent donner sur ce point des notions assez
exactes. Si on s'en rapporte à l'observation, nul
doute qu'on ne trouve avec Haller, Cullen, Vicq-
d'Azir, Hunter, Bichat, Burns, etc., etc., etc.,
que l'inflammation consiste dans l'action augmentée des capillaires, dans l'expansibilité active
de ce système de vaisseaux, dont l'énergie, proportionnée à l'excitation qu'il éprouve, appelle,
avec plus ou moins de force, le sang de toutes les
parties environnantes. « *La force des battemens
des artères qui se rendent à la partie enflammée;
la vivacité avec laquelle le sang jaillit d'une ouverture pratiquée à ces vaisseaux ; la nature des
moyens les plus propres à rétablir par une action
topique l'état normal du système affecté, sont
des circonstances qui parlent fortement en faveur
de cette doctrine* » (Demeizeris). Et, en effet, elle

fut généralement adoptée jusqu'à ces dernières années. Cependant avant les expériences qui viennent d'être faites, certains praticiens, et parmi eux mon père, guidés par l'observation seule, pensaient, qu'à une certaine époque de l'inflammation, les capillaires perdaient leur extensibilité active et n'étaient plus dilatés que par la force mécanique du sang que les gros troncs artériels poussaient vers eux, en trop grande quantité et avec trop de violence; que la stagnation du sang était bien due au défaut d'action du système capillaire, mais que cette faiblesse n'était qu'apparente; que si les petits vaisseaux perdaient leur force tonique, c'était que, vaincus, ils cédaient à une force supérieure dont l'action continuelle empêchait leurs efforts constans de réaction. Ces idées devaient conduire, par les conséquences les plus rationnelles, à chercher des agens thérapeutiques capables de diminuer l'impulsion trop forte du sang, et de rendre aux capillaires leur force contractile. Telle est en effet la manière d'agir des moyens reconnus les plus utiles en médecine, et principalement de l'eau.

Les expériences récentes, faites sur le vivant, ont contribué à donner plus de certitude à cette théorie. Il est vrai cependant que Wilson Philips, à qui sont dues les premières expériences positives sur ce sujet, avait d'abord conclu que « *les capillaires d'une partie enflammée sont primiti-*

vement dans un état de faiblesse et de dilata-tion. » Une semblable théorie renversait tout d'un coup les idées reçues jusqu'à ce jour, et replongeait dans le doute et l'obscurité une foule de phénomènes qu'on avait jusqu'alors crus suffisamment expliqués. La thérapeutique surtout était bouleversée jusque dans ses fondemens, et tout le peuple médical devait se remettre sur les bancs. Mais bientôt Thomson obtint des résultats un peu différens, et put constater que « *la circulation du sang, loin d'être toujours ralentie dans les vaisseaux enflammés, se trouve souvent accélérée, surtout au début de l'inflammation.* » M. Hasting trouva aussi que l'action d'un stimulus augmente l'énergie des capillaires; que la stase du sang n'arrive que par l'action prolongée du stimulus; que si l'on cesse son application, un certain espace de temps s'écoule avant que les vaisseaux capillaires recouvrent leurs propriétés contractiles, et qu'ils puissent résister à l'impétuosité avec laquelle le sang est poussé par le cœur et par les gros vaisseaux. Enfin, Klatenbrunner compléta toutes ces recherches microscopiques. Il reconnaît trois espèces de travail morbide : — la première, caractérisée surtout par l'afflux du sang et l'accélération de son cours; — la seconde, par les stases sanguines; — la dernière, par une sorte de diffusion des précédentes sur le système circulatoire. Ces trois degrés sont

appelés par lui, congestion, inflammation, fièvre (1) : telles sont les connaissances les plus ré-

(1) J'emprunterai à M. Klatenbrunner lui-même le résumé qu'il
donne de ces trois degrés de la phlogose (*Répertoire d'Anatomie et
de Physiologie pathologique, et de Clinique chirurgicale*, tom. IV, 4 me
trim., 1827) :

1° La congestion se forme dans une partie circonscrite. Le sang
y afflue, la circulation est accélérée ; le calibre des vaisseaux est
agrandi ; leurs parois sont tendues ; la métamorphose du sang artériel en veineux est interrompue ; le sang lui-même est diversement altéré ; le parenchyme est tuméfié ; les fonctions et les sécrétions normales sont entravées. Tous ces troubles, en s'accroissant,
s'étendent du foyer à la circonférence. Les progrès vers la guérison commencent, et s'étendent en sens inverse.

2° Si les phénomènes de congestion s'élèvent à un haut degré,
ils deviennent inflammatoires. Les sécrétions normales sont interrompues. L'absorption s'opère avec plus de force, puisqu'on voit
disparaître la graisse et d'autres humeurs. Des vaisseaux capillaires sont souvent formés. La coagulabilité du sang est très augmentée, sa qualité est très diversement altérée. Le sang commence
à stagner dans les vaisseaux capillaires situés au foyer de l'inflammation, souvent sur plusieurs points en même temps. La circulation du sang reste rapide à la circonférence des stases. Quand
l'inflammation est assez intense et prolongée, du pus se forme
dans des canaux particuliers, sous l'apparence de petits grains. Si
l'inflammation s'élève au dernier degré, la partie devient gangre-
neuse. La terminaison s'étend de la circonférence au centre, laissant quelquefois après elle un peu de tumeur, de rougeur et d'engorgement.

3° Fièvre. Les troubles périphériques de la congestion ou de
l'inflammation s'étendent sur le système circulatoire entier. Lorsque la fièvre s'élève à un haut degré d'intensité, la rapidité de la
circulation ne diminue pas, mais la colonne de sang s'amincit de
plus en plus. Les parois des vaisseaux sont relâchées. Le sang devient profondément altéré. Des foyers inflammatoires se forment
très souvent durant la marche de la fièvre.

centes que nous ayons sur ce point. On voit que ces conclusions ont le plus grand rapport avec la théorie que j'ai rapportée plus haut, et que l'observation seule avait fait admettre.

Les phénomènes qui caractérisent l'inflammation sont intimement liés ensemble; ils sont pour ainsi dire dépendans les uns des autres. Toutes les fois qu'un stimulus provoque dans une partie une sensibilité anormale, celle-ci détermine aussitôt l'augmentation de la chaleur et l'afflux des liquides. Ces effets exaltent à leur tour la sensibilité des organes, au sein desquels ils se développent : cette nouvelle excitation appelle une nouvelle quantité de fluides, et par suite détermine la tuméfaction et la rougeur, qui ne sont que des conséquences. Ainsi tous ces actes s'enchaînent, sont solidaires les uns des autres. Parvenez à en détruire un seul, les autres cesseront d'eux-mêmes. Ainsi, émoussez la sensibilité : l'action irritante du stimulus n'étant plus perçue, les effets qu'elle entraîne n'auront pas lieu : telle est la manière dont agissent les narcotiques, les stupéfians, la ligature, etc. Empêchez l'afflux des liquides, ou bien donnez-leur issue : les capillaires ne seront pas paralysés par une distension portée au-delà de leur force de résistance; ils conserveront ou reprendront leur mouvement tonique; la stase sanguine n'aura pas lieu ou cessera. Cet effet s'obtient par la compression, par les répercussifs, par les évacuations sanguines. Faites disparaître la chaleur qui suscite une plus grande activité dans les mouvemens organiques, et qui en même temps est augmentée par eux : les humeurs ne seront plus attirées au lieu malade, et ne provoqueront plus par leur présence ni la douleur ni la tuméfaction. On voit donc que, pour vaincre ou prévenir l'inflammation, il suffit de se rendre maître d'un seul des phénomènes qui la caractérisent. Cependant le moyen qui remplira à la fois plus d'indications, devra être préféré ; telle sera l'eau froide. En effet par sa température, en agissant sur les nerfs, elle sera stupéfiante ; elle sera répercussive en provoquant la constriction des vaisseaux, et rafraîchissante en absorbant le calorique : elle pourra encore, suivant les cas, devenir émolliente. Mais s'il suffit de diriger les moyens curatifs contre un seul des phénomènes de la phlogose, il n'est pas indifférent de déterminer celui qu'on doit attaquer de préférence. Il en est un toujours appréciable, tour à tour cause et effet, qui domine pour ainsi dire tous les autres : ce phénomène, c'est la chaleur. Sans chercher ici quelle est son origine, comment elle s'accroît, contentons-nous d'observer qu'elle accompagne constamment l'inflammation, qu'elle est toujours en rapport d'intensité avec la gravité de cette dernière. L'observation nous démontre encore que ce calorique, qu'on pourrait appeler morbide, est loin d'être semblable à cette chaleur organique, dont la production a été jugée assez importante par certains physiologistes, pour qu'ils aient cru devoir en faire un acte fonctionnel particulier, sous le nom de *calorification* : l'un, produit de l'inflammation, principe de tous désordres, est essentiellement destructeur ; l'autre, résultat des mouvemens organiques, est éminemment conservatrice, on pourrait dire organisante. Le premier est local, toujours accidentel ; la seconde est uniformément répandue dans toute l'économie, et préside sans cesse à ses actes les plus salutaires. Dans les inflammations externes, nous pouvons apprécier et suivre le développement du calorique morbide : c'est lui le premier qui se fait sentir dans les organes qui vont être atteints par la phlogose ; les autres symptômes inflammatoires le suivent, l'accompagnent, mais toujours il les domine. Voyez les parties affectées de phlegmon, d'érysipèle, elles semblent gorgées de calorique qu'elles rayonnent de toute part comme le ferait un foyer ardent. Interrogez les malades : ils vous parleront d'abord du *feu* qu'ils ressentent ; ils vous diront qu'ils n'éprouvent de soulagement que par le contact de corps froids. Tout ce qui empêche la chaleur de s'échapper librement exaspère leurs douleurs. Si l'on couvre, suivant la coutume, les tissus enflammés de fomentations, de cataplasmes émolliens, les douleurs augmentent, et bientôt devenues intolérables forcent les malades de jeter au loin ces remèdes inopportuns. Mon père, chirurgien militaire, en 1815, voyait, chaque matin, ses salles jonchées des cataplasmes qu'il avait ordonnés la veille. Ce fut pour lui un avertissement profitable : il voulut se rendre compte de l'action de ces topiques, et bientôt il eut remarqué que les cataplasmes étaient rarement émolliens, et qu'un de leurs principaux inconvéniens était d'augmenter et de retenir accumulé dans les parties, le calorique morbide qui s'y forme sans cesse. Il se conforma à *l'instinct thérapeutique* des malades, et eut lieu de s'applaudir de ne plus ajouter aux souffrances des patiens, les tortures produites par le moyen qu'on chargeait de les soulager. C'est ainsi qu'aucun fait n'est perdu pour le praticien observateur.

La chaleur organique paraît produite par l'influence des nerfs, par les mouvemens nutritifs ou d'assimilation moléculaire qui se passent dans le système capillaire. Le calorique morbide vient-il de la même source (1)? L'inflammation arrête

(1) On a constaté que la calorification était liée à l'action du système nerveux; l'action nerveuse paraît chaque jour avoir des rapports plus frappans avec le galvanisme. Le célèbre Davy fit communiquer les deux poles d'une pile voltaïque par un morceau de charbon plongé dans un gaz impropre à la combustion; le charbon demeura, pendant tout le temps que dura l'action de la pile, dans

les mouvemens assimilateurs : la stagnation du sang qui, en passant à l'état solide, doit, il est vrai, dégager du calorique, ne suffit pas pour expliquer l'augmentation si considérable de la température d'une partie phlogosée. D'ailleurs la coagulation du sang ne produit aucun dégagement de calorique, d'après les expériences de Davy et de M. Denis. La chaleur animale peut s'exalter ou s'abaisser; c'est ce qui produit la sentation de chaud ou de froid; mais elle ne varie que de quelques degrés, car il existe des organes *satellites*, pour ainsi dire, chargés de maintenir l'organisme dans cet état constant de température générale, nécessaire à l'exercice libre des actes vitaux; le corps éprouve-t-il un refroidissement, il s'établit aussitôt une réaction; la respiration, la circulation s'accélèrent. Par suite de ce surcroît d'action dans les fonctions

un état d'incandescence violente, sans éprouver aucune altération chimique dans sa nature. Le développement excessif du calorique morbide ne serait-il pas l'effet d'une cause semblable?

Un expérimentateur moderne, dit avoir découvert dans les divers tissus des électricités différentes; s'il en était ainsi, l'assimilation pourrait bien ne pas être autre chose que la *polarisation* des molécules du fluide composé appelé sang; ces molécules se rendraient anx divers organes suivant leur état électrique, de même que les élémens d'un corps composé, soumis à l'action de la pile, quittent leur combinaison pour se porter vers les pôles opposés. La calorification trouverait aussi une explication dans ce fait. En suivant cette idée, l'inflammation pourrait n'être que le défaut d'équilibre entre les électricités différentes du corps, cet équilibre ayant été rompu par une cause morbide quelconque.

principales, les phénomènes intimes de nutrition et de combinaisons moléculaires acquièrent une activité plus grande, et cet effet dure jusqu'à ce que l'équilibre soit rétabli. Si au contraire le corps est soumis à un excès de chaleur, la matière des exhalations pulmonaires et cutanées, sécrétée en plus grande abondance, a bientôt enlevé, par la vaporisation, la chaleur surabondante. Le calorique morbide n'a pas de limites; il peut être à peine sensible, comme dans les abcès improprement appelés froids, ou excessif, comme dans le phlegmon, l'erysipèle, l'anthrax, etc.; il n'a pas d'*émonctoire* particulier; il ne peut se dissiper que par le rayonnement; et dans tous les cas il nuit à l'accomplissement normal des fonctions.

La chaleur animale, intimement combinée avec nos tissus, véritable chaleur spécifique, n'est pas perçue dans l'état naturel. Le calorique morbide, qu'on pourrait appeler interposé, est toujours appréciable par le malade, et souvent par le médecin. Il vient s'ajouter à la première sans changer son état, sans se confondre avec elle. Lorsqu'on cherche à abattre le calorique morbide, les moyens qu'on dirige contre lui n'agissent que contre lui; et ce n'est que lorsqu'il est entièrement dissipé, que les agens thérapeutiques, si on continue leur emploi, portent leur action sur la température organique; un sentiment pénible annonce cet effet. Le calorique morbide, une fois anéanti, ne peut plus se reproduire que suscité par une nouvelle cause vulnérante; la chaleur animale a une source constante et se reproduit sans cesse dans le rapport de sa déperdition continuelle.

L'inflammation est caractérisée, disent les auteurs, par la rougeur, la tuméfaction, la chaleur et la douleur. Cet ordre est sans doute celui qu'il faut suivre pour baser un diagnostic; mais par rapport à leur importance relative, les symptômes inflammatoires doivent être rangés dans un ordre tout-à-fait inverse. En effet, une inflammation quelconque naît toujours sous l'empire d'un stimulus, dont l'action se porte sur les nerfs : c'est là le point de départ de la phlogose. Viennent ensuite la chaleur et la tuméfaction. Je fais précéder la chaleur, car elle existe toujours dans l'inflammation, même avant que l'afflux ne soit apparent ; souvent elle est loin d'être en rapport avec le degré de tuméfaction (comme dans l'érythême, les brûlures, etc.); son intensité n'est pas non plus en raison de la rapidité de la circulation, puisque, dès les premiers instans de la phlogose, elle va en augmentant, tandis qu'au contraire les mouvemens circulatoires diminuent. La chaleur doit donc être placée avant la tuméfaction et après la douleur. Je sais que tous ces effets sont simultanés, pour ainsi dire; mais je ne crois pas que la priorité d'action appartienne au système sanguin. Pour

ravir aux nerfs le rôle principal, on objectera
en vain qu'une partie paralysée s'enflamme aussi
bien que les autres. On ne réfléchit pas, en parlant
ainsi, qu'il existe plusieurs systèmes nerveux différens (1); que le système ganglionnaire, peut
rester et reste souvent intact malgré l'altération
de l'appareil nerveux de relation; que les diverses
portions d'un système peuvent être affectées isolément : ainsi une des racines des nerfs de la moelle
peut être malade, et l'autre rester intacte; c'est
ainsi que la sensibilité peut s'anéantir et les mouvemens se conserver, et *vice versâ;* qu'un membre,
après qu'il est paralysé, vit et se nourrit aussi
bien qu'avant de l'être; que, s'il maigrit, c'est à
cause du défaut de mouvement, puisque le même
effet se remarque dans les organes qui, sans être
paralysés, sont condamnés à une longue inaction.
Ainsi une partie peut s'enflammer quoique étant
paralysée, parce que l'influence des nerfs ganglion-

(1) **Tous** les nerfs n'ont pas le même mode d'action : les travaux
de Charles Bell ont jeté une grande lumière sur ce sujet. On doit
admettre aujourd'hui quatre espèces de nerfs dont les fonctions sont
distinctes : 1° les nerfs à deux racines dont l'une est destinée aux
mouvemens volontaires et dont l'autre préside à la sensibilité;
2° les nerfs à une seule racine, dont les uns servent aux mouvemens, et les autres sont exclusivement destinés au sentiment; 3° les
nerfs que Bell regarde comme surajoutés, et qui ont sous leur
puissance les phénomènes respiratoires et vocaux ou expressifs;
4° les nerfs grands sympathiques, qu'on a nommés nerfs circulatoires, et qui président aux phénomènes d'assimilation, etc.

naires n'a pas cessé, sans quoi la vie entière cesserait aussi, puisque les actes nutritifs ou d'assimilation, qui constituent réellement la vie, sont sous la dépendance immédiate de ce système de nerfs (1). Cela explique pourquoi les douleurs les plus violentes ne sont pas toujours suivies des symptômes inflammatoires les plus considérables (2), et pourquoi des phlegmasies intenses se développent et détruisent des organes importans, je dirai presque sans douleurs (3).

Ainsi l'ordre dans lequel je placerai les phénomènes inflammatoires sera celui-ci : douleur, chaleur, tumeur, rougeur. Dans le traitement d'une affection quelconque, il faut autant que possible remonter à la cause prochaine de la maladie, et si l'on ne peut l'attaquer directement, on doit chercher à atteindre sa conséquence la plus

(1) On sait que dans les animaux les plus inférieurs, le système nerveux de relation n'existe pas. Les phénomènes inflammatoires, ayant pour effet la perversion des actes nutritifs et assimilateurs, doivent être dans une dépendance directe du système nerveux ganglionnaire. L'appareil cérébro-spinal, qui renferme les nerfs à une et à deux racines et les nerfs surajoutés de Bell, sert comme moyen d'union, de communication sympathique des diverses parties de la machine générale entre elles, et comme moyen de relation avec le monde extérieur.

(2) Dans les affections connues sous le nom de névralgies, les douleurs peuvent être excessives sans déterminer d'inflammation ou d'altération sensible dans la nutrition des parties auxquelles ces nerfs se distribuent.

(3) On voit la rate, le foie, le poumon, se désorganiser sans

immédiate; ainsi, dans l'inflammation, la cause efficiente qui réside dans l'action nerveuse, agissant d'une manière inconnue, se dérobe à nos moyens médicaux; mais il n'en est pas de même de la chaleur morbide, aussi c'est contre elle qu'on doit diriger les efforts de l'art. Il est aisé de voir, d'après ce que j'ai dit plus haut, pourquoi on obtient des effets plus marqués en combattant ce phénomène qu'en attendant que la congestion soit faite pour la dissiper. Telle faible qu'elle soit, la congestion cause des désordres, et lorsqu'on la prévient, les tissus rentrent beaucoup plus promptement dans l'ordre physiologique nécessaire à la guérison; car on sait que les humeurs restent encore stagnantes long-temps après que le stimulus a cessé d'agir, et que la guérison n'est parfaite que quand tous les fluides ont repris leur cours normal.

causer beaucoup de douleurs au malade; une fièvre continue particulière, mais peu intense, en est souvent le seul signe. Pour la rate en particulier, les souffrances sont tellement obscures qu'elle peut être entièrement détruite, changée de nature, avant que des signes manifestes accusent sa maladie. Il est à noter que l'effet que je signale est d'autant plus marqué que les organes ont moins de liaison avec la vie animale. On n'a pas encore trouvé dans la rate de nerfs de l'appareil cérébro-spinal. Lorsqu'une lésion quelconque occupe un organe essentiel à la vie, la douleur est souvent nulle; mais la petitesse du pouls et l'altération profonde des traits du malade, indiquent que les sources de son existence ont reçu une atteinte mortelle.

Je ne m'arrête pas plus long-temps sur ce sujet ; je n'ai voulu que constater l'importance de la chaleur morbide, parmi les phénomènes de l'inflammation. Je passe à la manière d'employer l'eau.

Si on avait toujours le choix, il faudrait établir en principe général qu'on doit employer l'eau par affusions à courant continu ; mais la nature des parties ou de la lésion peut s'y opposer, et forcer de recourir à une autre méthode. Ainsi des linges trempés dans l'eau, et renouvelés sans cesse, peuvent jusqu'à un certain point remplacer les affusions ; mais cette manière exige aussi beaucoup d'attention. Les compresses doivent être appliquées négligemment, ou plutôt simplement posées sur les parties, afin que l'air passant à travers leurs plis entraîne l'eau que le calorique morbide a réduite en vapeur, et qu'une nouvelle couche d'eau froide vienne à son tour remplacer celle qui se vaporise, et absorber une nouvelle quantité de calorique pour changer d'état. Cette manière de produire la réfrigération est puissante ; on connaît l'énorme quantité de calorique que tous les corps en général, et surtout l'eau, absorbent pour passer à l'état de gaz. On fait geler le mercure en exposant au soleil la boule d'un thermomètre entourée d'un linge imprégné d'un liquide facilement vaporisable (l'éther, par exemple). Dans les pays chauds, c'est au moyen de la vaporisation de l'eau qu'on abaisse la température des apparte-mens; on conserve aussi la fraîcheur de l'eau en la renfermant dans des vases très poreux, à travers les parois desquels elle filtre sans cesse et sans cesse est vaporisée. Dans ces circonstances l'eau emprunte aux corps les plus voisins, une grande portion du calorique qu'ils contiennent et abaisse leur température; c'est ainsi que l'eau contenue dans les linges, passe à l'état de vapeur en s'empa-rant du calorique des parties enflammées; mais on sent qu'il faut, pour que cet effet soit con-tinu, qu'à mesure qu'une couche d'eau est ré-duite en vapeurs, elle puisse s'échapper et être remplacée par une autre qui change d'état à son tour. A cette fin, il est nécessaire que les com-presses soient appliquées négligemment et laissent des espaces nombreux pour le passage libre de l'air, qui se chargera des vapeurs formées. Je ne puis donc approuver le conseil de M. Percy, qui veut qu'on choisisse les tissus qui conservent le plus long-temps leur humidité, et, pour éviter autant que possible la vaporisation de l'eau, qu'on entoure les parties d'un corps imperméable. C'est vouloir plonger celles-ci dans un bain chaud, dont la température augmentera en raison du degré de la phlogose. Cette chaleur pourra sans doute être utile dans certains cas, mais plus sou-vent elle sera nuisible. Elle n'a d'ailleurs aucun rapport d'action avec les affusions dont je parle.

Je recommanderai donc, comme une chose de la plus haute importance, d'employer exclusivement des linges de toile, par la raison qu'ils se sèchent plus promptement, et de les disposer de manière à ce que rien ne contrarie la vaporisation de l'eau. Le moyen que je viens d'indiquer convient toutes les fois qu'on ne peut pas faire usage des affusions ; lorsque, par exemple, les blessures sont situées dans certaines régions du tronc ou de la face, ou lorsque, les symptômes morbides étant très faibles, on craint que l'action trop brusque du froid ne nuise au lieu de servir. Les affusions sont toujours possibles dans les lésions des membres, et deviennent indispensables lorsque celles-ci sont graves, et lorsqu'une inflammation doit être violente ou l'est déjà. Quant à l'appareil, c'est à la sagacité du chirurgien à choisir celui qui conviendra le mieux, suivant les cas, les lieux et les personnes. Cependant je ne crois pas inutile de donner une idée de ceux que nous avons employés avec le plus de fruit et de commodité.

1° Un vase portant près de son fond un robinet (1), est rempli d'eau et placé sur une table étroite et élevée, auprès du lit du malade, de manière à ce qu'il soit, d'un pied et demi environ, au-dessus du

____

(1) Ces vases, en fer-blanc, en zinc, en cuivre ou en toute autre matière, se trouvent dans beaucoup de maisons ; on les nomme communément *fontaines;* ils servent à contenir de l'eau destinée aux ablutions des mains.

membre blessé. Une toile cirée, étendue sous celui-ci, est destinée à garantir le lit et à faciliter l'écoulement de l'eau, qui est reçue dans un seau qu'on a placé près du lit à cet effet, et dans lequel on fait descendre l'extrémité de la toile cirée. Rien n'est plus simple, comme on le voit. Au reste cet appareil peut être modifié de mille manières, et quelquefois avec avantage.

2° On peut plus commodément encore se servir de deux seaux : ces objets se trouvent partout; l'un, auquel on aura adapté un robinet ou simplement fait un trou, sera suspendu au-dessus du lit du malade; l'autre sera placé près du lit pour recevoir l'eau surabondante. Afin de pouvoir plus facilement changer le courant, il est bon d'adapter au robinet ou d'ajuster dans le trou qu'on a pratiqué, un tube quelconque, et s'il est possible, une sonde de caoutchou, que sa flexibilité rendra excessivement commode. La toile cirée peut elle-même être remplacée; ainsi les anciens se servaient d'une peau d'animal. Cette méthode pourrait peut-être être reprise avec avantage. Sans laisser filtrer l'eau qu'elle reçoit, une peau préparée prend cependant une certaine humidité qui l'entretient dans un état de souplesse et de fraîcheur fort utiles. On peut encore remplacer avantageusement la toile cirée par une plaque faite de métal ou de toute autre substance imperméable; mais la meilleure manière de disposer ce corps solide, c'est de le façonner en gouttière dans laquelle on peut placer le membre, sur des corps mous, susceptibles de s'humecter, et qu'on dispose suivant les circonstances. Cette gouttière a plusieurs avantages, principalement dans les cas de fractures, d'écrasemens considérables des extrémités inférieures. Elle expose moins à mouiller la couche du malade; elle facilite le renouvellement de l'eau, mais surtout elle conserve dans leurs rapports les parties blessées et les maintient dans une immobilité salutaire. La forme de cette gouttière variera suivant le besoin; du reste elle ne sera pas autre que toutes celles dont on a fait usage jusqu'ici, quoique dans des intentions différentes. Mais il faudra toujours se rappeler que les parties ne doivent jamais être soustraites au contact de l'air, qui, suivant la charmante expression du poète latin, doit venir *lécher* les tissus (1). Les objets étant ainsi préparés, on placera la partie malade dans la position la plus convenable; elle sera, comme je l'ai dit plus haut, couverte de compresses négligemment *posées* sur elle. Une autre compresse entourera le robinet par une de ses extrémités, par l'autre elle sera étendue sur l'appareil, en partant de l'endroit le plus élevé. Cette compresse est destinée à empêcher l'eau de tomber, de tout son poids, sur les organes ma-

_____

(1) *Lambere flamma comas.* (Virgile.)

lades et à la disperser sur une plus grande surface.
Si à cause de l'étendue et de la gravité des lésions,
l'application d'un appareil devenait nécessaire, il
n'est pas besoin de dire qu'il devrait être le plus léger, le plus simple et le moins serré possible. Les
affusions doivent être faites en même temps sur
toute l'étendue de la lésion; car, sans cela, la maladie, en cédant dans les points où la réfrigération
s'opère, gagne et s'étend dans les endroits où les
affusions n'arrivent pas. Nous avons observé ce
fait plusieurs fois. Une femme avait un gonflement
phlegmoneux de l'avant-bras, suite d'un panaris :
le membre malade étant placé dans une demi-
flexion, la main un peu plus élevée que le coude,
offrait deux plans inclinés en sens opposé. On dirigea le courant d'eau sur la main, et celle-ci
humectait à peu près la moitié de l'avant-bras. Les
parties immédiatement en contact avec l'eau furent bientôt dans un état d'amélioration notable;
mais la maladie avait persisté dans les lieux que
les affusions n'avaient pas atteints, et avait envahi le reste de l'avant-bras et l'articulation du
coude. Les affusions furent augmentées, et on
s'assura que l'eau atteignait tout l'avant-bras. L'é-
tat de cette partie devint sensiblement meilleur;
mais bientôt la fluxion gagna le bras et s'élança
vers l'épaule. Ainsi la phlogose détruite d'un côté
reparaissait de l'autre. Il fallait donc, à l'exemple
d'Hercule, abattre cette nouvelle *hydre* d'un seul

coup. La direction des affusions fut changée, et dirigée de l'épaule vers le coude. La marche envahissante de la phlogose fut arrêtée, mais l'avant-bras s'enflamma de nouveau. Il fut évident que la progression et la renaissance de la fluxion, étaient dues à ce que toutes les parties enflammées n'avaient pas été atteintes en même temps par l'eau. Pour remédier à cet inconvénient, on établit deux courans, l'un de l'épaule vers l'articulation huméro-cubitale, et l'autre de la main vers cette même partie. La maladie cessa alors pour ne plus reparaître. C'est ainsi qu'on devra se conduire toutes les fois que l'inflammation aura trop d'étendue pour qu'un seul courant puisse l'atteindre dans tous ses points.

Lorsque sur une partie enflammée on se borne à appliquer des compresses mouillées, elles ont bientôt acquis un degré de température égal à celui des tissus qu'elles recouvrent, et en peu de temps elles sont entièrement séchées. Si on les remplace, le même effet se reproduit. Faut-il dire que les parties ont soif d'eau? non, cette expression serait vicieuse en ce qu'elle indique implicitement l'absorption de l'eau, et donne ainsi une fausse idée de la manière d'agir de ce liquide. La rapidité avec laquelle les compresses se sèchent étant toujours en rapport avec la violence de l'inflammation, il faudrait admettre que plus celle-ci est forte, plus l'absorption est prompte.

Qui ne sait, au contraire, que la phlogose trouble le jeu des organes, pervertit les fonctions, et l'absorption plus particulièrement que toute autre (1). Dans l'état normal, la peau absorbe difficilement. Le corps d'un homme plongé pendant assez long-temps dans un bain tiède, et se trouvant ainsi dans les conditions les plus favorables à l'activité de l'absorption, n'augmente pas de poids. On explique ce fait en disant que l'exhalation pulmonaire donne issue aux liquides absorbés; mais toujours est-il que si la peau jouit à un faible degré de la faculté absorbante, dans des circonstances favorables, cette faculté devra être nulle ou fort peu appréciable dans des conditions opposées. Toutes les fois que l'eau reste accumulée sur une partie sans pouvoir être renouvelée, la fluxion persiste plus long-temps. Ce fait s'explique : l'eau qui touche les tissus enflammés s'est bientôt mise en équilibre de température avec eux, et comme elle conduit mal le calorique, elle retient la chaleur morbide, acquiert promptement un haut degré de température, et devient à son tour cause d'irritation. Cet effet est encore bien

(1) Le sang extravasé, dans une ecchimose, épanché dans une cavité splanchnique quelconque, dans le tissu du cerveau, par le fait d'une apoplexie, etc., est repris par l'absorption. Ainsi disparaissent le cristallin, abaissé dans l'opération de la cataracte, le fœtus dans une grossesse extra-uterine. Mais si les parties au sein desquelles sont déposés ces corps étrangers s'enflamment, aucune absorption n'a lieu.

plus marqué, lorsqu'à la manière de M. Percy, on recouvre l'appareil d'un corps imperméable. Si l'absorption de l'eau était la cause de son action antiphlogistique, c'est bien dans ce cas qu'elle devrait jouir de toute son efficacité. Nous avons remarqué que les points sur lesquels reposaient les membres malades, étaient toujours les derniers à guérir, quoique étant en contact avec de l'eau, puisque on les plaçait sur des linges mouillés. Sans négliger, comme cause de cet effet, la pression que ces parties éprouvent, nous avons pu nous convaincre qu'il était dû spécialement à ce que l'eau ne pouvait être renouvelée aussi souvent que partout ailleurs. On devra donc varier autant que possible, la position du membre malade. En somme, on peut dire que l'absorption de l'eau, lorsqu'elle a lieu, n'est qu'un phénomène entièrement secondaire, et qui n'a aucune influence sur l'action salutaire de ce topique.

L'eau n'agit réellement qu'en s'emparant du calorique morbide accumulé dans les tissus enflammés (1); aussi sa température mérite-t-elle une attention toute particulière. Il n'est cependant pas possible de tracer des règles précises à cet égard; tout ce qu'on peut dire, c'est que la température de l'eau doit être moins élevée que celle

______

(1) L'eau est un conducteur excellent du fluide électrique, n'agirait-elle qu'en rétablissant entre les électricités naturelles l'équilibre qu'une cause morbide aurait rompu.

des parties sur lesquelles on l'applique, et aussi basse que le malade pourra la supporter sans douleur. Ces deux points extrêmes peuvent s'étendre depuis o° et même au-dessous, jusqu'au degré de la chaleur animale et au-delà. Vouloir déterminer d'une manière plus précise la température que l'eau doit avoir, pour être utilement employée, c'est vouloir résoudre un problème avec des *inconnues*. Tout ce qu'il est permis d'avancer comme règle de conduite, c'est que la première application de l'eau doit faire naître, sur les parties, l'impression du froid; mais ce n'est nullement indiquer le degré de température : qu'est-ce en effet que le froid? une abstraction, une chose purement négative; l'absence d'un fluide qu'on suppose exister, ou plutôt une différence dans l'état respectif de deux corps, différence telle que celui qui contient une moindre quantité de la substance inconnue appelée calorique, sera froid, par rapport à celui qui en contient davantage. Pour les êtres organisés le froid n'est qu'une sensation, susceptible comme telle d'être exaltée, détruite ou modifiée par des causes générales, individuelles ou locales, mais toujours infinies. Ainsi ce qui sera froid pour l'habitant de la zone torride, le Brésilien, l'Arabe, l'Indien, le Cafre, sera chaud pour l'habitant des pôles, le Groënlandais, le Lapon, le Samoïède. Cet effet général, qu'on observe dans les diverses régions du globe, se remarque individuellement dans l'homme, suivant son état de force ou de faiblesse, de santé ou de maladie. Il se reproduit encore, d'une manière tout-à-fait locale, dans les diverses parties du corps humain. Je le répète donc, il est impossible de donner des règles bien précises, relativement à la température que l'eau doit avoir. Ici encore, comme cela a lieu presque toujours en médecine, c'est à la sagacité du praticien à savoir spécialiser les préceptes généraux.

Le thermomètre le plus sûr qu'on puisse suivre pour fixer la température de l'eau, c'est la sensation qu'elle produit. Lorsqu'une lésion quelconque réclame l'usage de ce liquide, on commence par l'employer à la température de l'atmosphère : celle-ci, on le conçoit, est excessivement variable ; mais quelle qu'elle soit, l'action de l'eau sur les tissus vivans se rapportera toujours à l'un de ces trois effets : 1° l'eau n'absorbera que peu ou point la chaleur des parties et ne produira pas de soulagement : quelquefois même les douleurs augmenteront sous son influence ; 2° elle produira un refroidissement pénible, et qui bientôt deviendra douloureux : si on ne suspend pas l'action du médicament, les souffrances qu'il cause, quoique d'une nature différente, deviennent peut-être aussi cruelles que celles qu'on voulait calmer (1);

(1) Il est à remarquer que cet effet peut avoir lieu, quoique l'eau paraisse chaude pour un organe en santé.

3° enfin, l'eau produira un refroidissement, marqué quelquefois par de légers frissons, et vivement senti par le malade, qui cependant n'accuse aucune impression douloureuse. Bientôt ce refroidissement est suivi d'un état de bien-être particulier et de la cessation entière des douleurs. — Dans le premier cas, rien n'est plus facile que d'abaisser la température du liquide, au moyen d'un morceau de glace que l'on fait fondre dans le vase qui le contient. Souvent même il suffit de prendre de l'eau sortant d'une source ou d'un puits. — Dans le second cas, quelle que soit déjà la température de l'eau, il faut encore l'augmenter. — Dans le troisième cas enfin, l'effet produit est tel qu'on doit le désirer. Il est entre ces trois points, une foule de degrés intermédiaires, qui se rapprochent plus ou moins des *jalons* que nous venons de poser.

Le besoin de réfrigération varie encore suivant l'époque de la maladie. Lorsque les symptômes inflammatoires commencent à diminuer, que la source du calorique morbide semble vouloir tarir, il arrive fort souvent que la réfrigération, qui jusque-là avait, pour ainsi dire, été insensible, devient douloureuse. Il ne faut pas croire que cet effet soit dû à une récrudescence de la maladie ; il suffit pour le faire cesser, d'élever un peu la température du topique. Mais le plus souvent ce signe est celui qui indique que l'action de l'eau cesse d'être nécessaire, et détermine l'époque à laquelle on doit suspendre les affusions. Il ne faut pas se hâter cependant, car nous avons observé que la phlogose se reproduit, avec la plus grande facilité, lorsqu'on cesse les affusions en temps inopportun. Il est donc préférable de continuer l'usage de l'eau, peut-être inutilement, que de s'exposer à le discontinuer trop tôt. D'un côté, en effet, rien de fâcheux à craindre; de l'autre, au contraire, la phlogose peut reprendre toute sa violence, et alors le moindre des accidens qu'on ait à redouter, est la durée plus longue de la maladie et des souffrances qu'elle entraîne. On a malheureusement des occasions trop fréquentes de vérifier ce fait. L'eau, comme moyen thérapeutique, inspire peu de confiance aux malades (1); c'est avec répugnance qu'ils se soumettent d'abord aux affusions; aussi, dans les premiers momens, il est rare qu'elles soit faites avec le soin qu'elles exigent. On a beaucoup de peine à convaincre les personnes chargées du soin des malades, et les ma-

____

(1) La plupart des hommes, et même une grande partie des médecins, regardent l'eau comme incapable de produire aucune cure, ou de prévenir aucune maladie. Il s'en trouve même qui la croient contraire à la santé. Cette erreur vient de ce que l'eau est si simple et si commune. Les hommes sont avides de ce qui est difficile et rare, principalement en médecine, où l'on voit des remèdes cachés avec soin, faire fortune et guérir toutes sortes de maux, et tomber tout d'un coup, d'abord qu'on dévoile le mystère au public. (Smith, *Traité des vertus médicinales de l'eau commune.*)

lades eux-mêmes, de la nécessité rigoureuse de ne jamais interrompre les affusions. Ce n'est que quand ils ont acquis, par l'expérience souvent chèrement achetée, la conviction de l'énergie médicatrice de l'eau, qu'ils mettent à son application, tous les soins qu'elle réclame. Il est vrai de dire que les affusions sont souvent très-gênantes, et que, selon l'espèce de lésions, leurs effets tardent quelquefois à se manifester clairement (1). Dans les inflammations superficielles, l'effet est prompt, le soulagement presque instantané; aussi les malades ont-ils, en peu d'instans, pu se convaincre de l'efficacité du topique, et on est sûr de leur docilité. Dans les inflammations profondes, au contraire, le bien se fait quelquefois plus long-temps attendre; le véritable foyer de la phlogose se dérobe à l'action directe des affusions; la réfrigération n'arrive aux organes enflammés, qu'à travers d'autres tissus qui leur servent, pour ainsi dire, de rempart. Mais l'action de l'eau n'en est pas moins extraordinaire, quoiqu'un peu plus lente et exigeant plus de persévérance dans son emploi. Cependant le médecin seul, à qui la nature

(1) Il ne suit pas de là que l'eau produit des phlegmasies internes très dangereuses, comme l'avancent, sans aucun fondement, MM. Marx et Paillard. Si dans leur pratique ils ont éprouvé ces accidens, c'est qu'ils ont mal employé l'eau. Quant à nous, nous pouvons affirmer que nous avons souvent vu le lit des malades entièrement mouillé, et que jamais aucun accident, quel qu'il soit, n'en est resulté.

de la lésion révèle d'avance les accidens qui devraient l'accompagner, peut juger de l'action réelle du topique. On conçoit alors qu'un malade, déjà prévenu contre le remède, se croit pour ainsi dire autorisé à le négliger, lorsqu'il n'apprécie aucun effet salutaire de sa part : aussi il faut au médecin toute l'autorité que lui donne la confiance entière de ses cliens pour qu'il puisse imposer cette méthode de traitement, dont au reste on lui rend grace plus tard. L'opinion qui existe dans le monde sur la nature des remèdes, la propension qu'on a pour les choses extraordinaires, nuiront long-temps à l'emploi de l'eau comme médicament. Elle devra forcer la confiance. On pourrait, il est vrai, céder en partie aux idées du vulgaire sur la médecine, et donner à l'eau, qui, comme la vérité, est mal reçue quand elle est seule, une espèce de passeport, en lui associant quelque substance qui cache sa *nudité*, sans rien changer à son action ; mais je n'ose le conseiller, pour ne pas ouvrir la porte à une foule d'abus ; car c'est de cette manière que, sans y attacher d'importance, ou dans le seul but d'accroître l'énergie d'un médicament, on finit par changer sa nature à tel point que ses propriétés deviennent toutes différentes. On se persuade que c'est toujours le même médicament, et on s'étonne de ne pas le voir agir comme l'indiquait celui qui l'avait conseillé. En général, lorsqu'on emploie un agent curatif préconisé par d'autres praticiens, on ne met pas assez de soin à se conformer aux indications marquées par eux, à reproduire toutes les circonstances qu'ils ont notées. Rien cependant n'est plus important, surtout lorsqu'une substance telle que l'eau, n'a pas réellement de propriétés bien marquées par elle-même, qu'elle les doit toutes à la manière dont on l'applique. Il est alors une foule de soins qui peuvent paraître minutieux, inutiles même au premier coup d'œil, et qu'on est tenté de négliger. Mais on doit bien se persuader qu'il est possible à un praticien, quelque habile qu'il puisse être, de ne pas apprécier, du premier coup, l'utilité de détails dont plusieurs années d'expériences et d'essais différens, ont prouvé l'importance au praticien qui les a signalés (1). Aussi on ne saurait trop résister à cette tendance qui nous porte à nous écarter de la ligne tracée, tendance louable et utile, sans doute, puisque c'est elle qui nous empêche de rester enchaînés au char de la routine, mais à laquelle il ne faut céder qu'avec une parfaite connaissance de cause.

Je dois dire, avant de terminer, que le courant des affusions doit toujours être abondant, afin

(1) Que penser de ces hommes présomptueux qui, se plaçant de leur propre autorité au-dessus de tous leurs confrères et de l'expérience elle-même, ne craignent pas de lancer sur tout, au premier examen, un arrêt absolu de blâme ou d'éloge, contre lequel au reste la pratique s'inscrit souvent en faux.

que la plus grande quantité possible de calorique
soit enlevée par l'eau aux tissus enflammés, sans
que la température de celle-ci en soit sensiblement accrue (1), de telle sorte que l'action réfri-
gérante du topique soit continue et toujours
égale. La réfrigération ne se fait pas ici tout-à-
fait de la même manière que quand on se sert de
compresses mouillées. Celles-ci, comme nous l'a-
vons déjà dit, s'échauffent et se sèchent d'autant
plus vite que la vaporisation, qui est toujours en
rapport avec le degré de température de l'eau, se
fait plus promptement ; lorsque ensuite on les
renouvelle, la température se trouve subitement
abaissée pour s'élever encore graduellement, jusqu'à ce qu'une nouvelle compresse vienne la remettre au même point. Il se produit ainsi, après
chaque refroidissement, une réaction qui sera
d'autant plus marquée qu'on aura mis plus
d'intervalle dans le renouvellement des linges
mouillés : de là la nécessité de changer à chaque
instant les compresses. Les affusions sont réellement préférables ; mais, pour qu'elles jouissent de
tous leurs avantages, il faut qu'elles soient continues et suffisamment abondantes. Nous avons pu
nous convaincre, par de nombreux essais, que
l'action de ce moyen thérapeutique ne réside pas

(1) La capacité de l'eau pour le calorique est considérable. Personne n'ignore, par exemple, que la quantité de calorique qui
élève l'eau à 1 degré ferait monter le mercure à 33.

uniquement dans la température de l'eau qu'on
emploie, mais bien aussi dans la quantité de ce
liquide qui se trouve, dans un temps donné, en
contact avec les parties malades. Plus l'inflammation est ou doit être considérable, plus le flot qui
baigne les tissus affectés doit être considérable
aussi. Mais cela n'a cependant rien d'absolu, et il
faut se garder de conclure de ce que nous venons
de dire, que, plus les affusions seront grandes,
plus la température de l'eau sera basse, plus aussi
l'effet qu'on obtiendra sera avantageux. Il n'en
est pas ainsi ; il existe entre la phlogose et l'abondance nécessaire des affusions une relation qu'il
faut saisir (1). Il y a plus, c'est que, si ce rapport
n'existe pas, si la température de l'eau est trop
peu élevée, si la quantité d'eau est trop considérable relativement au degré d'altération morbide
contre laquelle on l'emploie, l'effet qu'on obtient,
loin d'être avantageux, devient nuisible ; il s'établit une espèce de réaction ; la peau rougit, il s'y
développe même une éruption vésiculeuse : mais
il est à remarquer que cela n'arrive jamais que
dans les inflammations peu prononcées, chroniques, dans lesquelles la chaleur morbide est

(1) Ceci explique pourquoi la glace, dont l'action est plus énergique, est cependant moins efficace que l'eau employée à la température ordinaire, et pourquoi les affusions agissent encore de la
même manière lorsqu'on a été obligé de porter l'eau à un degré
plus élevé de température.

peu marquée, et lorsque dans ces circonstances on a fait usage d'affusions trop abondantes ou trop prolongées. Cet inconvénient se manifeste-rait de même à la fin des inflammations aiguës, si on s'obstinait à continuer trop long-temps les affu-sions; mais, d'un autre côté, nous avons vu qu'il y a aussi danger à les supprimer trop tôt. Ce fait nous a fait reconnaître la nécessité de ne pas suspendre brusquement l'emploi de l'eau. Ainsi, lorsque les affusions deviendront douloureuses, après avoir élevé la température de l'eau et dimi-nué sa quantité, on finira par les remplacer au moyen de compresses mouillées, que, par de-grés, on renouvellera moins souvent, et qu'on finira par supprimer tout-à-fait. Lorsque l'in-flammation existe depuis quelque temps dans les tissus, l'eau tarde quelquefois à manifester son action, cependant la fièvre, la douleur, l'agi-tation, etc., enfin tous les signes de réaction gé-nérale, cessent aussi vite que dans le cas con-traire : mais les phénomènes locaux tardent da-vantage à se dissiper; le gonflement persiste, et semble échapper à l'action du topique. Toutefois cette résistance n'est qu'apparente : il se fait dans les tissus un travail qui les dispose à la ré-solution; et au bout d'un certain temps, relatif à l'étendue des désordres, lorsque celle-ci com-mence, elle marche avec une promptitude qu'on ne croyait pas devoir espérer. Les choses se pas-

sent de la même manière dans les inflammations
profondes. Qu'on ne tire donc pas de ce fait un
argument contre les avantages du moyen curatif
que nous signalons (1).

Mais, quand on fait usage des affusions avant que
les symptômes inflammatoires soient déclarés, c'est
alors que leur action est aussi rapide qu'évidente.
Nous pouvons affirmer que, quelle que soit l'é-
tendue de la lésion, quelle que soit l'importance
des organes blessés, quel que soit le mode d'action
des causes vulnérantes (écrasemens, déchirures,
contusions, dilacérations de toute espèce, plaies
par armes à feu, par piqure, par arrachement,
broiement, etc., fractures comminutives, ouvertures d'articulations, etc.), toutes les fois que la vie
ne sera pas actuellement éteinte dans les organes
affectés, les affusions employées aussitôt après
l'accident préviendront à coup sûr toute réaction,
soit locale, soit sympathique. Nous sommes
tellement convaincus de l'action sûre et énergique
des affusions, que nous ne craignons pas d'avancer qu'on pourra appliquer ce moyen au traite-

(1) Lorsqu'on expérimente un remède sur l'indication d'un
autre praticien, on a une propension naturelle, je dirai même un
désir dont on ne se rend pas compte, de trouver ce remède en
défaut. On ne voudrait pas le rejeter sans raisons; mais on n'hésite pas à le faire lorsqu'on peut s'autoriser d'un fait qui, sans
qu'on s'en doute, n'est souvent qu'un prétexte. C'est là une des fai-
blesses si nombreuses du cœur humain, dont il est peu de personnes
capables de se défendre.

ment de plusieurs phlegmasies internes, soit en établissant un courant intérieur, comme dans la cystite spontanée, et surtout dans celle qui suit l'opération de la taille, soit en disposant les affusions sur divers points des cavités, comme dans les maladies du ventre et celles du cerveau et de ses enveloppes.

Livrons-nous maintenant à quelques aperçus sur plusieurs affections dans lesquelles l'expérience a fait reconnaître l'excellence de l'eau.

CHAPITRE PREMIER.

DE L'ÉRYSIPÈLE.

§ Ier. — *Érysipèle de la face.*

On sait que l'érysipèle peut se développer sur tous les points de la surface du corps; on sait qu'il est plus dangereux ou plus rebelle suivant les régions qu'il occupe, suivant son intensité ou sa cause, et que, d'après ces considérations, on a cru devoir lui opposer une médication différente selon les différens cas. Dans le traitement de l'érysipèle simple, après avoir employé les corps gras, les farines sèches, les lotions, les cataplasmes émolliens ou répercussifs, et jusqu'à la cautérisation et au vésicatoire, on a reconnu que de tous ces moyens, le meilleur était de ne rien faire; c'était l'opinion du grand Pinel. M. Tanchou est, sinon le premier, du moins celui qui a appliqué le froid de la manière la plus rationnelle dans cette circonstance (1). A l'Hôtel-Dieu d'Amiens, l'affection

(1) Galien, Avicenne, Paré, recommandent la réfrigération au moyen de compresses trempées dans un liquide froid. Desault reconnaît l'utilité du froid. Nous ne pouvons pas regarder comme une heureuse innovation, la méthode des frictions mercurielles mises en usage par M. Ricord. Quant à la méthode de la réfrigé-

dont je parle est dans presque tous les cas, combattue par le même moyen, l'eau froide. Je sais qu'on a répété depuis des siècles, d'après Hippocrate (*erysipelas extùs diffusum introverti non bonum. Aph.* 25, *sect.* 6), que le froid est pernicieux dans l'érysipèle en général, et spécialement dans l'érysipèle de la face, qu'il provoque des répercussions mortelles; mais c'est encore là un des mille préjugés qui, pendant si long-temps, ont de leurs lisières entravé la marche de l'art, et dont toute la valeur se réduit à un droit d'ancienneté. Contre des préjugés, voici des faits.

PREMIÈRE OBSERVATION.

Erysipèle de la face ; application de linges mouillés sur les parties malades. Guérison en peu de jours.

Le nommé .... était à l'Hôtel-Dieu depuis quelque temps pour une affection cutanée (*psoriasis. Biet*). Il était sur le point de sortir lorsque, sans cause connue, il fut pris d'un érysipèle de la face. La maladie débuta avec une telle violence, que 24 heures après l'invasion, le malade était dans le délire. Malgré le traitement ordinaire (*deux saignées et une application de sangsues*) le cuir chevelu commencait à devenir sensible, la langue

ration, nous ne voyons pas l'utilité du camphre comme l'emploie M. Malgaigne, ni celle de l'esprit de froment à 14 degrés, dont se sert M. Gouzie. Notre expérience nous persuade que ces substances n'ont rien de spécifique, et que c'est l'eau et le froid seuls qui agissent.

était sèche, contractée, la fièvre violente, la peau brûlante, le gonflement de la face énorme. Sans avoir égard au voisinage du cerveau et de ses membranes, sans craindre la métastase, on appliqua sur la tête et sur la face des compresses trempées dans l'eau froide. Ces compresses étaient renouvelées à chaque instant et n'étaient que posées légèrement sans être immédiatement appliquées sur les parties ; de sorte qu'elles permettaient à l'air de traverser les intervalles des plis qu'elles faisaient. De cette manière, l'air enlevait constamment l'eau réduite en vapeur par le calorique qu'elle recevait des parties malades, et celles-ci se trouvaient toujours en contact avec une couche d'eau froide sans cesse renouvelée. Sous l'influence de cette seule médication, le délire cessa le jour même, la fièvre disparut ; la langue reprit sa couleur et son humidité normales ; la tension, la rougeur, la chaleur de la peau du visage diminuèrent bientôt ; l'appétit se fit sentir. Au bout de quatre jours la résolution de l'érysipèle était presque complète. On continua cependant l'application de l'eau. Au sixième jour, le malade mangeait le *quart*, et peu après il sortit parfaitement guéri.

Cet homme a été depuis atteint de plusieurs érysipèles de la face ; il s'est traité lui-même. Aussitôt qu'il sentait les prodromes de la maladie, il faisait mettre près de lui un vase plein d'eau, et

mouillait des linges qu'il posait négligemment sur
la partie malade et qu'il renouvelait aussitôt qu'ils
commençaient à s'échauffer. La dernière fois que
cet homme fut atteint de cette même affection, il
vint à l'Hôtel-Dieu plutôt pour trouver un loge-
ment et la nourriture (cet homme est ouvrier)
que pour réclamer des soins. Il avait déjà commencé le traitement chez lui et était en partie
guéri lorsqu'il entra à l'hospice.

§ II. — *Érysipèle du cuir chevelu.*

L'érysipèle du cuir chevelu a toujours été regardé comme une affection excessivement grave,
à cause de son voisinage du cerveau et parce qu'il
offre toujours un caractère phlegmoneux (1). Il ne
faut pas songer ici à laisser (comme on le fait
souvent pour l'érysipèle simple des membres et
du tronc), la maladie s'user d'elle-même, en par-
courant toutes ses périodes, si l'on ne veut pas
voir bientôt une foule de désordres effrayans et
rapides, terminer la vie du malade. C'est vainement
aussi qu'on espèrerait remédier aux accidens produits par l'érysipèle du cuir chevelu, au moyen
de l'emploi exclusif des saignées, des délayans,
des applications émollientes et résolutives. *Une
incision cruciale qui intéresse à la fois la peau, le*

(1) On croit que c'est par *l'orbite* que l'érysipèle se communique
aux méninges; les nerfs nombreux et importans qui remplissent
cette cavité, donnent assez de vraisemblance à cette opinion.

*tissu cellulaire et l'aponévrose occipito-frontale,
peut seule faire cesser l'étranglement douloureux
occasioné par le soulèvement et la tension de cette
membrane fibreuse* (Rayer). Mais outre que ce
moyen est dangereux et cruel, combien il retarde
la guérison complète! et ne doit-on pas préférer
et adopter avec enthousiasme un agent qui, sûr
dans ses effets et dans son emploi, n'est pas lui-
même une lésion grave ajoutée à la lésion première?

DEUXIÈME OBSERVATION.

Chute sur la tête. Commotion du cerveau. Plaie du cuir chevelu;
érysipèle de cette partie, emploi de l'eau, guérison.

Un homme âgé de 28 ans, étant pris de vin,
tomba à la renverse sur le pavé et se fit, sur l'oc-
cipital, une plaie transversale d'un pouce d'étendue. Le blessé fut relevé sans connaissance, mais
il la reprit bientôt et fut conduit chez lui. Peu
de temps après, la plaie devint douloureuse; sur
ses bords et aux environs survint un gonflement
qui bientôt eut envahi le cuir chevelu. Cette tuméfaction était accompagnée d'une sensibilité telle,
que le plus léger contact était insupportable et
qu'un mouvement involontaire, instinctif, forçait
le malade à jeter les mains au-devant de tout ce
qui paraissait vouloir approcher de sa tête. A l'insomnie, à la pesanteur de tête, se joignaient des
vertiges, des éblouissemens, une faiblesse notable

dans les mouvemens des bras et surtout des jambes, de telle sorte que ce malade ne pouvait rester debout sans être soutenu par deux hommes. L'impression du son et de la lumière blessait les organes de l'ouïe et de la vue. Les réponses étaient lentes, la parole difficile; le malade faisait des efforts pour pouvoir comprendre les questions qu'on lui adressait. En même temps, fièvre aiguë, peau brûlante, langue sèche, soif ardente. C'est dans cet état et 6 jours après sa chute que cet homme se présenta à l'Hôtel-Dieu, où il fut admis et couché au n° 17. (*Prescrit. Saignée du bras illicò; après-midi* 20 *sangsues derrière les oreilles, diète, limonade.*) On ordonna en même temps de couper les cheveux et de faire sur la tête des affusions d'eau froide.

Le lendemain (*deuxième jour d'entrée*), tous les symptômes décrits ci-dessus ont notablement augmenté malgré les évacuations sanguines; la face, le col sont considérablement tuméfiés, et présentent tous les caractères d'une fluxion érysipélateuse aiguë. Il y a eu du délire. L'application de l'eau froide n'avait pu avoir lieu que pendant peu d'instans, à cause de la résistance que le malade y opposa. (*Troisième jour d'entrée.*) Le jour suivant, la maladie a encore fait des progrès, le délire surtout. C'est alors qu'on appliqua convenablement l'eau froide, malgré la répugnance du malade. Les accidens, qui jusque-là n'avaient cessé de s'accroître, s'arrêtèrent sensiblement sous l'influence de cette médication, et diminuèrent bientôt avec une telle rapidité, qu'en quarante-huit heures (*cinquième jour*), le délire avait cessé ; le gonflement du cuir chevelu et du col était presque entièrement disparu. La face cependant conservait encore un reste de tuméfaction œdémateuse sans chaleur ni tension, qui, deux jours après (*septième jour*), ne laissait plus de traces. Aucun des symptômes généraux n'existait plus vingt-quatre heures après l'application convenablement faite de l'eau froide; ils avaient tous disparu. Le malade ayant de l'appétit, est mis à la demi-portion. Au huitième jour de son entrée à l'hôpital, il ne lui restait plus qu'une faiblesse extrême dans les membres inférieurs, au point qu'il ne pouvait marcher qu'en vacillant et les jambes écartées; ce qui devait faire penser que le cerveau avait éprouvé un ébranlement profond. Cet état se dissipa cependant assez promptement, et le malade put sortir parfaitement rétabli un mois après son entrée.

§ III. — *Érysipèle phlegmoneux.*

Il n'est aucun praticien, depuis Hippocrate, qui n'ait reconnu l'extrême gravité de l'érysipèle phlegmoneux, doublement à craindre, et par les désordres locaux qu'il entraîne, et par les phlegmasies des organes intérieurs qu'il provoque;

aussi faut-il toujours tout tenter pour en obtenir l'avortement : car « *on a la certitude positive qu'il n'y a rien de plus fâcheux que la putréfaction, la suppuration, qui proviennent d'un érysipèle* » (L'Eveillé). *Ab erysipilato putrido aut suppuratio malum* (Hipp.). Cette terminaison est d'autant plus à craindre que l'érysipèle est plus étendu, et elle devient presque inévitable, quand il a envahi tout un membre. Cependant le fait suivant prouve qu'on peut encore se rendre maître de la maladie, et empêcher cette issue funeste, lors même que l'époque ordinaire de la résolution est passée, et que l'empâtement a dû faire croire à une suppuration inévitable.

TROISIÈME OBSERVATION.

Érysipèle phlegmoneux de la jambe, formation d'escharres, emploi de l'eau , guérison sans suppuration.

Une femme, âgée de quarante-cinq ans, entra à l'Hôtel-Dieu avec un érysipèle de la jambe et de la cuisse, cinq jours après l'invasion de la maladie. A cette époque, elle était dans l'état suivant : toute la jambe, le genou et la face externe de la cuisse sont envahis par un érysipèle phlegmoneux. Le volume de la jambe est considérablement augmenté ; la peau de cette partie est tendue, luisante, d'un rouge vif, violacé dans plusieurs points, couverte de phlyctènes volumineuses dont plusieurs sont crevées, et laissent voir à leur place des taches gangréneuses noires, et semblables à celles de brûlures au troisième degré. La partie externe de la cuisse offre quelques points mortifiés. Cependant, malgré la tuméfaction énorme des parties et les altérations que je viens de décrire, il n'y a pas de fluctuation sensible, mais seulement un empâtement étendu et profond. La chaleur du membre est excessive et très-sensible à distance ; les douleurs sont profondes, pulsatives, insupportables ; fièvre violente, pouls dur, peau sèche, brûlante; céphalalgie, douleurs épigastriques ; langue sèche, fendillée, contractée; soif vive ; nausées, agitation, angoisses extrêmes. Il y avait eu des vomissemens avant l'entrée de la malade à l'Hôtel-Dieu.

Voici comment on dirigea le traitement : toute la partie affectée, mise hors du lit, fut placée sur une toile cirée ; des linges trempés dans l'eau froide furent jetés négligemment sur elle; quelques points restaient cependant exposés au contact de l'air; mais toute l'étendue affectée du membre se trouvait, pour ainsi dire, inondée d'eau froide, qui ruisselait des linges.

Le premier effet de ce traitement fut d'apaiser presque instantanément les douleurs atroces de la malade, qui bientôt ne souffrit presque plus. Le frisson léger qu'avait fait naître ce refroidissement subit, cessa aussi immédiatement. Le lendemain, les parties les plus voisines de l'érysipèle, qui étaient tendues, chaudes et douloureuses, avaient repris leur souplesse ordinaire, leur température et leur sensibilité propres.

La maladie s'était donc bornée tout à coup; les parties affectées d'érysipèle conservaient à peu près le même aspect : cependant la tension de la peau était beaucoup moindre; les phlyctènes étaient flétries, et l'épiderme qui les formait, épaissi et blanchâtre. Le contour des escharres avait aussi pris une teinte grise. La rougeur du reste était à peu près la même; mais les douleurs étaient tellement diminuées, qu'on pouvait palper les parties enflammées, sans que la malade en souffrît beaucoup. Céphalalgie nulle; pouls ordinaire, quoique un peu fort; langue humide, quoique chargée : la malade avait dormi.

Le troisième jour, la rougeur du membre a beaucoup diminué; la tension n'est plus qu'œdémateuse; l'impression du doigt reste sur les parties; douleurs nulles, sensation de bien-être. Si les affusions ne sont pas assez abondantes, si les linges se sèchent, la chaleur et la douleur reparaissent, et sont bientôt dissipées par une nouvelle application d'eau froide. Les escharres sont noires, dures, et ne paraissent pas vouloir se détacher; il n'y a pas de suppuration au-dessous d'elles. Langue humide, couverte d'un léger enduit blanchâtre; pouls naturel : la malade a de l'appétit.

Le quatrième jour, le mieux a fait des progrès sensibles ; la langue a repris sa couleur naturelle ; elle est large, humide. L'érysipèle marche à grands pas vers la résolution ; la peau commence à se flétrir aux limites de la maladie. Les jours suivans, le mieux continue, et au bout de douze jours la malade sort de l'hôpital parfaitement guérie, et sans qu'il y ait eu d'abcès.

Le fait que je viens de rapporter est intéressant sous le rapport de la rapidité de la guérison, et parce que la suppuration, qui paraissait imminente, a pu être empêchée. L'observation suivante est encore plus curieuse : les affusions froides, dans ce cas, ont sans aucun doute sauvé les jours de la malade.

QUATRIÈME OBSERVATION.

Contusion violente du membre thoracique, érysipèle phlegmoneux. Secours tardifs, emploi de l'eau, suppuration étendue, décollement de toute la peau de l'avant-bras, guérison sans difformité.

La femme *L'Anguillon*, âgée de quarante-neuf ans, reçut plusieurs coups de bâton sur la partie moyenne et externe de l'avant-bras. Les contusions violentes qui en résultèrent, furent accompagnées d'une irritation érysipélateuse, qui envahit en peu de temps le bras et l'avant-bras. La malade se présenta à l'Hôtel-Dieu le 15 décembre 1833,

sept jours après l'accident, et dans l'état suivant :
toute la peau de la main, de l'avant-bras et du bras
jusqu'au-dessus de l'insertion du deltoïde, est tendue, brillante, d'un rouge vif, et considérablement tuméfiée, au point que le volume du bras
semble augmenté d'un tiers au moins. Un empâtement profond existe dans toute l'étendue du
membre. Dans certains endroits, la pression du
doigt fait sentir une crépitation semblable à celle
qu'on remarque dans l'emphysème. Ce bruit est
surtout sensible à la partie interne du bras, dont
la couleur foncée et le ramollissement, font présumer la formation prochaine d'une escharre.
Douleurs violentes, profondes ; chaleur brûlante ;
pouls dur, fréquent ; soif vive ; langue sèche,
rouge, fendillée ; anxiété épigastrique, agitation.
Le cerveau toutefois n'éprouve encore qu'une
excitation peu forte. L'état avancé de la lésion,
la tendance qu'elle présente vers la suppuration
et la gangrène, ne laissent aucun espoir d'empêcher cette terminaison. Cependant on se décide à
l'application de l'eau froide. L'appareil est disposé, et le traitement mis aussitôt en usage.

Le lendemain (16 *décembre*), l'érysipèle a gagné l'épaule ; la chaleur du bras est telle, que
l'eau qui vient à le toucher est aussitôt vaporisée ;
la rougeur, le gonflement sont aussi plus marqués. Pouls vif, dur ; chaleur brûlante de la peau ;
langue sèche, fendillée, contractée ; enduit fu-

ligineux des gencives; épiderme des lèvres brun,
fendu, détaché; soif ardente, sensibilité vive de
l'épigastre, nausées, agitation, délire. (*Vingt sangsues sur l'épaule , limonade , diète.*) On continue
les affusions froides.

Le 17, la maladie a encore fait des progrès.
L'érysipèle semble vouloir envahir la poitrine et
le col; le bras est tellement gonflé que la peau
semble près de se déchirer. La couleur du membre est d'un rouge violacé, livide, qui ne disparaît plus sous l'impression du doigt. La fluctuation est sensible dans une grande étendue; une
escharre gangréneuse occupe toute la face interne du bras. Délire, insomnie; pouls, vif, concentré; douleurs épigastriques. Toutes les boissons sont rejetées; vomissemens de matières por-
racées, noirâtres; diarrhée; sueurs froides, vis-
queuses sur la face et sur la poitrine.

Cette marche progressive de la maladie malgré
l'emploi de l'eau qui avait déjà réussi d'une manière si frappante dans des cas moins graves il
est vrai, mais à peu près semblables , fit soupçonner quelque chose de particulier. On sut des
infirmiers que la malade arrêtait elle-même l'é-
coulement de l'eau, et que les affusions froides
n'avaient eu lieu que d'une manière intermit-
tente et en petite quantité. L'exaspération de la
maladie fut alors expliquée. On disposa l'appareil
de manière à ce que toutes les parties affectées

fussent continuellement arrosées par un courant abondant d'eau froide, sans que la malade pût s'y soustraire. Le lendemain, l'effet de la médication commence à se faire sentir ; l'érysipèle se borne ; la peau de l'épaule s'affaisse ; les abcès de l'avant-bras sont ouverts au moyen d'incisions étroites et multipliées, des contre-ouvertures pratiquées. Il s'écoule une quantité énorme de pus séreux , fétide, de mauvaise nature. Des lambeaux gri-sâtres de tissu cellulaire se détachent; presque toute la peau de l'avant-bras est décollée; ce-pendant les symptômes généraux s'amendent. Le 19 le délire, les douleurs épigastriques, les vomissemens, ont cessé; la fièvre diminue. Le bras est en partie dégonflé, la peau rouge, bos-selée, épaissie; mais la chaleur est un peu moins forte.

21.—L'escharre de la partie interne du bras sera bientôt détachée; les foyers purulens ne four-nissent que très peu de pus. Les ouvertures sont couvertes de charpie simple. La main et l'avant-bras conservent encore du gonflement, mais qui n'est qu'œdémateux. On applique une bande rou-lée sur tout le membre (1). Le délire a cessé depuis deux jours; la fièvre a disparu; la langue a repris son état normal; la malade a de l'appétit. On lui

(1) La compression légère est aussi un puissant moyen anti-phlogistique.

donne des alimens ; cependant la diarrhée cesse.
On continue les affusions froides.

A dater de ce moment, la maladie marche
d'une manière rapide vers la guérison.

22. — L'escharre de la partie interne du bras est
détachée et laisse voir une plaie vermeille de
bonne nature, et dont les bords sont bien adhérens. Les foyers purulens tarissent. La peau de
l'avant-bras, qui était détachée dans toute la partie externe et autour de l'articulation huméro-
cubitale, a repris ses adhérences avec les tissus
sous-jacens dans presque tous les points et surtout autour des incisions qui ont été pratiquées
pour donner issue au pus. Quant aux symptômes
généraux, il n'en existe plus aucun. La lésion est
devenue entièrement locale. L'eau commence à
produire une impression gênante ; on suspend
son emploi, et on panse les plaies avec du cérat
simple.

24. — La chaleur du bras a augmenté ; il y a du
gonflement et de la douleur. L'appétit diminue,
la soif reparaît avec la fièvre ; la langue se sèche.
La malade demande qu'on recommence l'application de l'eau froide, mais celle-ci cause une impression désagréable : on lui substitue l'eau tiède,
et bientôt la peau se ramollit, l'appétit revient,
la fièvre cesse. La malade n'éprouve plus aucune
souffrance.

Depuis ce moment, il n'y a plus de remarquable que la rapidité avec laquelle les plaies se cicatrisent sous l'influence de l'eau dont on a baissé graduellement la température, et que l'on continue d'appliquer froide. Cette femme, après six semaines de traitement, est sur le point d'être guérie, sans difformité et sans aucune gène dans les mouvemens, malgré l'énorme perte de substance qu'a éprouvée la face interne du bras, qui a été presque totalement mise à nu.

———

Plusieurs points importans sont à noter dans cette observation. La première chose qui frappe, est qu'on ait pu conserver les jours de la malade, car tout le monde sait qu'un érysipèle parvenu à ce degré d'intensité ne fait presque jamais grâce, et que le malheureux qui en est atteint, s'il résiste à la violence des symptômes généraux, meurt épuisé par de longues souffrances, des désordres profonds, des suppurations interminables.

Serait-il possible de douter ici de l'influence médicatrice de l'eau froide? N'est-ce pas le seul moyen qu'on a employé? Son action sur les parties malades n'a-t-elle pas été aussi prompte que directe? Ce n'est pas seulement sur les parties lésées que cette action puissante se fait sentir, mais bien aussi sur les symptômes généraux :

concluons donc que ceux-ci ne sont que sympathiques, et que, toutes les fois que l'érysipèle ne
sera pas lui-même un symptôme, la crainte des
répercussions sera vaine. Remarquons encore
qu'avec la diminution de la chaleur, le gonflement et la douleur ayant cessé, l'inflammation a
bientôt pris une marche rétrograde. Notons
aussi en passant que, sous l'influence de l'eau,
la suppuration a été fort peu abondante; que la
mortification des tissus s'est arrêtée; que la résolution et la cicatrisation ont été rapides; que les
parties enfin ont conservé leur forme et surtout
leurs mouvemens.

D'autres observations nous donneront l'occasion de revenir sur ces faits.

Quoique nous n'ayons qu'une observation d'é-
rysipèle symptomatique d'une affection interne,
nous doutons que, même dans ce cas, l'eau froide
puisse produire les répercussions qu'on craint
tant. On sait qu'une irritation sympathique
réagit sur la lésion primitive et l'aggrave : traiter
les symptômes est donc souvent utile et parfois
indispensable; car c'est déjà beaucoup que de
pouvoir dégager l'affection morbide principale
de toutes les complications qu'elle provoque, et
qui, comme autant d'auxiliaires, viennent augmenter son énergie; si l'on parvient à la réduire
à ses propres forces, on en est bientôt maître.
Il peut donc arriver qu'on soit forcé de combattre

l'érysipèle symptomatique, et si alors il disparaît brusquement, faudra-t-il dire que l'augmentation de la maladie première, qui a lieu alors, est due à la répercussion de l'érysipèle ; ou bien que la disparition de celui-ci est due à l'augmentation de la lésion principale? Léveillé me paraît avoir parfaitement jugé la question. « Il y a dix ans, dit-il, j'ai soigné un employé des postes d'un érysipèle, qui a disparu subitement après avoir envahi successivement toute la partie gauche de la tête, dont l'épiderme est tombé par écailles. Cet homme a aussitôt éprouvé tous les symptômes d'une fièvre ataxique, suivie d'adynamie, dont la marche a été régulière, et qui ne s'est terminée par la convalescence que le trentième jour. A cette époque, l'érysipèle s'est remontré à droite de la face, dont tous les points ont été parcourus, sans en excepter le cuir chevelu. Il y a eu une otitis extrêmement douloureuse, dont la fin a été une explosion vive, comparée par le malade à celle d'un coup de pistolet, et un écoulement purulent sans surdité. Après ce phénomène, la santé s'est trouvée parfaite. Je me garderai bien de dire avec Hippocrate, qu'ici l'ataxie ou l'adynamie ont été l'effet de la répercussion de l'érysipèle, puisqu'il me semble plus avéré que la marche de ce dernier a seulement été suspendue par l'affection constitutionnelle, et qu'elle a repris son cours lorsque celle-ci a été heureusement jugée. »

Cette idée ne s'accorde-t-elle pas avec celle exprimée dans cet autre aphorisme : *Duobus doloribus simul, non tamen eumdem locum infestantibus , vehementior obscurat alterum.*

Au reste, l'érysipèle symptomatique d'une lésion interne est presque toujours léger, et la plupart du temps on peut le laisser parcourir ses périodes sans danger : mais s'il devient intense, c'est alors une complication fâcheuse qu'il faut chercher à détruire sans crainte de répercussion ; et le moyen le plus sûr dans ce cas, comme dans tous les autres, c'est l'emploi des affusions froides.

CHAPITRE II.

PHLEGMON.

§ Ier.

Puisqu'on a obtenu des avantages aussi marqués de l'emploi des affusions froides dans le traitement de l'érysipèle, il doit sans doute en être de même pour les affections qui, comme le phlegmon, ont avec lui le plus de rapport. En effet, si, dans quelques circonstances, l'érysipèle prend les caractères tranchés du phlegmon (*érysipèle phlegmoneux*), dans d'autres, au contraire, celui-ci peut, à son début surtout, être confondu avec l'érysipèle (*phlegmon érysipélateux*). Cette analogie devient frappante, principalement dans les phlegmons de cause externe qui affectent certaines régions du corps où le tissu cellulaire est peu abondant, comme les pieds, les mains, etc. Dans ces inflammations que produisent ordinairement des chaussures mal faites, des marches forcées, des piqûres, des contusions, etc., la peau participe toujours à l'irritation du tissu cellulaire, et c'est ce qui lui donne la forme érysipélateuse; au reste, quel que soit le lieu qu'il occupe, il est

rare que le phlegmon sous-cutané n'ait pas quelque caractère de l'érysipèle, et l'on ne peut pas
se refuser à reconnaître un certain degré de parenté entre ces deux affections. Il serait donc
permis de conclure *à priori,* que l'eau froide doit
être utile dans le traitement du phlegmon, si les
faits ne l'avaient pas démontré.

L'irritation phelgmoneuse a une tendance particulière à produire la suppuration, et cette terminaison est si fréquente, que certains praticiens
pensent qu'il est inutile de chercher à la combattre, et qu'il vaut mieux au contraire la favoriser.
Cependant il n'est pas dans la nature du phlegmon de suppurer inévitablement; la résolution
de cet apostème peut avoir lieu; mais jusqu'ici il
a toujours été fort difficile de l'obtenir, encore
n'était-ce possible qu'au début de la maladie, et
lorsque rien n'indiquait encore la formation du
pus. Et cependant combien de désordres la suppuration n'entraîne-t-elle pas! ici le phlegmon a
envahi l'articulation voisine du lieu qu'il occupait: le tissu cellulaire et le tissu graisseux, nécessaires aux mouvemens de celle-ci, à la protection des vaisseaux et des nerfs, au glissement
des tendons, etc., se trouvent entièrement détruits: l'ankilose, la carie, l'exfoliation des tendons en sont les conséquences. Là, le pus se forme
sur les parois d'une cavité, et bientôt s'y épan-
chant, cause infailliblement la mort du malade;

ici, c'est un organe important, entièrement dé-
'nudé. Dans un autre cas, un malade heureux a
survécu à un phlegmon étendu ; mais la suppuration ne lui laisse qu'un membre atrophié, sans
force et sans mouvement. La suppuration d'un
phlegmon n'est jamais utile, et souvent elle est dangereuse. Obtenir la résolution est donc le but qu'il
faut atteindre ; mais par quels moyens y parvenir ?

La phlébotomie ne calme que les symptômes
généraux.

Les saignées locales ne peuvent être faites sur la
tumeur même ; pratiquées près d'elle, la piqûre
et la succion des sangsues sont des causes d'irritation et d'appel de fluides.

L'incision, utile et même indispensable dans
quelques cas, est une opération douloureuse,
laissant des traces profondes, et ne pouvant être
faite sur toutes les parties. On doit y avoir recours
dans les cas extrêmes ; mais autrement ce serait
substituer une lésion plus grave, et d'une durée
plus longue, à celle qu'on veut détruire.

La *cautérisation* n'est applicable qu'au phlegmon léger ; elle réussit rarement, et si elle ne fait
pas avorter la phlogose, elle l'augmente nécessairement. Viennent aussi les *cataplasmes* décorés
du titre d'émolliens. Je ne puis m'empêcher de
dire un mot sur ces topiques, dont l'usage est
aussi fréquent que peu raisonné.

Les cataplasmes formés de substances émol-

lientes ont des qualités thérapeutiques extrêmement variables : ils sont excitans ou répercussifs,
maturatifs ou émolliens, suivant qu'on les emploie chauds ou froids, secs ou humides, etc., et
ces propriétés changent encore selon la nature
des matières qu'on emploie à les confectionner.
Les cataplasmes faits avec de la farine de graine de
lin, qu'on a toujours mis en première ligne comme
moyens émolliens, sont ceux dont les propriétés
varient davantage.

Ils sont excitans, révulsifs. Desault prescrit des
cataplasmes sur le cuir chevelu pour faire reconnaître, par la tuméfaction et l'empâtement qu'ils
produisent, le lieu d'une fracture du crâne. Comment cet effet pourrait-il avoir lieu si le topique
ne déterminait pas une congestion, un afflux de
liquides?

On applique les cataplasmes sur les extrémités,
aux pieds, aux jambes, dans les affections du cerveau; aux mains, aux bras, dans les maladies
thoraciques, toutes les fois enfin qu'il est utile
de produire une dérivation énergique. Les parties recouvertes par l'épithème s'échauffent, rou-
gissent, se gonflent, offrent enfin les phénomènes caractéristiques d'une irritation.

Ils sont maturatifs. Cette autre propriété des
cataplasmes est encore la conséquence de leur
action excitante. Ils appellent les fluides, augmentent le gonflement et la douleur, hâtent la

désorganisation des tissus , favorisent la suppuration. Ce qui a pu induire en erreur sur la manière d'agir des cataplasmes dans cette circonstance, et faire croire à leur action émolliente, c'est que, aussitôt que la suppuration s'établit, l'inflammation cesse de s'étendre ; elle se borne, la douleur locale diminue, la rougeur de la peau se dissipe, excepté au lieu de la tumeur, où elle devient plus foncée ; le gonflement se circonscrit, toutes les forces organiques se concentrent vers le foyer purulent. Cependant la phlogose n'est pas diminuée, et quoiqu'on remarque une détente, un relâchement momentané, produits par la déchirure des cellules qui renfermaient les fluides, et la réunion de ceux-ci dans un seul foyer, l'irritation reparaît bientôt avec son énergie première, mais ce n'est plus qu'au centre de la tumeur. On dirait que la nature a voulu se recueillir un moment et concentrer toutes ses forces sur un seul point pour travailler à la sécrétion du pus, fonction nouvelle qui s'organise dans l'économie. Mais, je le demande, quand, sous l'influence des cataplasmes, on voit les divers symptômes qui caractérisent l'inflammation , tels que la rougeur, la douleur, le gonflement et la chaleur, aller en augmentant, peut-on dire que la phlogose diminue par ce seul fait que les limites de la tumeur sont moins étendues et plus circonscrites ?

L'application, prescrite par M. Dupuytren, d'un
vésicatoire au centre d'un érysipèle, est fondée
sur le même principe d'appel et de concentration
de l'irritation ; car aussitôt que l'action vésicante
a eu lieu, lors même que l'inflammation qu'elle
cause aurait été assez vive pour produire des
escharres gangréneuses (ce qui arrive quelquefois), la phlogose se borne et se concentre. Le
vésicatoire a donc, dans ce cas, produit le même
résultat que le cataplasme dit émollient dans
le phlegmon. Dira-t-on que le vésicatoire est
émollient?

La température des cataplasmes simples est
surtout ce qui détermine leurs propriétés.

Froids, ils sont répercussifs. Le premier effet
qu'ils produisent alors est la soustraction du calorique, le dégorgement des capillaires, la diminution du gonflement et de la douleur. Mais
bientôt l'équilibre de température s'établit, une
réaction, d'autant plus vive que le refroidissement a été plus considérable, vient détruire le
bien momentané qu'avait produit l'épithème. Il
faut donc renouveler celui-ci à chaque instant, si
on veut en obtenir quelque avantage.

Chauds. Les cataplasmes, quelles que soient les
substances qui entrent dans leur composition,
sont nécessairement rubéfians. Et ne doit-on pas
s'étonner de voir encore, dans des circonstances

où une action émolliente est indiquée, ordonner l'application de cataplasmes très-chauds sur le lieu même de la maladie?

Une température moyenne est celle qui convient le mieux lorsqu'on veut obtenir des effets adoucissans, relâchans. Cependant cette condition ne suffit pas pour donner aux topiques dont nous parlons la vertu émolliente qu'on lui accorde sur parole et par habitude; car la force de l'habitude est telle, qu'elle subjugue même les meilleurs esprits : on ne peut en douter quand on voit chaque jour employer la même pâte de cataplasmes sur les jambes comme révulsive, et sur une partie enflammée comme émolliente. Il y a là évidemment contradiction; c'est en même temps souffler le chaud et le froid : une de ces deux actions n'existe pas, et c'est l'action émolliente.

Depuis près de vingt ans, mon père n'emploie plus les cataplasmes d'une manière aussi empirique qu'on le fait encore aujourd'hui. Il reconnaît à ces épithèmes (1) une qualité émolliente quand leur température est douce; quand ils sont mous, liquides; quand l'eau qui entre dans leur composition est abondante; quand elle n'est pas intimement unie avec l'excipient, et peut facile-

(1) Voyez *Journal universel des sciences médicales*, quinzième année, tom. LVII, cahier 170, *Observation sur les effets nuisibles des cataplasmes émolliens*, pag. 141.

ment être enlevée par l'absorption ou la vaporisation. Aussi mon père rejette-t-il sans aucune
réserve, comme émolliens, les cataplasmes faits
avec la farine de graine de lin, qui contiennent
toujours trop peu d'eau libre, dont les parties
constitutives font un tout trop homogène pour
permettre au calorique dégagé par la partie enflammée de s'échapper, et qui même, faits avec
tous les soins qu'ils réclament, ne laissent pas
d'avoir une propriété excitante, que prouvent
assez les éruptions vésiculeuses qui apparaissent
à la suite de leur emploi. Les cataplasmes de mie
de pain n'ont pas tout-à-fait les mêmes inconvéniens; ils contiennent une plus grande quantité
d'eau qu'ils cèdent plus facilement, mais ils se
sèchent vite et doivent être renouvelés très-sou-
vent, comme tous les cataplasmes en général.
Cette pratique serait difficile et inapplicable dans
beaucoup de cas. On doit donc considérer les
cataplasmes comme des moyens révulsifs, puisque
leur vertu émolliente tient à des conditions trop
difficiles à remplir pour qu'ils puissent être employés dans cette intention.

D'après ce que nous venons de dire, on peut
poser en principe que :

1° Toutes les fois qu'une inflammation occu-
pera la peau seule, ou que celle-ci participera
plus ou moins à l'irritation des parties sous-jacentes, les cataplasmes seront nuisibles.

2° Lorsque l'irritation sera située au-dessous de la peau, plus ou moins profondément, et que celle-ci sera saine, les cataplasmes seront d'une grande utilité.

Si vous tenez à obtenir la résolution, rejetez les cataplasmes dans le phlegmon, l'érysipèle, les contusions, les brûlures, les plaies contuses, etc. Ayez-y recours au contraire dans les abcès profonds, les pleurodynies, les arthrites, les névralgies, etc., toutes les fois enfin que vous voudrez obtenir une dérivation.

Si le savant auteur du *Dictionnaire de chirurgie pratique* (S. Cooper) avait fait la distinction que j'établis ici, il ne serait pas étonné de voir que, les fomentations froides étant utiles dans les inflammations, les topiques chauds puissent quelquefois leur être préférables. « *La difficulté qu'on éprouve à concilier les faits de pratique avec les principes théoriques* (dit cet habile chirurgien) *n'est jamais aussi grande que lorsqu'on cherche à se rendre compte des effets produits par l'emploi de moyens souvent contraires. Si les sédatifs astringens et froids sont en général très-avantageux, les émolliens chauds conviennent mieux à certains organes et à certains individus.* »

Les faits ne mentent jamais; s'ils se trouvent en contradiction avec la théorie, c'est que celle-ci est fausse. Ainsi, lorsque, après l'application d'un cataplasme sur la peau enflammée, je vois la douleur, la chaleur, la rougeur et la tuméfaction augmenter; si, lorsque tous ces symptômes sont parvenus au plus haut degré, je vois la suppuration se déclarer, irai-je me torturer l'esprit, fatiguer mon imagination pour trouver dans ces phénomènes un argument en faveur de l'action émolliente des cataplasmes, et conclure que la suppuration est produite par le relâchement des parties? N'est-il pas plus simple et plus rationnel de laisser parler les faits, sans les mettre à la *question* pour les faire cadrer, de gré ou de force, avec la théorie qui est véritablement pour eux le lit de Procuste? Quand, sous l'influence d'un topique, les symptômes inflammatoires s'aggravent, peut-on se refuser à reconnaître à ce topique une propriété excitante? Laissons donc de côté toute idée préconçue, et avouons que les cataplasmes, dits émolliens, n'ont presque jamais les qualités qu'on leur a toujours attribuées. Il est vrai de dire cependant que l'effet relâchant de l'épithème qui nous occupe ne peut être mis en doute dans quelques circonstances : lorsque, par exemple, la partie enflammée est très peu étendue, que la chaleur y est faible, et que le cataplasme, d'ailleurs préparé avec le soin qu'il exige, réunit toutes les qualités énumérées plus haut. C'est là ce qui explique les succès réels obtenus par ce topique, et la prévention générale qui existe en faveur de sa vertu émolliente.

J'ai dit que de tous les moyens employés pour le traitement du phlegmon, les uns étaient nuisibles, d'autres infidèles et dangereux, d'autres enfin inapplicables dans beaucoup de cas. Il en est encore un, l'eau froide, qui réunit les avantages de chacun d'eux sans en avoir les inconvéniens (1).

CINQUIÈME OBSERVATION.

Coup de pied de cheval. Plaie des tégumens. Application de cataplasmes, inflammation phlegmoneuse, emploi des affusions, guérison sans formation d'abcès.

Un jeune dragon, âgé de vingt-deux ans, reçut à la partie antérieure de la jambe droite un coup de pied de cheval, qui donna lieu à une solution de continuité d'un pouce d'étendue, dans la di-

_____

(1) Je n'ai pas parlé de l'emploi des astringens, auxquels on suppose une propriété sédative, quoique plusieurs praticiens aient constaté la facilité avec laquelle la résolution s'opère sous l'influence du sulfate de zinc, de l'acétate de plomb, etc. Ces agens n'étant jamais employés seuls, on peut bien leur contester les effets avantageux qu'on obtient par leur emploi. « Nous ne connaissons pas bien, dit le docteur Thomson, la manière dont ce topique agit (acétate de plomb); nous ne savons pas si c'est l'eau froide ou l'extrait de saturne qui agit. » Pour nous, il n'y a aucun doute, c'est à l'eau qu'il faut rapporter l'action et le succès, car celle-ci agit de la même manière, avec ou sans acétate de plomb. L'extrait de saturne n'est quelquefois utile que dans les inflammations légères; si la phlogose est vive, il devient nuisible. Je pourrais citer des exemples si je ne craignais pas de passer les bornes que je me suis prescrites.

6

rection de la crête du tibia. Ce militaire entra à l'Hôtel-Dieu deux jours après l'accident; on pansa la plaie avec des bandelettes agglutinatives; un large cataplasme enveloppa toute la partie antérieure du membre, qui avait éprouvé aussi une forte contusion. Malgré cette application, un gonflement inflammatoire s'empara bientôt de toute la plaie et s'étendit au loin sur les parties environnantes. Vingt-cinq sangsues, appliquées sur la jambe, donnèrent une grande quantité de sang. Les cataplasmes furent supprimés, et remplacés par des compresses trempées dans l'eau froide. Ce traitement déplut au malade, et fut par conséquent mal employé : les compresses étaient rarement renouvelées pendant le jour, et point du tout pendant la nuit. La fluxion cependant ne fit pas de progrès sensibles. Pour satisfaire au désir du malade, on reprit l'usage des cataplasmes. L'inflammation, qui était restée jusqu'alors presque stationnaire, se développa en peu de jours d'une manière tellement violente, qu'elle faisait craindre la formation prochaine d'un abcès dans toute l'étendue de la jambe, qui s'était gonflée d'une manière démesurée. L'articulation du pied et celle du genou participaient à l'état inflammatoire, et présentaient un phénomène remarquable, celui de gonflement et de douleurs arthritiques. La recrudescence de la maladie, qui avait suivi le changement du traitement, dut faire désirer de revenir à la première médication. Cette fois la docilité du malade permit l'application convenable du traitement : la jambe fut placée sur une toile.cirée et abondamment, baignée d'eau froide le jour et la nuit. Après vingt-quatre heures de ce traitement, le gonflement inflammatoire était considérablement diminué, et deux jours après, la jambe et les articulations avaient repris leur état normal. La plaie fut pansée avec de la charpie sèche et se cicatrisa, en fort peu de temps, sous l'influence de l'eau froide. Depuis quatre jours il n'existait plus aucun signe de la phlogose qui avait occupé la jambe droite, lorsqu'une inflammation arthritique, accompagnée de rougeur de la peau et de chaleur, se montra sur le genou gauche; le gonflement était considérable et la douleur violente. Le genou fut à son tour couvert de compresses trempées dans l'eau froide : ce moyen suffit pour faire disparaître la maladie. Le lendemain, la guérison de ce militaire était complète; et la suite prouva qu'elle était solide.

Dans l'observation que nous venons de rapporter, l'effet utile de l'eau nous paraît trop évident, trop positif pour que nous nous y arrêtions : un autre phénomène mérite une attention spéciale. L'irritation arthritique, qui s'est manifestée quatre jours après la guérison dans une articulation correspondante, aurait-elle été produite par le froid humide? Cette opinion paraît assez plausible au premier coup d'œil; mais si l'on fait attention que cette inflammation rhumatismale avait eu lieu sur le genou droit, pendant l'application du cataplasme, et qu'elle avait cédé à la réfrigération; si l'on réfléchit que, dans le genou gauche, cette même irritation a cédé au même traitement, on se gardera d'admettre l'influence du froid dans la production de cette lésion accidentelle, si l'on ne veut pas renverser cet axiome si vrai (*contraria contrariis curantur*), et admettre cet aphorisme opposé (*vomitus vomitu sanatur*), auquel l'ancienne médecine est redevable de tout le mal qu'elle a fait. L'innocuité du cataplasme ne nous paraît pas aussi prouvée. On sait, il est vrai, qu'on emploie ce topique pour combattre l'inflammation rhumatismale; mais ses avantages sont bien plus appréciables lorsqu'on s'en sert dans le but de rappeler sur une articulation, l'irritation arthritique qui l'a quittée brusquement pour se porter sur un organe plus important. Nous voyons encore ici un exemple de ces contradictions trop fréquentes dans l'art de guérir. On a fait des cataplasmes un véritable Protée, qui revêt toutes les formes suivant les idées et le désir de celui qui l'emploie.

La nature des rhumatismes articulaires, essentiellement inflammatoires, l'autorité de plusieurs auteurs, l'expérience d'une pratique longue et nombreuse, ont engagé mon père à tenter l'usage de l'eau froide dans les fluxions arthritiques. Les faits n'étant pas assez nombreux, nous n'en ferons pas un article spécial, nous ne rapporterons que l'observation suivante : Madame A...., femme d'un conseiller de notre ville, sujette à éprouver de temps à autre des fluxions articulaires qui la tourmentaient long-temps, et qui, pour l'ordinaire, envahissaient successivement plusieurs articulations, fut prise d'une douleur violente au poignet droit, avec gonflement et rougeur des tégumens : l'application de l'eau froide, par le moyen de compresses mouillées, appliquées négligemment sur la partie et fréquemment renouvelées, fit cesser la maladie en moins de douze heures ; depuis un an, l'affection n'a pas reparu.

§ 2. — *Phlegmon des doigts.*

« *Le nombre et le volume des nerfs qui se distribuent aux doigts et les rendent extrémement sensibles ; la présence des gaînes aponévrotiques, dont la résistance produit tous les phénomènes de l'étranglement, lorsque l'inflammation a son siége dans le tissu cellulaire qu'elles renferment, font du panaris un phlegmon beaucoup plus grave que les phlegmons ordinaires.* » (Roche et Samson). Un autre caractère qui lui est propre, est la promptitude avec laquelle la suppuration se forme, la tendance de celle-ci à gagner les parties voisines et à établir des fusées qui s'étendent quelquefois en peu de temps jusque dans l'aisselle: effet funeste que le débridement et l'écoulement du pus ne viennent pas toujours à bout d'arrêter. Plus que tout autre aussi, ce phlegmon provoque des sympathies vives et nombreuses, et jette toute l'économie dans un trouble profond. Aussi les auteurs n'ont qu'une voix sur ce point : Incisez largement! disent-ils, même avant que la suppuration soit formée; c'est la seule manière d'arrêter la marche du panaris profond. Un moyen beaucoup plus doux et plus sûr se trouve dans les affusions froides; elles doivent donc obtenir la préférence.

SIXIÈME OBSERVATION.

Piqûre du doigt médius, application de cataplasmes, marche rapide de l'inflammation, incision, continuation de la maladie, emploi de l'eau, guérison prompte.

Un garçon brasseur, âgé de quarante-huit ans, d'une forte constitution, d'un tempérament sanguin, se fit une piqûre avec un clou, à la face externe de la première phalange du doigt médius de la main droite. Bientôt la partie blessée devint chaude et douloureuse, se gonfla, rougit; ces symptômes augmentèrent rapidement; et quoiqu'on ait couvert, ou plutôt parce qu'on avait couvert la partie de cataplasmes, la fluxion se développa avec une telle violence,

qu'en quatre jours la main entière du malade
était doublée de volume. C'est alors que cet homme
se présenta à l'Hôtel-Dieu, où il fut admis et placé
n° 23. Une fluctuation manifeste existait à l'endroit de la blessure : une incision convenable fut
pratiquée, et donna issue à une demi-cueillerée
de pus et à une grande quantité de sang, fourni
par les vaisseaux capillaires des tissus incisés. Ce
dégorgement salutaire, aidé des applications émollientes, devait faire espérer une amélioration certaine : cette espérance fut trompée. L'inflammation continua de faire des progrès : les doigts et
la main acquirent un volume effrayant; le gonflement de ces parties dépassa l'articulation du
poignet et envahit l'extrémité inférieure de l'avant-
bras; des douleurs intolérables se propagèrent
jusqu'à l'aisselle; une fièvre excessive avec sécheresse de la langue, insomnie, trouble dans les
idées, etc., que n'avaient pu calmer deux fortes saignées du bras et une application de trente sangsues, faisaient naître des craintes sur l'issue de la
maladie qui durait depuis huit jours, pendant lesquels le traitement antiphlogistique le plus énergique avait été employé sans succès. C'est alors
qu'on eut recours à l'eau froide : des compresses
trempées dans ce liquide furent appliquées, et
renouvelées soigneusement pendant toute la journée, mais ne le furent pas pendant la nuit. Cependant, malgré cette négligence, on put, à la vi-

site du lendemain, apprécier l'heureux changement apporté par ce nouveau moyen. Les progrès
de la maladie étaient sensiblement arrêtés; la fièvre était diminuée; il y avait eu du sommeil pendant la nuit; la langue avait repris de l'humidité;
l'altération était presque nulle. Le malade ap-
précia alors l'amélioration qu'il éprouvait, et permit que la partie enflammée fût soumise à un
courant continu d'eau froide. Sous l'influence de
cette médication, l'état inflammatoire diminua
avec une rapidité si grande, qu'au deuxième jour
de l'emploi de ce moyen, le bras et la main avaient
repris leur état normal; les doigts seuls conservaient un peu d'épaisseur et de dureté qui gênè-
rent, pendant près d'un mois, la liberté de leurs
mouvemens. La plaie marcha aussi vers la cicatrisation, et au vingtième jour de l'invasion de
la maladie, la guérison était assurée.

SEPTIÈME OBSERVATION.

Panaris du doigt indicateur, gonflement inflammatoire de toute
la main, abcès sur le dos de la main, ouverture spontanée du
foyer du panaris, continuation de la maladie, emploi des affusions, prompte guérison.

La femme Deheilly, âgée de quarante-un ans,
nourrice, d'une constitution bilieuse sanguine, se
présenta à l'Hôtel-Dieu le 3 février 1834, portant à
la main droite un phlegmon du doigt indicateur. La

malade paraissait dans un état d'épuisement et d'amaigrissement considérables qu'elle attribuait, avec raison, aux douleurs inouies qu'elle éprouvait depuis quinze jours, époque de l'invasion de la maladie. La fièvre ne l'avait pas quittée depuis ce temps; l'appétit était nul, la soif vive, la langue sèche, aride, contractée; douleurs épigastriques, céphalalgie; tel était l'état général de la malade. La partie affectée offrait l'aspect suivant : gonflement considérable de toute la main jusqu'au-dessus de l'articulation du poignet; rougeur violacée livide des tégumens à la face dorsale, tension, dureté, épaississement à la face palmaire de cette partie; douleurs pulsatives profondes. Le doigt indicateur est doublé de volume, déformé; la peau en est mortifiée, noire dans plusieurs points. L'extrémité de ce doigt est détruite, et laisse à sa place une ouverture qui permet l'écoulement continuel du pus. L'ongle est détaché et ne tient plus qu'à l'épiderme, détaché lui-même, et soulevé par le pus. Le pouce et les trois derniers doigts sont gonflés, tendus, d'une rougeur vive; mais on n'y sent pas de fluctuation : celle-ci, au contraire, est manifeste dans toute l'étendue de la face dorsale du métacarpe, où un foyer purulent vaste et profond, donne une tension particulière aux tégumens. Les douleurs sont excessives et se propagent par élancemens jusque dans l'ais-

selle. Une incision est pratiquée sur le doigt indicateur, il s'écoule du sang et très peu de pus.
L'incision est prolongée jusqu'au niveau de l'articulation de l'indicateur avec le métacarpe. On
ne juge pas à propos d'ouvrir encore le foyer qui
existe à la face dorsale de la main. La partie malade, placée sur une toile cirée, est couverte de
compresses trempées dans l'eau froide, et renouvelées à chaque instant (*diète, limonade*). Le lendemain plus de fièvre; les douleurs ont cessé, et
n'existent plus que quand on les provoque par le
toucher; le gonflement est diminué de plus de
moitié; la peau des doigts et de la paume de la
main est ridée, l'épiderme blanc épaissi; le dos
de la main a pris une couleur moins foncée, les
tissus en sont ramollis, détendus; la suppuration
est peu abondante. La malade a dormi pour la
première fois depuis quinze jours; elle éprouve
une sensation de bien-être. On substitue aux compresses simples les affusions permanentes d'eau
froide. Le jour suivant, le mieux a encore fait des
progrès étonnans. Les doigts ont repris leur volume ordinaire. Le dos de la main est encore
gonflé; la fluctuation y est très sensible, mais la
peau n'étant pas amincie, on ne juge pas à propos
d'ouvrir l'abcès. Les tissus mortifiés de l'index se
détachent; la fièvre et les douleurs sont nulles;
l'appétit commence à se faire sentir; les joues

reprennent un peu de coloration (*panade*, *limo-nade*, etc.). On continue les affusions. Dix jours après son entrée, cette femme n'éprouvant plus aucune douleur, ayant repris des forces et de l'appétit, veut sortir et retourner à ses occupations. Sa main est dans l'état naturel. Le foyer purulent qui occupait la face dorsale du métacarpe n'existe plus, le gonflement et la fluctuation ont disparu. La lésion est bornée à l'indicateur, qui se séparera nécessairement des parties vivantes.

Un homme se fait une piqûre au doigt : l'inflammation se déclare. On emploie le régime et les topiques dits émolliens, elle fait des progrès : on ajoute au traitement les évacuations sanguines, elle augmente encore : on a recours enfin à l'incision ; la maladie doit alors être arrêtée, vaincue ; il n'en est rien, elle s'aggrave toujours, et met en danger les jours du malade. Que faire alors ? Il faut donc se résoudre à rester simple spectateur, puisque l'art a épuisé toutes ses ressources, et que le moyen infaillible, l'incision, a échoué. Si dans cet état de détresse, un nouveau moyen parvient à arrêter en quelques heures les efforts désorganisateurs de la phlogose, et anéantit en peu de jours la phlogose elle-même, pourra-t-on douter de sa puissance ? Si de plus, ce moyen, loin d'être destructeur par lui-même, rétablit au contraire les désordres qui existaient déjà, et empêche que d'autres se produisent, on sera forcé de reconnaître que l'incision n'est rien auprès de lui. Ce moyen, c'est l'eau froide; ce que je viens de dire est l'analyse exacte d'un fait. (*Voy*. Obsertion sixième.)

Dans la dernière observation que nous venons de rapporter (observation septième), nous voyons l'écoulement facile du pus, se faire par une ouverture naturelle depuis cinq jours, et malgré ce dégorgement, l'inflammation panaritique continuer sa marche, et s'étendre même. Il n'est donc pas possible de dire que l'incision qui fut pratiquée a été la cause de l'amélioration subite de tous les symptômes morbides, puisqu'elle n'a donné issue qu'à une très petite quantité de pus, qu'elle n'a intéressé que des tissus déjà mortifiés, qui n'offraient aucune résistance, et que son seul effet a été d'ouvrir plus largement, un foyer déjà ouvert depuis cinq jours. D'un autre côté, nous voyons encore un abcès considérable du dos de la main, s'arrêter dans son développement et marcher vers la résolution sans qu'on ait donné issue au liquide purulent, et de plus la résorption de celui-ci se faire d'une manière excessivement prompte. Que conclure de ces faits? c'est que l'écoulement du pus ne suffit pas toujours pour arrêter la marche de la fluxion panaritique, parvenue à un certain degré; c'est que l'emploi

de l'eau peut rendre l'incision inutile et mettre à
l'abri des inconvéniens qu'elle entraîne. On doit
encore conclure que la résorption du pus peut se
faire sans danger, et d'une manière rapide et facile,
par l'influence de l'eau, etc.

CHAPITRE III.

OUVERTURE DES ABCÈS.

Ce que nous avons dit plus haut nous conduit naturellement à la question de l'ouverture des abcès. Nous avons vu ailleurs que l'emploi de l'eau était le moyen le plus sûr d'obtenir la résolution des tumeurs inflammatoires et de faire avorter le phlegmon, le panaris, etc. Lorsque la tendance de ces inflammations aiguës vers la suppuration n'est plus douteuse, l'eau est encore le meilleur topique dont on puisse faire usage; mais il faut y joindre l'ouverture de l'aposthème, et le choix de la méthode à suivre dans ce cas est de la plus grande importance.

On dit généralement que quand tout espoir d'obtenir la résolution de la tumeur est évanoui, il convient de hâter l'élaboration du pus et la formation de l'abcès : à cet effet on se sert des cataplasmes, de styrax, d'onguent basilicum, etc.; ces substances accélèrent le travail par lequel le foyer se rapproche de la surface externe du corps; mais elles n'atteignent ce but qu'en aggravant la fluxion. En effet, sous l'influence de ces topiques, on voit la chaleur et le gonflement augmenter, les limites de la maladie s'agrandir, la peau prendre une teinte plus foncée si elle participait déjà à la phlogose, ou s'enflammer si elle était saine. Bientôt la suppuration paraît, et une fluctuation plus ou moins sensible indique que le pus est réuni dans une seule cavité. Toutes les forces de la vie se concentrent alors vers ce point central pour travailler à la sécrétion du pus, fonction nouvelle qui vient de prendre domicile dans l'économie. Si, les choses étant dans cet état, il était possible de faire cesser absolument l'irritation qui existe dans le foyer purulent et dans les parties voisines, le pus serait résorbé sans qu'il soit besoin de lui donner issue au dehors, de même que dans une contusion violente, si aucune inflammation ne se déclare, les liquides épanchés sont bientôt repris par la seule action organique des vaisseaux absorbans. C'est donc l'inflammation qui s'oppose à ce résultat (1) dési-

(1) Nous avons eu sous les yeux plusieurs cas curieux de ce genre, entre autres celui-ci :

Un homme de soixante ans, d'une assez forte constitution, tomba en arrière en descendant un escalier; la fesse gauche porta sans qu'il pût se retenir, et il glissa ainsi sur plusieurs marches. Il en résulta une contusion et un épanchement de sang considérables. La peau de la fesse dans toute son étendue, depuis la partie inférieure de la région lombaire jusqu'au haut de la cuisse, depuis le sacrum jusqu'au trochanter, était décollée et soulevée par le

rable : et cela se conçoit. Semblable à toutes les cavités du corps qui n'ont aucune communication à l'extérieur, la cavité d'un abcès est le siége de deux mouvemens communs à tout ce qui a vie : l'exhalation et l'absorption. De même que dans les cavités naturelles, l'irritation augmente la sécrétion normale, de même aussi la formation du pus sera d'autant plus considérable que le foyer de l'abcès sera plus irrité. En admettant ce principe, établi d'ailleurs sur des faits, il est clair que, si on abat la phlogose, la sécrétion du pus devra tarir. Rien alors ne s'opposera plus aux efforts salutaires de l'organisme; car, quoique ayant la plus grande ressemblance avec certaines fonctions vitales, quoique lié avec elles par les

liquide épanché. Lorsqu'on appuyait brusquement sur la tumeur en relevant aussitôt la main, ou lorsqu'on faisait quelque percussion sur elle, elle était pendant plusieurs secondes agitée par un tremblottement semblable à celui qu'on produit en agitant de la gelée, ou une vessie remplie d'eau sans être tendue. On pouvait aussi faire changer le liquide de place en faisant changer le malade de position; il se portait alors à la partie inférieure de l'espèce de sac qu'avait formé le décollement de la peau, et la tumeur devenait, en cet endroit, bien plus volumineuse. Malgré la quantité énorme de liquide, malgré l'âge avancé du malade, malgré le décollement complet de la peau, la résorption, au bout d'un mois, était presque entièrement terminée. Cependant on n'employa aucun résolutif, on ne fit aucune incision, le malade garda le lit. On aurait voulu pouvoir se servir des affusions froides, mais la situation des parties lésées ne le permettant pas, on n'appliqua aucun topique. Chose inutile d'ailleurs, puisque aucun signe inflammatoire ne se montra.

sympathies les plus étroites, l'acte organique qui donne lieu à la suppuration conserve cependant le caractère de sa naissance *illégitime*, et la nature cherche toujours à lui ravir la place qu'elle a usurpée parmi les autres fonctions. Il ne faut donc pas renoncer à l'espoir d'obtenir la résolution des tumeurs dans lesquelles la fluctuation est sensible. De ceci naissent plusieurs remarques : c'est qu'il faut être excessivement réservé dans l'emploi des maturatifs; c'est que l'ouverture des abcès, soit naturelle, soit faite par l'art, n'est pas d'une nécessité absolue; c'est qu'il faut continuer le traitement antiphlogistique , lors même que la fluctuation se fait sentir.

La phlogose ne cesse pas par le seul fait de la formation du pus; elle ne fait que changer de direction. D'excentrique qu'elle était, s'il est possible de parler ainsi, elle devient concentrique. Lorsque, malgré l'emploi d'un traitement bien raisonné, on ne parvient pas à se rendre maître des symptômes inflammatoires, on voit le produit de la sécrétion morbide qu'ils provoquent, s'accumuler dans la cavité de l'abcès, la distendre, et déterminer une irritation nouvelle réagissant à son tour sur la phlogose qui l'a produite. De cet enchaînement, de cette influence réciproque de causes et d'effets résulte l'agrandissement du foyer, la compression, l'étranglement, pour ainsi dire, de ses parois, et la marche croissante de la lésion.

C'est alors que l'incision devient nécessaire : car
si dans cet état de choses on laisse la maladie li-
vrée à elle-même, les désordres deviennent plus
considérables. Pour peu que l'abcès tarde à s'ouvrir, «*la peau s'amincit dans une grande étendue,
elle se dépouille complètement du tissu cellulaire
qui la double, et consécutivement à l'ouverture
spontanée, et même à l'ouverture artificielle
trop retardée; on voit s'établir une fistule cutanée, pour laquelle il faut ensuite inciser grandement ou même enlever la peau, opération toujours suivie d'une cicatrice étendue et difforme.* »
(Roux.) Une semblable terminaison est on ne saurait plus fâcheuse. Nous devons donc aujourd'hui
repousser le précepte de laisser à la nature le
soin d'ouvrir les abcès dans lesquels la difformité
est à craindre. Sans doute la nature, en agissant
seule, produira moins de désordres qu'un chirurgien qui, après avoir pratiqué une large incision
pour vider en entier le foyer purulent, le char-
gerait ensuite de bourdonnets enduits de substances plus ou moins irritantes, comme on le
faisait à l'époque où ce précepte a été établi; mais
dans l'état actuel de nos connaissances, l'art fera
mieux que la nature, et abandonner celle-ci à ses
propres forces est un abus qu'il faut proscrire.
Nous pensons donc qu'on doit, avec M. Roux,
établir en thèse générale que les abcès aigus doivent toujours être ouverts avec l'instrument

tranchant. Cela posé, je dis que l'ouverture la plus petite possible est celle qui conviendra le mieux.

Les meilleurs procédés de l'art ne sont souvent que l'imitation la plus fidèle de ceux de la nature. Les abcès peuvent dans certains cas s'ouvrir spontanément, sans qu'on remarque les désordres signalés plus haut. Quelquefois en effet la peau qui recouvre le foyer purulent ne s'amincit que dans un seul point; une ouverture étroite se forme au sommet de la tumeur; un écoulement de pus peu abondant, mais continuel, permet au foyer de se vider en partie, et de laisser échapper la portion de liquide qui distendait ses parois; celles-ci reprennent de l'épaisseur, se réorganisent, reviennent sur elles-mêmes à mesure que le pus s'écoule; la tumeur s'affaisse: bientôt l'ouverture naturelle se ferme sans que la cavité de l'abcès soit entièrement vidée, et la maladie n'en guérit pas moins par la résorption prompte des fluides qui n'ont pu s'échapper au dehors.

Il est évident que, dans ce cas, l'issue lente et modérée du pus, en faisant cesser l'irritation cause de tous les désordres, amène la guérison. Cet effet s'explique facilement d'après ce que nous avons dit plus haut.

C'est ce procédé, le plus simple et le plus sûr de tous, que l'art doit s'attacher à imiter.

Mais il est des abcès vastes, produits par des inflammations violentes, étendues, et dont on trouve le type dans ceux qui se forment à la suite des érysipèles phlegmoneux. Dans ces cas, sans doute, on sait avec quelle promptitude ces foyers s'étendent, avec quelle facilité le pus fuse sous la peau, dans les intervalles cellulaires des organes. On n'ignore pas les accidens qui peuvent résulter de cet état de choses, et il est de toute nécessité de donner aux liquides une issue facile. Mais gardez-vous, d'après le conseil de nos devanciers, de pratiquer une incision qui intéresse toute l'étendue du foyer purulent, puis encore d'y ajouter d'autres incisions transversales. Une telle pratique est trop contraire à la saine chirurgie pour qu'il soit aujourd'hui nécessaire de la combattre. Elle suffirait à elle seule pour faire mériter à l'art les reproches qu'on lui a souvent adressés. Ici encore, faites les incisions aussi petites que possible, et sachez, s'il est nécessaire, remédier à leur défaut d'étendue par leur nombre, et surtout par le discernement avec lequel vous choisirez le lieu où elles doivent être faites.

Quelles sont maintenant les raisons qui doivent faire rejeter d'une manière absolue les grandes incisions? et d'abord il est de toute évidence, qu'à avantages égaux, les incisions peu étendues seraient encore préférables, puisqu'elles causeraient moins de douleurs et laisseraient moins de traces.

Toutes les incisions sont des solutions de continuité qu'on ne laisse pas réunir par adhésion immédiate et qui doivent suppurer. Les bords de la plaie s'échaufferont, deviendront douloureux, se gonfleront; ces effets seront d'autant plus marqués que les incisions seront plus étendues. L'irritation se communiquera au foyer purulent; on verra bientôt augmenter la sécrétion du pus, et la guérison sera nécessairement retardée; il est si vrai qu'une incision provoque une inflammation vive des parties qu'elle intéresse, que, quand ces parties sont déjà phlogosées, comme la peau qui recouvre un abcès, elles peuvent tomber en gangrène.

Les ouvertures étendues laissent écouler tout d'un coup une grande quantité de pus; le foyer se vide quelquefois en entier, et, comme si c'était un avantage précieux, on cherche par des pressions répétées à favoriser cet effet. Mais les parois du foyer, qui ont été distendues, ne peuvent pas revenir subitement sur elles-mêmes; l'air trouve un accès facile dans la cavité de l'abcès, qui ressent son action irritante d'autant plus vivement qu'elle a été plus exactement vidée et privée du liquide qui protégeait sa surface (1). Elle s'en-

____

(1) Les humeurs sécrétées, de quelque nature qu'elles soient, n'ont point d'action irritante sur les organes qui les sécrètent, ou sur les réservoirs destinés à les contenir. Ainsi la bile n'irrite pas le foie ni la vésicule biliaire, l'urine n'enflamme pas les reins ni la vessie, etc.; de même le pus, produit d'une véritable sécrétion,

flamme et souvent apparaissent des symptômes
généraux qui n'avaient point existé jusque-là.

On est étonné de voir, après l'ouverture large
des abcès, la nature du pus changer. On attribue

n'est pas irritant pour les organes qui le forment, quelles que soient
d'ailleurs ses propriétés; le pus d'un bubon même n'a pas d'action
nuisible sur la cavité qui le renferme. Le pus n'est irritant que
par ce seul fait, qu'en augmentant sans cesse de quantité, il dis-
tend et comprime les parois du foyer qui le contient; lorsqu'un
obstacle quelconque empêche les liquides sécrétés de s'écouler au
dehors, leur accumulation dans leurs réservoirs naturels ou dans
leurs conduits excréteurs, produit les mêmes effets que l'accumulation du pus dans la cavité d'un abcès : les parois de ces réservoirs ou de ces conduits excréteurs sont distendues, comprimées;
elles s'enflamment, et finissent par s'ouvrir et donner issue aux
liquides accumulés, par leur ouverture accidentelle. C'est ce qu'on
remarque dans une oblitération des conduits de Sténon et de
Warton, dans l'obstruction du canal nasal, dans l'oblitération des
uretères ou de l'urètre, par un calcul ou par toute autre cause, etc.
On peut donc dire que la différence entre un réservoir naturel et
la cavité d'un abcès consiste simplement en ce que celle-ci n'a
pas de canal excréteur : en pratiquant une incision étroite aux
parois d'un abcès, c'est réellement créer à celui-ci un *canal excré-*
teur au moyen duquel le pus, s'écoulant au dehors, cesse de distendre le *réservoir* qui le renferme et de devenir ainsi cause d'irritation. Dans les abcès chroniques, fistuleux, le canal excréteur est
tout formé, et l'analogie que nous signalons est encore plus frappante. Je n'entends pas parler de l'origine de la matière sécrétée;
nous savons que le pus n'est qu'un produit accidentel dont la formation est toujours précédée de phlogose plus ou moins apparente.
Mais quelle que soit l'origine d'un liquide sécrété, et n'ayant pas
naturellement ou accidentellement d'issue au dehors des organes
dans lesquels il est renfermé, son action sera toujours la même
lorsqu'il sera accumulé en assez grande quantité pour distendre
les parois des cavités qui le contiennent et nuire à leur nutrition.

cet effet à la décomposition de ce liquide, causée
par le contact de l'air et par la chaleur humide :
on tire de là la conséquence qu'il faut ouvrir plus
largement encore, pour éviter la stagnation du
pus et empêcher que sa présence irrite les tissus.
Mais ici n'a-t-on pas pris l'effet pour la cause? Le
changement qu'on remarque dans la nature du
pus est dû plutôt à l'irritation de la cavité de l'abcès, véritable plaie suppurante et que le contact
de l'air, l'incision, et souvent des manœuvres ir-
réfléchies ont blessée (1). On sera convaincu de ce
que j'avance, si on réfléchit que les liquides sécrétés varient d'aspect et peut-être de nature, en
raison du degré d'irritation des organes qui les
produisent, et que dans ce cas le pus a tous les
caractères de celui que fournit une plaie enflammée.

Tant qu'on ne l'ouvre pas, la cavité d'un abcès
est une véritable plaie interne, semblable à celle
qui résulte des fortes contusions dans lesquelles
la peau n'a pas été divisée. Si on se borne à donner, par une incision étroite, issue à la matière
purulente, celle-ci s'écoule lentement; les parois
du foyer reviennent graduellement sur elles-
mêmes et empêchent l'accès de l'air; la plaie reste
toujours interne comme si on n'avait pratiqué
aucune ouverture. Mais lorsqu'on incise grande-

(1) Les abcès par congestion offrent un exemple des effets du
contact de l'air sur la cavité des abcès.

ment, au contraire, lorsqu'on vide tout-à-fait la cavité purulente, on met la surface ulcérée dans les conditions d'une plaie externe en l'exposant au contact de l'air et des corps étrangers.

Quand on divise largement les tissus, les lèvres de la solution de continuité s'écartent, et laissent entre elles un espace plus ou moins considérable. Quand vient le moment favorable à la cicatrisation, les bords de la plaie ne se trouvent plus en rapport, ils restent éloignés, s'affaissent, s'amincissent, et contractent isolément des adhérences vicieuses avec les parties sous-jacentes. Celles-ci se couvrent d'une cicatrice qui remplit l'intervalle laissé à nu entre les lèvres de la plaie, par le retrait des tégumens. Cette cicatrice résistante gêne considérablement le jeu des organes auxquels elle est fortement unie. Nous avons vu des malades être long-temps incapables de se servir de membres couverts de cicatrices semblables, et ne jamais recouvrer la souplesse de ces parties. Cet effet a lieu surtout si on a divisé les tégumens qui recouvrent une articulation, et cela, est-il besoin de le dire? parce que les mouvemens du membre viennent s'ajouter à l'élasticité des tissus pour produire un écartement plus considérable des lèvres de la plaie. Pourrait-il en être de même si on a soin de pratiquer des incisions peu étendues? Alors les lèvres de la plaie, malgré l'élasticité des tissus. malgré les mouvemens des articulations, pourront se rapprocher (1); la peau se réunira à la peau, et ce qui est plus remarquable, lors même que le derme aurait été séparé dans une grande étendue des parties qu'il recouvre, il reprend ses adhérences, et en même temps sa souplesse. On dirait que le tissu cellulaire sous-cutané, que la suppuration avait détruit (si toutefois la suppuration détruit le tissu cellulaire), se régénère en entier, puisque après la guérison il ne reste aucune adhérence vicieuse de la peau et des organes sous-jacens, dont le jeu reprend toute sa liberté primitive.

Ce point de pratique, qui pourrait paraître futile au premier abord, devient dans certains cas d'une grande importance, surtout lorsqu'il s'agit des abcès du col ou de bubons, soit idiopathiques,

---

(1) Dans le cas où il y aurait nécessité absolue d'ouvrir des collections purulentes situées sur les articulations, si une seule incision étroite ne suffisait pas, il faudrait en pratiquer une au-dessus de l'articulation, et une au-dessous ; mais dans aucun cas il ne faudrait faire une ouverture qui intéressât toute la surface de l'articulation. En général, les incisions les plus grandes ne doivent pas avoir plus d'un pouce à un pouce et demi d'étendue ; on les multiplie et on les rapproche autant que l'exigent les circonstances ; mais il faut toujours laisser entre elles des intervalles intacts, qui servent de brides et empêchent l'écartement trop considérable des lèvres de la plaie. Le précepte que nous posons ici n'est pas en opposition avec cette vérité émise par J.-L. Petit, qu'on peut, sans dangers pour les articulations elles-mêmes, ouvrir les abcès situés autour d'elles, et inciser les tégumens qui les recouvrent. Ce que nous disons est fondé sur d'autres considérations.

soit symptomatiques, d'une affection particulière.
On sait que ces abcès laissent très souvent des cicatrices larges, inégales, difformes, qui, toute la
vie, restent comme témoignage d'affections hon-
teuses. Pour éviter ces graves inconvéniens il faut
tout tenter afin d'obtenir la résolution des bubons
avant que la fluctuation devienne sensible. Le
repos parfait, les sangsues, quelquefois les saignées générales (1); mais surtout l'eau froide appliquée constamment sur la partie et renouvelée
sans cesse, parviennent souvent à atteindre ce but.
Ce dernier moyen surtout procure fréquemment
la résolution des tumeurs phlegmoneuses de l'aîne,
même quand la fluctuation est déjà sensible.
Lorsque tous ces moyens n'ont pu empêcher les
progrès de l'inflammation et la formation du pus,
il faut alors ouvrir l'abcès le plus promptement
possible sans attendre sa parfaite maturation, et
surtout avant que la peau soit amincie et désorganisée; on fait alors une incision très petite sur le
point culminant de la tumeur: aussitôt les parois
du foyer s'affaissent, la rougeur de la peau s'efface;
dès le lendemain, la cavité de l'abcès est sensible-

(1) L'emplâtre de Vigo, dont je ne parle pas et qui est si souvent
employé comme résolutif dans les cas de bubons symptomatiques,
n'est utile que quand la tumeur n'est que peu ou point enflammée,
et quand la peau ne participe pas à la phlogose. Dans les autres
circonstances il est irritant, hâte la suppuration et la désorganisation des tégumens.

ment diminuée, le pus continue de couler lentement par l'ouverture. On insiste encore sur l'emploi des moyens antiphlogistiques et surtout, comme nous l'avons dit, sur les affusions froides. Au bout de quelques jours, à peine reste-t-il des signes appréciables d'inflammation; souvent le foyer purulent est vidé en entier; parfois un peu de pus reste encore après la cicatrisation de l'ouverture, mais il est bientôt resorbé et n'apporte aucun obstacle à la guérison. Dans tous les cas, la cicatrice qui résulte de la réunion des lèvres de l'incision est linéaire et à peine visible, et c'était là le but qu'il fallait atteindre; mais de plus la guérison s'obtient avec autant, et souvent même avec plus de promptitude que par toute autre méthode (1).

Je sais qu'on tient à vider complètement la cavité d'un bubon syphilitique, afin de prévenir la résorption du pus, dans la crainte que ce liquide, dont les qualités irritantes ne peuvent être mises en doute, n'infecte l'économie par sa présence; mais, outre que le pus d'un bubon n'est de nature syphilitique que quand il succède à une infection générale, et que par conséquent la

______

(1) Il n'est pas besoin de dire que le traitement interne est mis avec soin en usage lorsque le bubon est symptomatique d'une affection syphilitique. Il est même à remarquer que la sécrétion du pus ne tarit pas, tant que le virus n'est pas atteint par le traitement.

crainte de l'infection est vaine, puisqu'elle existe déjà, nous n'avons jamais vu que la résorption de la matière purulente contenue dans les abcès de cette nature, ait aggravé en rien les symptômes de syphilis, ou bien ait apporté le moindre obstacle à la guérison définitive.

D'après ce qui a été dit dans cet article, il résulte que :

1° Il faut dans tous les cas ouvrir les abcès aigus avec l'instrument tranchant. Cette règle offre trop peu d'exceptions pour que nous les signalions.

2° On ne doit pas attendre que le pus soit rassemblé dans un seul foyer pour lui donner issue; aussitôt que la peau enflammée menace de se désorganiser, il deviendrait nuisible de temporiser, il faut ouvrir isolément les divers foyers.

3° Les incisions seront aussi petites que possible; souvent une seule ponction suffit. Si l'ouverture se fermait trop tôt et que la cavité de l'abcès se remplît de nouveau, on ferait une seconde ouverture semblable à la première (1).

(1) Il nous est arrivé d'ouvrir cinq et six fois un même abcès avant d'en obtenir la guérison. C'est surtout dans les abcès symptomatiques, ainsi que dans les abcès chroniques, et principalement dans ceux du col, que cette méthode est avantageuse. Après chaque ouverture le pus s'écoule tant que les parois du foyer reviennent sur elles-mêmes; il s'arrête lorsque celles-ci cessent de se rétracter. Le foyer se remplit lentement; on a soin de l'ouvrir une seconde fois avant qu'il n'ait atteint son premier volume, puis une troisième, et ainsi de suite jusqu'à ce qu'enfin le pus cesse entièrement

4° Dans les vastes abcès où une seule incision serait insuffisante, on les multipliera autant que le besoin s'en fera sentir.

5° Il ne faut pas inciser sur les articulations, surtout à leur face externe.

6° Et enfin, même après l'ouverture des abcès, il est nécessaire d'insister sur les moyens antiphlogistiques, et cela jusqu'à guérison parfaite.

d'être sécrété et que celui qui se trouve dans le foyer soit repris par l'absorption. Ainsi la peau revient graduellement sur elle-même, et reprend son organisation et son aspect ordinaire. Les cicatrices qui restent sont tellement petites qu'elles sont à peine visibles.

CHAPITRE IV.

DES BRULURES.

———

Le nombre incalculable de médicamens, de re-
cettes, de formules employées contre les brûlures,
fait assez connaître le vif intérêt que cette espèce
de lésion a toujours excité, non-seulement parmi
les gens de l'art, mais aussi parmi les personnes
les plus étrangères à la médecine. Il n'est pas encore aujourd'hui d'empirique, de bonne femme,
qui ne prétendent avoir un spécifique contre la
brûlure. Du reste, cet intérêt universel est assez
justifié par la fréquence, la variété et souvent le
danger de cette sorte de lésion.

Le calorique pouvant agir avec une intensité
extrêmement variable, on a classé les brûlures
par degrés, suivant les tissus intéressés et l'espèce
de lésion produite. Ces divisions plus ou moins
exactes sont d'une utilité incontestable en théorie, mais en pratique elles ont été nuisibles, en
conduisant à considérer les altérations morbides
qui constituaient chaque degré de brûlures,
comme des affections différentes avec leurs sym-

ptômes spéciaux, et auxquelles par conséquent on devait appliquer des moyens particuliers. Ainsi, dans les deux premiers degrés (1), on conseille les topiques froids et astringens, l'alcool, l'éther, l'eau végéto-minérale, etc. Dans les deux degrés suivans, on recommande les fomentations, les cataplasmes dits émolliens; ou bien encore des préparations astringentes, telles que le cérat de Goulard, le liniment oléo-calcaire, la décoction composée d'écorce de chêne, etc. Dans les deux derniers degrés, enfin, on pause les plaies, soit avec des cataplasmes émolliens chauds (2), soit avec le vinaigre, l'esprit de vin, l'huile de térébenthine, etc. (3). La médication varie donc suivant le degré de brûlure, et cela paraît rationnel, et le serait en effet si ces divers degrés existaient d'une manière tranchée et n'offraient que le

(1) La classification de M. Dupuytren me paraît la plus en rapport avec les différentes formes des altérations organiques.

(2) Émollient et chaud sont ici des expressions incompatibles; un cataplasme chaud est excitant. Voyez ce que nous avons dit à ce sujet.

(3) Lorsque les parties qui ont été brûlées sont converties en escharres ou sont détruites, peu importe, dit M. Thomson, que l'on fasse d'abord usage de vinaigre, d'huile de térébenthine, d'alcool ou de cataplasmes émolliens. Comment peut-il être indifférent dans le même cas d'employer des remèdes dont l'action est entièrement opposée ? C'est ce que nous ne pouvons concevoir. Si les irritans conviennent, les émolliens sont nuisibles, *et vice versâ.* M. Thomson oublie que ce n'est pas l'escharre ni les parties mortes qu'il faut traiter, mais bien celles qui sont restées vivantes.

groupe de phénomènes propres à chacun d'eux;
mais, au contraire, jamais aucun degré ne se ren-
contre seul, isolé: au-delà du simple érythème,
ils peuvent et doivent même nécessairement se
compliquer depuis le plus considérable jusqu'au
plus faible; de sorte que si l'on applique à chacun d'eux les moyens usités, on aura sur une
même partie plusieurs topiques, dont les propriétés seront différentes, souvent même contraires.
Or, cette méthode ne serait qu'une confusion de
moyens. Il faudrait, comme Galien, supposer que
chaque médicament irait directement à son
adresse, sans jamais se tromper. Pour ne pas tomber dans cette absurdité, on se borne à traiter le
degré le plus élevé qu'on observe; mais on tombe
dans un autre inconvénient: car il n'est pas possible de garantir de l'action du topique qu'on
emploie pour la lésion la plus grave, les parties
effleurées pour ainsi dire par la maladie; de sorte
que si le médicament est utile dans un point, il
devient nuisible dans l'autre. C'est ainsi qu'on
voit souvent apparaître, aux environs des brûlures, des érysipèles plus ou moins graves, qui sont
sans aucun doute produits par l'action irritante
des topiques destinés à favoriser la chute des
escharres, sur la peau déjà affectée d'érythème aux
limites de la maladie.

Les lésions produites par le feu ont un caractère particulier d'envahissement; « *car, en même*

temps que le calorique a désorganisé les parties sur lesquelles son action s'est exercée avec le plus de violence, il a toujours porté une telle atteinte aux couches de tissus immédiatement sous-jacentes, que, sans être entièrement privées de la vie, elles ne pourront supporter le mouvement inflammatoire qui doit s'y développer, et qu'elles seront consécutivement frappées de mort » (Dupuytren). Que sera-ce donc si, au lieu de chercher à prévenir, à arrêter l'inflammation qui *doit se développer,* on se sert de topiques irritans pour favoriser, dit-on, la séparation des parties mortifiées? Ainsi, pendant qu'on ne s'occupe que d'un seul degré de la brûlure, d'une seule partie de la maladie, on laisse marcher celle-ci dans les autres points frappés à des degrés moindres ; elle s'étend, s'aggrave, et à la chute des escharres, on trouve des plaies plus étendues, des suppurations plus abondantes, que n'aurait pu le faire présumer l'étendue première de la lésion. C'est sans doute ce qui a répandu parmi le peuple cette opinion , que les brûlures augmentent pendant neuf jours.

On ne saurait trop se pénétrer de cette vérité, que, dans les brûlures comme dans une foule d'autres affections, les accidens, les désordres qui surviennent sont dus à l'inflammation. « *Si elle est primitive, il y a une réaction générale, analo-*

gue aux phénomènes de l'érysipèle. Le pouls de-vient fréquent, fort, la peau chaude ; et l'irrita-tion des voies digestives se décèle par la rougeur, la sécheresse de la langue, la soif, des nausées ou l'inappétence » etc. (Dupuytren). Tous ces symptômes sont, comme dans l'érysipèle, un effet sympathique de la phlegmasie externe, sur le tube digestif, sur le cœur : diminuez l'irritation locale, au lieu de l'aggraver par des applications incendiaires, ces sympathies ne seront pas mises en jeu. (V. *observations* 4, 8, 9.) Telle sera l'action de l'eau froide, convenablement employée. Mais si la brûlure dépasse le second degré, « aucun accident notable ne se manifeste pendant l'intervalle qui sépare le moment de l'accident de celui où commence le travail éliminatoire. Mais à cette époque, qui arrive ordinairement le quatrième jour, l'inflammation développe des douleurs d'autant plus vives, que la lésion occupe des parties où le derme est plus serré et plus abondamment pourvu de vaisseaux sanguins et de nerfs. Si elle affecte de grandes surfaces, on voit survenir les symptômes les plus graves d'irritation nerveuse et gastrique » (Dupuytren). C'est cependant à cette époque qu'on a recours aux excitans pour favoriser la chute des escharres. Comment expliquer cette conduite, quand on a reconnu que tous les désordres viennent de l'excès de l'inflammation, soit primitive, soit secondaire? C'est surtout dans ce cas que lès affusions froides doivent être employées avec énergie.

Enfin, pour que rien ne manque à la gravité des brûlures, elles peuvent provoquer des complications, telles que l'érysipèle et surtout le phlegmon diffus. Tous les phénomènes qui caractérisent ces fâcheuses maladies viennent se joindre aux symptômes déjà plus ou moins graves de la lésion primitive; et si l'on ne parvient pas à en arrêter la marche, des foyers purulens se forment, le pus fuse à travers le tissu cellulaire dans les interstices des organes, il en résulte de vastes décollemens de la peau, une suppuration excessivement abondante; et l'amputation, bientôt seul moyen de salut, n'offre généralement que peu de chances de succès. Tous ces accidens sont encore le résultat de l'inflammation, et qu'a-t-on fait pour la combattre? On a favorisé la chute des escharres au moyen de topiques irritans.

Il faut l'avouer, il en est des brûlures comme de l'érysipèle; ce qu'il y a de moins avancé dans l'histoire de ces maladies, c'est le traitement. Il est étonnant en effet de trouver encore parmi les praticiens tant d'opinions différentes sur une affection si bien connue d'ailleurs relativement à ses causes et à sa nature. Au milieu du nombre infini de moyens thérapeutiques, dont les vertus miraculeuses ont été *annihilées* en passant au creuset de l'expérience, il en est quelques-uns qui sont sortis vainqueurs de cette épreuve et auxquels on ne peut réfuser une certaine efficacité, toute conditionnelle cependant: ce sont l'éther, l'ammoniaque, l'alcool camphré, etc., qui agissent par le froid que produit leur évaporation rapide. D'autres, comme l'eau de Goulard, l'eau ferrugineuse, etc., ont un effet styptique astringent; ils font crisper les vaisseaux et empêchent la congestion : de plus ils sont appliqués froids, et c'est surtout à cette circonstance qu'ils doivent leur utilité. Quant à la pulpe de racines fraîches et aqueuses, ces substances n'ont évidemment d'effet que par le froid qu'elles procurent et la difficulté avec laquelle elles s'échauffent (1). On voit que les remèdes qu'on a reconnus les plus efficaces agissent surtout par la réfrigération ; ceux qui ne produisent pas cet effet sont presque toujours nuisibles. Que dire de l'idée de se servir de la chaleur pour guérir les brûlures ? que penser quand on voit employer, comme le recommande M. Keutish, *l'alcool rectifié le plus fort, rendu encore plus énergique au moyen des huiles essentielles, et chauffé autant que les parties*

___

(1) Je ne dois pas omettre le coton, réellement utile dans les brûlures qui doivent suppurer; le coton n'a pas de propriétés spéciales contre les brûlures, son efficacité tient à la manière dont on l'emploie; on doit en effet le laisser appliqué sans y toucher jusqu'à parfaite guérison : ce qui rentre dans la méthode des pansemens rares dont nous parlerons plus loin.

saines pourront le supporter. Cela ne rappelle-t-il pas la cautérisation des plaies avec l'huile bouillante; et ne croirait-on pas être reculé, pour le moins, de deux siècles (1)?

Dire que tout, dans les brûlures, a un caractère éminemment inflammatoire, depuis la cause jusqu'à l'effet le plus secondaire, que tous les dangers, toutes les complications qu'elles présentent sont dus à l'inflammation, que le seul traitement convenable est le traitement antiphlogistique le plus énergique, c'est dire aussi que l'eau froide est le meilleur topique qu'on puisse employer.

Le moyen que nous rappelons ici, n'a peut-être jamais été mis aussi peu en usage qu'aujourd'hui. Rhazès recommande dans les brûlures récentes, de tremper des compresses dans l'eau froide ou dans l'eau de rose refroidie avec la glace, et de les appliquer le plus promptement possible sur les par-

(1) La théorie sur laquelle le docteur Ketuish base sa méthode curative est tout-à-fait singulière; la voici. Le Dr Keutish a établi cette loi : *que toute partie de notre organisation dont l'action aura été augmentée à un très haut degré, doit être continuée à être excitée, mais à un degré moindre, soit par le stimulus qui avait produit la première excitation, soit par un autre stimulus ayant la plus grande analogie avec le premier, jusqu'à ce que l'excitement extraordinaire soit ramené graduellement au degré naturel de la santé.* D'après cette manière de voir, le feu est le meilleur remède contre l'action du feu. Le docteur Keutish ne se borne pas au traitement externe; il cherche aussi par un traitement interne à produire dans l'économie la plus grande excitation possible.

ties brûlées, en ayant soin de renouveler ces compresses de temps en temps. D'après Avicenne, ce
moyen suffit pour empêcher la formation des
vésicules, etc. Une foule d'autres encore, conseillent
les applications froides dans le cas qui nous occupe;
et dans tous les temps on a constaté l'efficacité de
l'eau, surtout pour prévenir le soulèvement consécutif de l'épiderme, par l'accumulation de la sérosité
qui s'épanche au-dessous de lui, et pour favoriser la
résolution, en atténuant considérablement les phénomènes inflammatoires. Les mots d'Ambroise Paré
sur l'action des réfrigérans dans les brûlures, sont
d'une vérité, d'une justesse qui conviendrait à une
époque plus rapprochée de nous. « *Ils esteignent,
dit-il, et amortissent la chaleur estrange, et re-
poussent le sang et autres humeurs qui afflueraient
à la partie, à cause de la douleur et inflammation.* » M. Tanchou a une si grande confiance dans
la réfrigération, qu'il croit avoir inventé ce moyen.
Quand on pense, dit-il, aux douleurs atroces qu'en-
durent les malheureux qui sont brûlés, aux accidens souvent mortels qui s'ensuivent, et au temps
qu'il faut pour les guérir, on verra que le moyen
que je propose est une véritable découverte, et
un vrai sevice rendu à l'humanité. Nous sommes
entièrement de l'avis de M. Tanchou, et nous pensons que ce serait rendre un vrai service à l'humanité, que de faire sortir la thérapeutique des brûlures, de l'empyrisme honteux pour l'art, dans

lequel elle est plongée, et auquel certains praticiens ne craignent pas de soumettre leurs lumières.

En pratique, les nombreuses altérations organiques que l'action du feu est susceptible de
produire dans les tissus vivans, peuvent être rapportées à deux ordres seulement : inflammation
et désorganisation. Dans le premier cas on est
assez généralement d'accord sur l'utilité de l'eau
froide : il n'en est pas de même dans le second;
et cependant c'est alors que cet agent produit
le bien le plus réel, et ne peut être remplacé par
aucun autre topique. Quand il y a désorganisation,
on a posé en principe qu'il fallait favoriser la chûte
des escharres; et en vertu de cet autre principe
absolument faux, savoir : qu'un certain degré d'inflammation est nécessaire pour la cicatrisation des
plaies; sous prétexte d'aider l'action de l'organisme et de faire détacher plus promptement les
parties mortes, on met en usage les topiques irritans (les cataplasmes dits émolliens ne sont pas
exceptés). Mais outre que, par cette médication incendiaire, les escharres ne se détachent pas
plus vite, elles acquièrent plus d'étendue et laissent
en tombant une plaie plus large, plus profonde,
plus enflammée qu'elle n'aurait dû l'être; car on
n'a pas réfléchi que par les moyens qu'on emploie
pour faire séparer prématurément les parties désorganisées, on irrite les tissus voisins, qu'il importe tant de ménager dans tous les cas, et surtout
dans celui qui nous occupe. Car, ainsi que nous

l'avons dit plus haut, les tissus qui ne sont pas
désorganisés immédiatement par l'action du feu,
sont cependant dans un état de trouble tel, que la
moindre irritation peut arrêter tout-à-fait en eux,
le reste d'action vitale qu'ils avaient conservée.
D'ailleurs les escharres sont des portions d'organes
changées de nature, mais faisant encore partie de
ces mêmes organes, et ne pouvant en être séparées que molécules à molécules, par l'action lente
de renouvellement qui s'effectue, sans cesse, dans
tous les points de l'économie, suivant leurs divers
modes de structure. Quelque moyen qu'on emploie,
la promptitude ou la lenteur avec laquelle les escharres se détacheront, sera toujours relative au
dégré d'irritation des parties intéressées, plutôt qu'à
leur genre d'organisation. C'est d'après cette vérité, qu'on se rend compte de la raison pour
laquelle les portions mortes des tendons des aponévroses sont les dernières à se détacher, pour
laquelle l'exfoliation des os se fait si long-temps
attendre, etc., etc. (1). C'est donc en favorisant les
mouvemens d'assimilation et de décomposition,
qu'on hâtera la séparation des parties mortes; or
la phlogose trouble, arrête les mouvemens nutritifs; la conséquence est, que tout ce qui produira
la phlogose sera nuisible; et par contre, que tout
ce qui combattra victorieusement l'inflammation
et ramènera les tissus vivans dans les conditions

______

(1) Voyez ce que nous disons de la vitalité des tissus, article des
plaies contuses, etc.

les plus favorables à leurs mouvemens nutritifs,
hâtera l'effet qu'on veut obtenir. Dans quel
but d'ailleurs cherche-t-on à provoquer le plus
promptement possible la chûte des parties mortes?
Ont-elles des propriétés nuisibles? nullement.
Serait-ce parce que leur présence peut donner lieu
à une inflammation éliminatrice qui peut devenir
dangereuse par sa violence? mais les topiques
qu'on emploie déterminent plus sûrement encore
cette inflammation. C'est peut-être parce que le
pus qui se forme sous les escharres pourrait être
résorbé, ou bien contribuer par sa présence à l'irritation des parties ulcérées? mais ce pus n'a pas
été soumis au contact de l'air, il peut être résorbé
sans danger; on peut d'ailleurs lui donner une
issue facile, dans les cas rares où cela devient indispensable. C'est donc uniquement dans le but d'a-
voir une plaie simple et d'obtenir une guérison plus
facile; obtient-on du moins ce résultat? non. Car
en supposant, ce qui n'est pas, que l'escharre se
détache plus vite, elle aura acquis une plus grande
étendue par la mortification des parties qui l'en-
vironnaient, sa chûte laissera une plaie beaucoup
plus vaste et dans des conditions beaucoup moins
favorables à la cicatrisation, que celle qui serait
résultée de la séparation naturelle des tissus morts.
La présence des escharres est bien plus utile que
nuisible; elles protègent les tissus ulcérés contre
le contact de l'air et des corps étrangers, et font

l'effet d'un premier pansement qu'on ne lève qu'au bout de dix ou quinze jours. (V. *article pansement.*) Les indications qu'on a à remplir dans le traitement des brûlures, dit M. Marjolin, sont de calmer promptement la douleur; de prévenir autant que possible le développement de l'inflammation; de préserver de la mortification, les parties qui n'ont pas été immédiatement désorganisées; de prévenir et de combattre les accidens locaux qui peuvent survenir pendant le traitement de la maladie. On reconnaît dans ces préceptes la sagesse du praticien qui les a dictés. Pour les remplir tous à la fois, je ne crains pas de dire que les affusions froides ne peuvent être remplacées par aucun autre topique.

HUITIÈME OBSERVATION.

Brûlure du bras, emploi de l'eau, guérison prompte.

Une femme, âgée de trente-six ans, d'une forte constitution, passant près d'une chaudière remplie d'un liquide bouillant, fait un faux pas et y plonge le bras tout entier. Cette femme fut conduite aussitôt à l'Hôtel-Dieu. D'énormes phlyctènes couvraient le bras; beaucoup étaient crevées; on passa dans celles qui ne l'étaient pas des brins de fil en forme de séton, afin de ne pas mettre le derme à nu par leur déchirement; le corps muqueux de la peau était atteint dans plusieurs points. Tout le bras fut couvert de linges trempés dans l'eau, et renouvelés assez fréquemment pour que la partie malade fût maintenue toujours froide. Toute la portion du bras et de l'avant-bras qui avait pu être sous l'influence immédiate de l'eau, fut guérie en moins de neuf jours. Il n'en fut pas de même pour les parties qui touchaient le matelas : il s'y forma de légères escharres, et la guérison n'eut pas lieu en moins d'un mois. (V. *les considérations préliminaires.*)

C'est surtout dans les trois derniers degrés des brûlures, que l'eau froide montre tout son empire. Elle détruit le caractère envahissant de la maladie, et, tout en arrêtant les progrès du mal, elle n'empêche pas l'élimination des escharres. Elle favorise aussi la formation de la cicatrice, en ramenant les plaies, toujours trop enflammées, dans un état d'excitation d'autant plus favorable au travail de la cicatrisation, qu'elle se rapproche davantage de l'état physiologique.

NEUVIÈME OBSERVATION.

Brûlure de la main et du bras, amélioration rapide par l'emploi de l'eau, cessation prématurée *des affusions*, accidens, nouvelle application de l'eau, guérison.

Un jeune homme de quinze ans tomba dans le feu pendant un accès d'épilepsie. Toute la main, le tiers inférieur de l'avant-bras, et le coude du même côté, subirent pendant un temps assez long, l'action d'un brasier ardent. Le malade fut apporté à l'hôpital aussitôt après l'accident. La brûlure occupait les doigts, la face palmaire de la main, toute la face antérieure et externe de l'avant-bras. La peau de ces parties était entièrement détruite; l'aponévrose palmaire mise à nu, ainsi que les tendons des muscles fléchisseurs, à la partie inférieure de l'avant-bras. Les premières phalanges des doigts étaient charbonnées, les secondes phalanges de l'indicateur et du medius étaient également brûlées. Le malade souffrait horriblement. En attendant la visite du chirurgien en chef, l'élève de garde fit appliquer des linges trempés dans l'eau froide, et qu'on renouvelait avec soin. Les douleurs se calmèrent, et bientôt cessèrent entièrement. Au moment de la visite, on prescrivit une large saignée, la diète la plus sévère, des boissons délayantes. Les affusions froides furent continuées. L'inflammation violente qu'une blessure aussi grave devait faire craindre, et qu'on attendait, ne se déclara point. Les lésions restèrent telles que le feu les avait produites; les parties de l'avant-bras que le calorique avait épargnées, n'éprouvèrent ni gonflement, ni douleur, ni chaleur, pendant tout le temps qu'on fit usage de l'eau froide. Enfin, aucune sympathie ne fut suscitée. Le malade conserva le sommeil et l'appétit, et au troisième jour, il fut mis au *quart*; au neuvième, la face dorsale de la main qui avait été atteinte au second degré, était entièrement guérie ; les escharres commencèrent à se détacher, et une suppuration abondante s'établit. Bientôt le malade ne supporta plus avec le même plaisir les ablutions d'eau froide ; celle-ci fut remplacée par de l'eau tiède, et les affusions continuées avec le même soin. La chute des escharres de la paume de la main , de l'avant-bras et des doigts, eut lieu du seizième au vingtième jour ; la cicatrisation était déjà commencée, les bourgeons charnus bien développés, et d'une bonne nature. Les plaies furent alors pansées avec des plumasseaux couverts de cérat de Galien. On avait tout lieu de croire que la marche de la cicatrisation allait continuer par ce pansement, si généralement employé. On supprima les affusions d'eau froide. Pendant trois jours aucun changement remarquable n'eut lieu, mais alors le malade commença à éprouver de la chaleur et quelques douleurs à la main. On crut qu'elles étaient dues à l'abondance de la suppuration, on pansa deux fois par jour, on n'obtint aucune amélioration ; bientôt les douleurs augmentèrent ; le pus devint odorant ; les chaires se boursouflèrent , la cicatrice commencée disparut ; le bras se gonfla, la peau devint rouge, tendue, et fit craindre le développement d'un érysipèle phlegmoneux. Une fièvre vive se déclara , le sommeil était agité, il survint du délire, des symptômes d'irritation gastrique apparurent , il y eut quelques

vomissemens. L'état inquiétant du malade fit revenir aux arrosions, interrompues depuis dix
jours. Cette fois tout d'abord on employa l'eau
tiède, à cause de l'impression désagréable que le
froid faisait sur les parties ulcérées. Aussitôt, avec
une rapidité incroyable, dès le deuxième jour,
l'appétit avait reparu, le sommeil était calme, la
douleur nulle, le gonflement érysipélateux sensiblement diminué. Les chairs reprirent leur premier aspect, la cicatrisation recommença, et marcha avec une telle promptitude, qu'au quaran-
tième jour de l'accident, la plaie de la main et
celle de l'avant-bras étaient entièrement cica-
trisées. Les doigts n'étant pas encore totalement
guéris, furent couverts de plumasseaux de charpie, enduits de cérat. Le malade put sortir, et
venir tous les jours se faire panser à l Hôtel-Dieu.

Les phénomènes consignés dans l'observation
que nous venons de rapporter, sont tellement remarquables, que ce fait suffirait seul pour mettre
hors de doute l'action aussi sûre qu'énergique
des affusions froides, pour prouver que l'inflammation est contraire à la réunion des plaies,
et que la cicatrisation est d'autant plus rapide que
la phlogose est moins prononcée et se rapproche
davantage de l'état physiologique. Nous aurons
encore d'autres occasions, dans le chapitre suivant, de nous convaincre de ces vérités.

CHAPITRE V.

PLAIES CONTUSES.

Plaies d'armes à feu et par écrasement.

S'il était permis de juger de la gravité d'une lésion d'après la nature des traitemens qu'on a employés pour la combattre, on devrait se faire une idée bien effrayante des blessures causées par l'explosion de la poudre à canon. Mais quoique cet axiome du père de la médecine, *ad extremos morbos extrema remedia*, soit d'une vérité incontestable, on se tromperait beaucoup cependant, si l'on pensait que les moyens les plus cruels sont aussi les plus efficaces. L'expérience vient chaque jour démontrer le contraire : l'art, en se perfectionnant, s'adoucit; et depuis un demi-siècle surtout, chaque nouvelle découverte a détruit un préjugé barbare. Nous sommes loin de ces temps où l'on faisait rougir le couteau qui devait servir à l'ablation d'un membre, où l'on n'avait d'autre moyen d'amener au jour un enfant qui se présentait dans une position vicieuse, que de le mutiler, etc., etc. Cependant la chirurgie emploie encore trop souvent des manœuvres dangereuses et cruelles. Ce n'est pas assez de sauver les jours du malade : si l'art et la conscience du médecin sont satisfaits, il reste cependant quelques regrets, lorsque le malheureux patient a payé la rançon de sa vie par la mutilation; lorsque, semblable au fleuve débordé de l'Égypte, la médecine a laissé en même temps sur son passage, des bienfaits et la destruction; et la chirurgie ne sera réellement la science des dieux que quand le bien qu'elle produira, pur de tout alliage, ne sera plus pour celui qui réclame ses secours une épée à deux tranchans. Heureusement ces cas deviennent chaque jour plus rares : l'application bien raisonnée, du moyen que nous allons rappeler, pourra, nous en sommes convaincus, en diminuer encore le nombre.

« Les plaies d'armes à feu, dit M. Boyer, diffèrent tellement entre elles, qu'on oserait presque dire qu'on n'en a jamais vu deux se ressembler parfaitement. Malgré cette variété elles ont cependant entre elles une telle analogie, qu'on peut donner pour leur traitement, des règles générales, certaines, et applicables à tous les cas qui peuvent se rencontrer, et à ceux qui au premier coup d'œil paraissent différer beaucoup entre eux. » Indépendamment de leurs variétés, sous le rapport de leur étendue, de leur espèce, les plaies produites par l'explosion de la poudre à canon diffèrent encore par leurs complications. Ces complications peuvent se borner à une légère contusion des bords de la plaie, qui n'empêche pas celle-ci de se réunir par adhésion immédiate, ou bien être produites par la déchirure de nerfs et de vaisseaux considérables; par des fractures simples ou comminutives; par l'ouverture des articulations; par l'écrasement, l'attrition des parties molles et osseuses; par l'ouverture d'une des grandes cavités du corps; par la blessure de viscères importans; par la commotion; par la stupeur, etc. (1). Il est rare qu'une plaie d'arme à feu ne soit pas accompagnée d'une de ces lésions, et souvent même on les trouve toutes réunies dans un même cas : quelquefois alors les moyens ordinaires ne suffisent plus. Nous reviendrons plus tard sur ce point. Outre ces différences nombreuses, dues à l'action immédiate du corps vulnérant, les plaies qui nous occupent acquièrent encore d'autres différences que nous nommerons consécutives et qui résultent des accidens qui se développent à une époque plus ou moins éloignée du moment de la blessure, et qui sont plus ou moins indépendans de la cause vulnérante : telles

____

(1) La commotion et la stupeur, quoique n'offrant pas de caractères anatomiques bien appréciables, peuvent cependant être assimilées aux altérations physiques des tissus. Comme elles, en effet, elles se montrent au moment de l'action de la cause vulnérante; comme elles aussi, elles ne réclament de secours énergiques qu'au moment des réactions qui les suivent quelquefois.

sont l'inflammation et toutes ses conséquences. Il suit de là, que les complications des plaies d'armes à feu sont de deux sortes : immédiates, c'est-à-dire déterminées par l'action, et au moment même de l'action du corps vulnérant; elles consistent alors dans l'altération physique des tissus. Médiates, consécutives, c'est-à-dire dépendant de la cause morbide, d'une manière tout-à-fait indirecte, et succédant, à une époque plus ou moins éloignée du moment de la blessure, à des mouvemens réactifs de la part de l'organisme; elles sont alors vitales. Ainsi dans toute espèce de plaie produite par l'explosion de la poudre à canon, il y aura toujours deux caractères constans à observer : l'altération physique des tissus, et les réactions organiques ou inflammatoires. Mais ces deux espèces de complications ne sont pas également à la portée des agens curatifs. Si les parties atteintes sont désorganisées, et que cette désorganisation n'ait pas été assez étendue ou n'ait pas frappé un organe assez important pour causer immédiatement la mort, il faut alors faire abstraction de la cause de la maladie et de l'altération physique des tissus contre lesquelles l'art ne peut rien ; ce sont les organes encore vivans qu'il faut protéger contre les effets consécutifs ou vitaux, qui tendent à les désorganiser à leur tour. Ces effets consécutifs, nous l'avons déjà dit, peuvent se résumer en un seul, l'inflammation. En effet, on ne

saurait trop le répéter, c'est d'elle seule que naissent tous les accidens qu'il est au pouvoir de
l'art de combattre, depuis la suppuration d'un
furoncle, jusqu'au sphacèle d'un membre; depuis
la plus légère accélération du pouls jusqu'à la
fièvre adynamique, monstre redouté, dont le
fantôme seul a été si long-temps l'effroi de la chirurgie et de la médecine. Espérons qu'on ne ré-
pétera plus que pour les proscrire, ces paroles
d'un auteur moderne : « *Lorsque la prostration des
forces vient compliquer une inflammation, quel
que soit son siége, ne craignez pas de l'augmenter par l'emploi des toniques.* » Cet axiome, dit
M. Bégin, indépendamment de ce qu'il est absurde, serait très dangereux s'il était suivi à la
rigueur dans la pratique.

C'est à tort qu'on fait de l'inflammation une
complication particulière et distincte de toutes
celles qui peuvent aggraver les plaies d'armes à
feu, car cette distinction tend à faire croire que
les autres accidens, le tétanos, la nécrose des
os, etc., sont indépendans de la phlogose, tandis
que ces affections n'en sont que des effets : ce qui
constitue leur différence, c'est que dans chacune
d'elles, des tissus particuliers étant enflammés,
leur réaction se manifeste par des signes particuliers. A cet égard, la distinction établie par
Bichat, des solides du corps humain, en tissus ou
systèmes, si elle n'est pas la plus exacte, sous le

rapport anatomique, est certainement d'une importance primordiale en pathologie. Il n'est, en effet, peut-être aucun des tissus que ce célèbre auteur a distingués, qui ne puisse être affecté séparément. Si l'on considère les circonstances dans lesquelles se développe le tétanos, on ne pourra douter que, dans cette funeste affection, le système nerveux cérébro-spinal ne soit atteint isolément par la phlogose (1). On s'est convaincu dans ces derniers temps que la phlébite était, comme le tétanos, le résultat d'une surexcitation des plaies qui suppurent, et qu'elle consistait dans l'inflammation isolée des veines, ce qui lui a fait donner le nom qu'elle porte. La gangrène succède souvent à une inflammation phlegmoneuse qu'on ne peut maîtriser ; si quelquefois elle survient sans que l'intensité des signes de phlogose paraisse suffisante pour en rendre raison, comme dans la gangrène sèche, dans ce cas elle est encore l'effet de la phlogose isolée d'organes particuliers (*vaisseaux capillaires artériels. V. gangrène sénile, chap.*). Il en est de même du phlegmon diffus ; la nécrose, la carie des os, l'exfoliation des tendons, l'ulcération des carti-

____

(1) On ignore, il est vrai, si le système cérébro-spinal est affecté en entier ou en partie, et dans ce dernier cas, quelle serait la portion de ce système qui serait enflammée ; mais il n'en est pas moins vrai qu'on ne peut trouver la cause du tétanos ailleurs que dans l'excitation des nerfs de la vie animale.

lages, ne reconnaissent pas d'autre cause que l'inflammation; et si les altérations morbides ont des
caractères particuliers, ceux-ci sont entièrement
dus à la nature des tissus affectés. Il n'y aura pas en
effet, parmi les phénomènes de réaction qui se
manifestent dans les os, les tendons, les cartilages, de tuméfaction ni de rougeur appréciables,
parce que ces organes reçoivent peu ou point de
vaisseaux sanguins, et que leur tissu trop dense
ne peut se dilater; mais leur nutrition sera altérée ou même suspendue (car, quel que soit le
tissu qu'elle envahisse, la phlogose pervertit, arrête les mouvemens d'assimilation), et leur destruction aura lieu sans provoquer de sympathies,
ce qui est encore une suite de leur organisation
spéciale et de leur mode particulier d'existence;
mais il ne faut pas conclure de là, que leur vitalité est moins active que celle des autres tissus.
Pour juger sainement du degré de vitalité d'un
organe, c'est dans l'état physiologique qu'il faut
le considérer; on se convaincra alors que la vivacité des mouvemens assimilateurs, ce qui pour
nous caractérise ce qu'on nomme vitalité, est la
même dans tous les tissus, et qu'elle ne change
que quand la phlogose vient dessiner le caractère morbide que chaque tissu est susceptible de
revêtir. Qu'on envisage en effet ce qui ce passe
lors de la réunion immédiate d'une plaie, de
celle, par exemple, qui résulte de l'amputation

du poignet; je choisis celle-ci de préference,
parce qu'on trouve divisés en elle presque toutes
les espèces de tissus : tissus dermoïde, cellulaire,
fibreux, musculaire-animal, osseux, nerveux des
deux genres, vasculaire, etc.; le couteau n'a
rien épargné. Si on rapproche exactement les
bords de la plaie, si on a soin d'empêcher qu'aucune irritation inflammatoire n'envahisse ces
parties, la cicatrisation immédiate aura lieu, et
le temps qu'elle mettra à s'accomplir ne sera pas
plus long, malgré la diversité des tissus, que celui
qu'exigerait pour se réunir de la même manière,
la peau seule à laquelle on accorde une si grande
activité de nutrition; ainsi dans l'espace de cinq à
six jours la cicatrisation sera achevée, aussi bien
dans les tendons que dans la peau, dans les os
que dans le tissu cellulaire. C'est encore une erreur de dire qu'il faut, pour que la réunion immédiate puisse avoir lieu, que les parties simi-
laires se trouvent en contact. Tous les tissus
peuvent se réunir indifféremment les uns aux autres; ne voit-on pas tous les jours l'extrémité
d'un os divisé dans une amputation, changer de
nature, se convertir insensiblement en tissu fibreux, et se confondre avec le tissu cellulaire et
la peau; et lors même qu'il en serait autrement,
il n'en resterait pas moins vrai que, quand la
réunion d'une plaie a lieu par adhésion immédiate, la cicatrisation se fait, dans un même laps

de temps, pour tous les tissus, quels qu'ils soient.
De plus, le mode de cicatrisation est le même
aussi pour tous les tissus. Lorsque la solution de
continuité est interne, il s'épanche un liquide
gélatineux qui forme d'abord le parenchyme élémentaire, et bientôt celui-ci s'organise de différentes manières, suivant les organes qu'il est
appelé à réparer (1). Si l'on observe le mécanisme
de la cicatrisation sur une plaie qui suppure, on
verra qu'il est encore le même pour tous les tissus; c'est toujours cette même matière gélatineuse
qui prend d'abord l'aspect de la trame cellulo-
vasculaire primitive, et cela, quelle que soit la partie du corps qui ait été entamée : « Dans la fracture
de l'os, du cartilage, comme dans la plaie de la
peau, du muscle, ce sont des bourgeons charnus
qui se développent d'abord et dans tous ces cas

(1) Dans les premiers jours de la conception, tout le corps n'est
qu'une masse muqueuse homogène, où nul organe n'est distinct,
parce qu'il n'existe encore qu'un parenchyme commun, formé
partout des mêmes tissus générateurs : mais à mesure que chaque
parenchyme s'incruste de sa substance nutritive spéciale, chaque
organe s'isole. C'est en suivant absolument la même marche que
les parties vivantes se réparent; c'est au moyen d'une substance
d'abord élémentaire qui s'organise d'une manière identique aux
tissus qu'elle est appelée à constituer. L'effet inverse peut se produire aussi; certaines maladies peuvent ramener des tissus com-
posés à leur état primitif, en les privant de la matière qui leur
donnait leur caractère spécial. C'est ainsi que le rachitis agit sur
es os, en les privant de leur matière calcaire et en les réduisant
leur trame cellulo-vasculaire.

ces bourgeons sont semblables, jusqu'à ce que leur substance nutritive propre les incruste. » (M. Adelon.) Frappé de l'idée fausse qu'un certain degré d'inflammation est nécessaire pour activer les mouvemens organiques indispensables à la réunion des parties vivantes, on n'a observé que la marche des plaies plus ou moins enflammées. On a vu que dans ces circonstances les organes fibreux et les os étaient les derniers à se réorganiser, que souvent, à l'époque où les autres tissus auraient été réunis, leur exfoliation, leur carie, leur ulcération ou leur nécrose, entravaient singulièrement la marche de la guérison. On est parti de ce point pour baser le degré d'activité vitale des divers tissus; mais il est clair que tout ce qu'on a pu voir, c'était les effets de l'inflammation, qui se manifestent différemment, suivant les divers tissus; mais on n'a pu rien voir davantage, et au lieu de conclure que l'inflammation déterminait dans les tendons, les cartilages, des altérations plus profondes que dans les autres systèmes, on a tiré à tort cette conséquence, que les tissus osseux, fibreux et cartilagineux, étaient les moins vivans de l'économie animale (1). L'insensibilité des tissus dont

____

(1) On pourrait peut-être avec raison, refuser aux poils et à l'épiderme la qualité de tissus que Bichat leur accorde, quoiqu'on ait dit que les cheveux et les poils pouvaient devenir malades indépendamment de l'altération de leurs bulbes.

nous parlons, a été prise aussi comme preuve de leur peu de vitalité; mais sous ce rapport, on peut assimiler aux os et aux tissus fibreux le cerveau, les nerfs ganglionnaires et quelques nerfs même de la vie animale (les nerfs optique, acoustique, olfactif, etc.), qu'on peut piquer, couper, déchirer, sans qu'ils provoquent de douleurs. Or, on ne sera pas tenté, je pense, de nier le haut degré de vitalité du cerveau et des nerfs. Je reviens au sujet dont je m'étais écarté.

L'inflammation est, comme nous l'avons dit plus haut, la cause des accidens locaux consécutifs aux plaies produites par l'explosion de la poudre à canon ; c'est aussi sous son influence qu'apparaissent toute la série menaçante des réactions sympathiques, telles que la fièvre, le délire, les mouvemens convulsifs, les signes d'irritation gastrique et cérébrale, connue autrefois sous les noms de fièvre adynamique, ataxique, etc. C'est donc contre les phénomènes inflammatoires que l'art doit diriger ses ressources, afin de les prévenir ou de les combattre. Les affusions froides ont été pour nous le moyen le plus sûr d'arriver à ce but.

L'emploi de l'eau dans les plaies d'armes à feu est dû à la médecine militaire, à laquelle en général on doit beaucoup d'améliorations ; on pourrait peut-être en trouver la raison dans le manque fréquent de médicamens, qui force à recourir

à une médecine plus simple; c'est ainsi que le
hasard ou la nécessité ont fait découvrir et renverser beaucoup d'erreurs. Ainsi, Ambroise Paré
manquant d'huile bouillante pour cautériser les
plaies d'armes à feu faites au siége du château de
Vilanne, fut étonné de trouver les soldats qu'il n'a-
vait pu panser d'après cette méthode, beaucoup
mieux le lendemain, que ceux qui avaient subi la
cruelle opération. Ainsi mon père, en 1815, chirurgien en chef de l'hôpital militaire établi à Amiens,
observa que, parmi les malades attaqués du typhus,
ceux auxquels l'encombrement et la mauvaise organisation du service sanitaire n'avaient pas permis de donner les médicamens usités, guérirent
en plus grand nombre que ceux auxquels on avait
administré les remèdes ordinaires. Ainsi, une foule
de chirurgiens militaires, forcés par la nécessité,
eurent l'occasion de se convaincre que l'eau froide
était d'une utilité incontestable dans beaucoup de
circonstances. Employée par la méthode des affusions et avec discernement, l'eau jouit d'une efficacité qui laisse bien loin d'elle les moyens les plus
puissans. Elle sera donc préférable à l'application
répétée des sangsues; méthode conseillée par
M. Bégin, et qu'on doit reconnaître comme aussi
rationnelle qu'utile : on peut placer en troisième
ligne la saignée des veines qui partent du lieu enflammé, comme l'a imaginé M. Janson. Quant à la
compression, ses avantages ne compensent pas ses

dangers. Il est un moyen recommandé par J.-L. Petit, c'est le débridement ; mais je crois qu'on en a trop abusé ; il n'agit en effet qu'en permettant le gonflement des tissus, que les fluides viennent engorger; cet engorgement est l'effet de l'inflammation , et les incisions que nécessite le débridement ne sont-elles pas des causes d'irritation ajoutées à la cause morbide principale ? « On a remarqué, d'ailleurs, que des blessures qui ne sont pas débridées guérissent plus vite que d'autres qui le sont. » (*Hunter.*) Il y a, au reste, un très-petit nombre de circonstances où l'incision peut être avantageuse. Le docteur Hennen fait remarquer que les chirurgiens anglais emploient rarement le bistouri dans ces sortes de cas, et ce n'est que pour extraire des corps étrangers restés dans les parties. Dailleurs, « les incisions se referment ordinairement très promptement, et au bout de quelques jours la blessure offre son premier aspect, comme si elle n'avait été nullement débridée. » (*Hunter.*) Si les incisions sont très grandes et intéressent de fortes aponévroses , comme à la cuisse, l'effet dont parle Hunter n'aura pas lieu; l'incision ne se refermera pas, mais, l'aponévrose cessant de maintenir les parties charnues qu'elle enveloppait, celles-ci feront hernie à travers l'ouverture, et bientôt se trouveront étranglées par le resserrement des lèvres de l'incision, que l'élasticité propre aux

tissus fibreux fera rapprocher. De plus, la réunion des bords de l'ouverture ne pourra point
se faire, et le membre restera sans force, parce
que les muscles n'étant plus maintenus, ayant
perdu le point d'appui que leur offrait l'aponévrose incisée, et retenus par des adhérences vicieuses, ne pourront plus se contracter avec leur première énergie. Les inconvéniens du débridement
surpassent donc ses avantages : il doit, par conséquent, être rejeté comme moyen général ; c'est
au chirurgien à savoir déterminer les cas exceptionnels dans lesquels il convient. Les affusions
froides peuvent, dans presque tous les cas, rendre
le débridement inutile. Je ne parlerai ici des cataplasmes que pour les proscrire de toutes mes
forces ; ils ne peuvent être appliqués qu'à deux
époques, et dans toutes les deux ils sont également nuisibles : avant l'apparition des symptômes
inflammatoires, et alors ils facilitent et provoquent
l'afflux des liquides ; lorsque l'inflammation est
développée, et alors ils cessent d'être émolliens.

L'eau simple peut et doit remplacer les moyens
que je viens de citer ; c'est elle, plutôt que les
sangsues, qu'on peut appeler, d'après les expressions du docteur Gama, le régulateur de l'inflammation ; le débridement, les émissions sanguines,
ne doivent que lui servir d'auxiliaires dans certaines circonstances.

Parmi le nombre immense de praticiens qui,

depuis les temps les plus reculés, ont fait usage de l'eau dans les plaies contuses, plusieurs se sont exprimés à ce sujet, d'une manière tellement précise, qu'on ne peut comprendre pourquoi l'eau n'a pas joui d'une plus grande faveur. Par l'eau froide, dit M. Guthrie, l'inflammation est, dans certains cas, entièrement prévenue ; dans beaucoup d'autres, elle est grandement réprimée; et dans presque tous, elle est victorieusement combattue. Suivant M. S. Cooper, les applications froides ont le grand avantage de prévenir et de diminuer l'inflammation, un des accidens les plus dangereux qu'on ne manque jamais de signaler dans la description des plaies. Le professeur Assalini, l'un des chirurgiens les plus distingués de l'Italie, s'exprime ainsi : En général, le traitement des plaies contuses, qu'elles soient simples ou légères, ou bien compliquées et graves, réclame l'emploi énergique des moyens débilitans, afin de prévenir l'inflammation ; dans ce but, on a communément recours à l'eau froide. « L'eau appliquée froide lorsque l'inflammation n'est pas développée, et tiède lorsqu'elle a acquis un haut degré d'intensité, et dont on se sert pour imbiber incessamment l'appareil, est le meilleur sédatif qu'on puisse employer pour prévenir ou calmer l'inflammation. » (*Roche et Samson.*) Ces auteurs s'étonnent avec raison que le topique dont nous parlons, soit encore généralement dédaigné dans la pratique civile ; tous ceux qui auront pu juger par la pratique des effets salutaires de l'eau, partageront leur étonnement. La cause de ce dédain est, sans doute, dans ce que l'eau, mal employée, n'aura pas donné les résultats qu'on en attendait ; car il ne faut pas croire que l'eau, semblable au dictame fabuleux, ou au baume du héros de la Manche, soit une panacée universelle et qu'il suffise de l'appliquer pour obtenir la guérison de tous les maux; son emploi, au contraire, exige des soins et des connaissances ; elle n'est réellement précieuse que dans des mains qui savent en faire usage (1).

Les phénomènes morbides qui accompagnent les plaies d'armes à feu ou par écrasement, sont ordinairement graves et tranchés ; aussi c'est dans cette espèce de lésion surtout que l'action des affusions est remarquable. Lorsqu'on peut employer l'eau aussitôt après l'accident, avant qu'aucun des signes de réaction locale ou générale se soit manifesté, et lorsqu'on a soin de proportionner l'abondance des affusions à la grandeur des désordres, les phénomènes réactifs ne se montrent pas.

La chaleur morbide qui, comme nous l'avons vu, annonce tous les autres phénomènes inflammatoires, cette chaleur insupportable que les

(1) *Voyez* Lombard, Percy, Larrey, Tanchou, Bégin, Martel, Joubert, Lamour, Sancassini, Caldani, Blondi, Smith, Karn, etc.

malades comparent à un corps brûlant qu'on appliquerait sur les organes blessés, ou qui circulerait dans leur intérieur, cette chaleur, dis-je, ne se développe pas. Les parties lésées conservent leur température physiologique : et quelle que soit l'abondance des affusions, quelque basse que soit la température de l'eau, elles gardent constamment leur chaleur normale, tant que l'époque de la possibilité des réactions n'est pas dépassée, tant que dure, enfin, la formation du calorique morbide.

La douleur qui semble intimement liée au développement de la chaleur morbide, qui l'accompagne, qui naît et cesse avec elle, qui paraît être l'effet d'une même cause; la douleur est nulle. Il y a indolence complète; on peut toucher les parties blessées, les presser, les frapper même, sans que les malades manifestent la moindre souffrance.

Le gonflement est peu sensible; jamais il n'arrive à produire l'étranglement; les tissus restent constamment mous et plissés; enfin point de *rougeur :* ce qui du reste se conçoit, puisqu'elle ne peut être que la conséquence d'une cause qui n'existe pas. Il n'y a donc pas de phénomènes réactifs dans le lieu même de la blessure ; et de suite on prévoit que la réaction générale ou sympathique ne peut pas se montrer davantage, puisque, dans tous les cas, elle est provoquée par l'excès de l'irritation locale : aussi ne voit-on pas de fièvre, d'agitation, de mouvemens convulsifs, etc.; les malades conservent leur appétit, leur sommeil, leur tranquillité.

Lorsque les affusions n'ont pu être mises en usage avant l'apparition des symptômes inflammatoires, elles devront être plus abondantes, et demanderont plus de persévérance dans leur emploi; mais on aura lieu de s'étonner, en voyant la promptitude avec laquelle tous les phénomènes de réaction générale cesseront : douze à quinze heures suffisent ordinairement pour qu'ils soient entièrement éteints. Cependant lorsque le gonflement a été considérable, ou lorsque la phlogose a duré long-temps, les tissus ne reprennent pas subitement leur volume normal, et il peut s'écouler un temps plus ou moins long, avant que la tuméfaction soit entièrement disparue. Nous avons vu, en parlant de l'inflammation, qu'une fois la congestion formée, il fallait, quoi qu'on fasse, un certain temps pour que les humeurs épanchées et stagnantes, fussent ramenées dans le torrent de la circulation. Et n'est-il pas bien remarquable que, malgré un engorgement quelquefois considérable, les réactions soient entièrement arrêtées par les affusions froides et disparaissent comme par enchantement? Mais ce n'est pas seulement en anéantissant tout d'un coup les signes inflammatoires que les affusions se distinguent, la manière dont les parties blessées se réorganisent sous leur influence, mérite aussi de fixer l'attention. Dans tous les cas la guérison est incomparablement plus prompte que si l'on avait employé tout autre moyen, et elle ne laisse après elle ni difformité, ni gêne, dans des circonstances où par toute autre méthode curative, les malades auraient été infailliblement estropiés. Des tendons exposés pendant long-temps au contact de l'air et des corps étrangers ne se sont pas exfoliés, et ont conservé la liberté de leurs mouvemens dans leurs gaînes synoviales : des os mis à nu, dépouillés de leur périoste, ne se sont pas nécrosés ; des fractures comminutives ont été consolidées en quinze jours ; des articulations ouvertes, des surfaces articulaires mises à découvert, n'ont pas été affectées d'ankylose, etc., etc. Les observations qu'on lira plus loin, sont autant d'exemples de ce que nous avançons. (*Voy. obs.* 10, 11, 12, 14, 15, 16, et surtout *obs.* 4ᵉ.)

Rarement les plaies d'armes à feu ou par écrasement sont simples ; presque toujours au contraire elles sont accompagnées d'un plus ou moins grand nombre des désordres que nous avons signalés plus haut : contusion, fracture, déchirure, écrasement, dilacérations de toute espèce, enfin toutes les sortes de lésions les plus fâcheuses peuvent se trouver réunies en elles. Quand elles ont ce degré extrême de gravité, on a tout à

craindre des réactions qui doivent se developper,
et qui sont souvent au-dessus des ressources de
l'art. De là le précepte adopté aujourd'hui de recourir à l'amputation immédiate, toutes les fois
qu'en temporisant on exposerait la vie du malade
à un très-grand danger. Rien ne serait plus juste
qu'un tel précepte, s'il était toujours facile de
déterminer les cas qui exigent l'opération et ceux
dans lesquels on peut se dispenser de la faire; si
le chirurgien pouvait, dans toutes les circonstances,
établir son pronostic d'une manière positive.
Mais, combien de données lui manquent pour
cela; combien de circonstances peuvent fausser la
prévision la mieux fondée! Tantôt la nature vient
offrir des ressources aussi curieuses qu'inattendues, tantôt elle trouve en elle des causes cachées
de destruction, qu'il était impossible de soupçonner. Si le chirurgien veut porter un pronostic, il
ne peut le faire que sous la forme du doute : et
cependant ne serait-il pas nécessaire, avant de recourir à l'amputation, cette *ultima ratio* de la
chirurgie, ne serait-il pas nécessaire, dis-je, d'a-
voir la certitude mathématique qu'il n'y a pas
d'autre ressource? Nous ne pensons pas cependant
avec Bilguer qu'on peut renoncer entièrement
aux amputations, nous ne croyons même pas qu'il
soit possible d'arriver à ce point; mais nous pensons aussi que, dans certaines circonstances, on
peut renoncer à ce moyen, et dans d'autres acqué-

rir la certitude qu'il est le seul auquel on puisse recourir. Ce résultat s'obtiendra par l'emploi des affusions froides.

Nous avons dit que quand les altérations d'une partie étaient telles, qu'on croyait devoir en faire l'ablation, les plus grandes certitudes qu'on pouvait avoir sur la nécessité de l'amputation, n'étaient que des probabilités plus ou moins fortes. Combien de fois en effet n'avons-nous pas vu les praticiens les plus illustres, forcés par le refus des malades ou par d'autres raisons quelconques, de différer une amputation qu'ils avaient jugée indispensable (1), être surpris de voir les blessés guérir en conservant leur membre, et s'applaudir ensuite du hasard qui s'était opposé à leur première détermination. Les exemples inverses ne manquent pas non plus dans la science; ces cas en effet sont les plus difficiles de la chirurgie : l'expérience la plus longue, le génie le plus profond, ne suffisent pas pour mettre à l'abri de pareilles méprises; et de tous temps on a eu des succès dans des cas désespérés, et des revers lorsque tout devait faire présager l'issue la plus heureuse. Aussi nous trouvons que MM. Marx et Paillard ont parfaitement raison, quand ils disent qu'il *faudrait que Dieu envoyât des anges sur la terre se livrer à la pratique de cette branche de l'art de guérir (la*

(1) Voyez *Bulletin général de Thérapeutique*, tom. 6, sixième livraison, 3o mars 1834, pag. 186.

chirurgie), pour décider ces cas épineux. Quant à nous, faibles mortels, qui sommes loin d'être des anges, cherchons toujours, en attendant l'arrivée de nos célestes confrères, s'il ne nous serait pas possible de nous passer de leur secours incertain. La maxime du bonhomme nous paraît beaucoup plus sûre (*aide-toi, le ciel t'aidera*).

Dans les lésions graves (1) qui exigent ordinairement l'amputation, il est deux époques où cette opération peut être pratiquée : aussitôt après la blessure, lorsqu'on craint que le malade ne puisse résister aux accidens secondaires que l'on prévoit, d'après la nature de la lésion; ou bien lorsque le blessé, ayant échappé aux phénomènes consécutifs, succomberait à la longueur de la maladie et à l'altération profonde que sa constitution en éprouverait.

Dans le premier cas, c'est donc uniquement la crainte des accidens consécutifs, que l'expérience fait prévoir au chirurgien, qui l'engage à recourir à l'amputation immédiate. Ces accidens sont l'inflammation et toutes ses suites, que nous avons énumérées plus haut : la phlébite, le tétanos, la gangrène, des suppurations profondes, etc. Ce sont encore les réactions générales, la fièvre, le

----

(1) Tout cet article est également applicable aux blessures par armes à feu, aux fractures comminutives avec délabrement considérable des parties molles, aux luxations compliquées de sortie des extrémitées osseuses à travers de vastes plaies, et accompagnées de grands désordres, etc.

délire, les convulsions, une gastro-entérite sur-
aiguë, etc. On conçoit en effet que rien ne doit
coûter pour soustraire les malades à des dangers
si nombreux et si terribles; mais, si par un moyen
quelconque, sûr dans son action, on pouvait empêcher le développement de la phlogose, ou atté-
nuer ses effets assez puissamment pour qu'elle
ne compromette plus les jours du malade, il est
clair qu'aucune raison n'indiquerait plus l'amputation primitive. Il serait permis d'attendre, et de
se convaincre que l'opération est indispensable.
Plus de doute alors; le chirurgien ne serait plus
dans la fâcheuse alternative de s'exposer à laisser
périr le malade en cherchant à lui conserver un
membre, ou de priver le patient d'une partie
qu'on aurait pu guérir; incertitude cruelle qui
laisse toujours des regrets à l'opérateur ; car il est
plus glorieux pour lui, comme le fait remarquer
le docteur Hennen, de conserver un seul membre,
que d'avoir pratiqué, même avec succès, un
grand nombre d'amputations. On bannirait donc
ainsi de la pratique l'amputation primitive, et
on reviendrait aux principes de Faure, mais
avec plus de fondement et de certitude que lui;
ce serait un grand pas de fait pour la science.

En supposant qu'on trouve le secret de se
rendre maître, ou de prévenir la phlogose, et
qu'on arrive par ce moyen au point de pouvoir
rejeter l'amputation immédiate dans tous les cas,

comme nous venons de le dire plus haut (1); l'amputation consécutive ne deviendrait-elle pas plus souvent nécessaire par l'apparition plus fréquente de ces suppurations excessives, intarissables, qui épuisent le malade, et produisent chez lui tous les symptômes de la fièvre hectique? de telle sorte qu'en gagnant d'un côté on perdrait de l'autre, et qu'en définitif, le nombre absolu des amputations ne serait pas diminué. Nous admettons qu'il en soit ainsi; on aurait encore, dans ce cas, l'avantage si précieux de pouvoir, avant d'agir, établir un pronostic certain, et cet avantage ne peut être mis en balance avec la crainte de laisser souffrir plus long-temps le patient, ou d'avoir moins de chances de succès pour pratiquer plus tard l'opération. Mais si nous nous rappelons que les accidens secondaires qui nécessitent l'amputation sont presque constamment le produit d'une phlogose intense qu'on n'a pas pu vaincre, les accidens ne seront plus à redouter lorsqu'on aura un moyen sûr de dompter l'inflammation. Lors donc qu'on aura pu éviter l'amputation immédiate, bien loin que la nécessité de l'amputation consécutive se fasse sentir

(1) M. Méhée, dans son traité des plaies d'armes à feu, ne reconnaît qu'un seul cas où l'amputation soit indispensable, c'est celui de sphacèle. Il est cependant quelques cas rares où il serait déraisonnable d'espérer la guérison sans l'ablation du membre. On peut alors avoir recours, *si l'ont veut*, à l'amputation immédiate.

plus fréquemment, on pourra aussi l'éviter dans presque tous les cas. Point de phlogose, point d'accidens secondaires, et par conséquent, aucune nécessité d'amputation consécutive.

Le problème à résoudre est donc tout entier dans ceci : trouver un moyen qui prévienne et combatte sûrement l'inflammation. Nous ne craignons pas de l'affirmer, ce moyen c'est l'eau, ce sont les affusions froides.

DIXIÈME OBSERVATION.

Fracture comminutive des os du pied gauche avec délabrement
   considérable, écrasement et déchirure des parties molles, guérison sans amputation par l'emploi des affusions.

Un jeune garçon de quatorze ans, étant dans une charrette, s'amusait, pendant qu'elle marchait, à frapper les rayons de la roue; son pied glissa sur le rais et fut accroché par une tige métallique qui s'élevait sur le moyeu. La jambe, entraînée par le mouvement de la roue, fut brisée à son extrémité inférieure; les cris de l'enfant avertirent le conducteur, qui arrêta aussitôt les chevaux. La jambe était déjà tellement prise entre les rais et le moyeu, qu'on fut obligé de faire reculer la voiture pour pouvoir la dégager; elle eût été infailliblement arrachée si les chevaux eussent encore avancé d'un pas.

Cet enfant fut apporté à l'Hôtel-Dieu le lendemain de l'accident. Les désordres étaient tels, que

la plus minutieuse description ne pourrait en
donner une idée bien exacte.

Une plaie longitudinale occupait tout le bord
externe du pied. Les lèvres de cette plaie, surtout la lèvre interne, étaient relevées, et comme
roulées sur elles-mêmes, et laissaient à découvert
la face plantaire des trois derniers os métatarsiens. Deux de ces os étaient fracturés. Une plaie
oblique s'étendait sur tout le coude-pied, depuis l'extrémité postérieure du petit orteil jusqu'à
l'articulation tibio-tarsienne : on voyait au-dessus
de la malléole externe une plaie transversale,
profonde, de plus de deux pouces d'étendue. Au
niveau de cette plaie, le péroné était fracturé,
sans toutefois que cette fracture fût comminutive. Plusieurs plaies larges et contuses existaient
en avant et à la partie externe de la jambe, qui
offrait, en outre, des marques de contusions
profondes dans toute son étendue. Des désordres
aussi considérables ne devaient laisser aucun
espoir de guérison; les accidens produits par les
réactions qu'une inflammation violente suscite
habituellement dans les cas de cette nature, devaient être formidables, et l'amputation immédiate du membre paraissait être le seul moyen d'y
soustraire le malade. Cependant des guérisons
inattendues, obtenues déjà depuis plusieurs années par l'usage de l'eau froide, dans des cas à peu
près semblables, engagèrent à tenter ce moyen,

avant de prendre l'extrême parti de l'amputation. Les affusions furent mises en usage avec la
certitude qu'elles modéreraient assez puissamment les mouvemens réactifs, pour que les jours
du malade ne soient pas compromis; et qu'on
aurait toujours le temps d'amputer le membre, si
les désordres étaient tels que la vie ne pût plus s'y
entretenir.

La jambe fut posée à demi fléchie sur le côté
interne, et placée sur un paillasson de balle d'a-
voine couvert de toile cirée et de linge; on lui
donna la rectitude voulue; la sensibilité extrême
des plaies ne permit pas d'appliquer un bandage
contensif. La jambe fut laissée libre, les plaies
furent couvertes de charpie sèche et de quelques
pièces de linge, légèrement posées sur celle-ci.
Dès le lendemain, la rougeur inflammatoire qui
s'était emparée des plaies, avait déjà diminué
d'une manière notable. Le malade souffrait beaucoup moins, il avait dormi; point de fièvre. On
conçut alors l'espoir de conserver la jambe. Le
malade fut mis au *quart.* Aucun signe de réaction, soit générale, soit locale, ne se manifesta;
mais au quinzième jour du traitement les affusions cessèrent pendant toute une nuit. Aussitôt
perte d'appétit, fièvre, agitation, délire, tuméfaction considérable de la jambe et du pied, rougeur, sensibilité vive des plaies; les affusions, re-
prises aussitôt avec soin, ne suffirent plus, quoique

doublées, pour arrêter la marche de la réaction inflammatoire. La suppuration devint plus abon-dante, le gonflement de la jambe augmenta sensiblement ; les nuits étaient agitées ; la fièvre continuait. Le plus petit ralentissement dans les affusions exagérait les souffrances du malade. La mère de cet enfant, qui ne quittait pas le chevet de son lit, s'apercevant du bien-être que produisait l'augmentation du courant d'eau, eut la pensée de l'augmenter encore, en s'assujétissant à verser constamment un flot d'eau sur le membre malade. Cette idée fut couronnée de succès ; en moins de trois jours toutes les réactions avaient cessé, et les plaies avaient repris le meilleur aspect ; l'appétit et le sommeil étaient revenus. Bientôt les affusions ordinaires suffirent, et il ne se présenta plus rien de particulier jusqu'à la guérison. Le malade sortit au cinquantième jour de l'hôpital ; trois mois après la blessure, il marchait parfaitement sans avoir conservé aucune difformité.

ONZIÈME OBSERVATION

Écrasement du pied par une roue de voiture, alternatives de bien et de mal suivant le traitement employé, guérison.

Un manouvrier, âgé de quarante ans, d'une constitution robuste, eut le pied écrasé par la roue d'une voiture de meunier. Cette voiture, chargée de sacs de farine, et traînée par deux

chevaux vigoureux, devait peser plusieurs mil-
liers. Le blessé fut conduit aussitôt à l'Hôtel-Dieu.
Voici les lésions que nous trouvâmes : près de
l'articulation tibio-tarsienne existe une solution
de continuité qui n'intéresse que les tégumens,
mais dont les bords sont contus et déchirés. Dans
plusieurs autres points de la face dorsale du pied
se montrent des écorchures et des contusions qui
paraissent correspondre à la saillie de ceux des
os qui ont résisté sans se rompre, à la cause vulnérante, et contre lesquels les tégumens semblent
avoir été fortement pressés. La plante du pied
offre aussi des altérations analogues. En exami-
nant les parties avec plus de soin, on peut se
convaincre que plusieurs des os du métatarse
sont fracturés comminutivement, et que presque
tous les os du tarse sont absolument écrasés.
C'est ce qu'indiquent assez la mobilité anormale,
le défaut de résistance et la crépitation générale
qu'on remarque dans cette région : on ne peut
préciser davantage ces désordres trop nombreux. Le pied, du reste, n'est pas sensiblement
déformé.

On disposa convenablement une gouttière en
zinc, dans laquelle le pied fut placé, et soumis
à des affusions continuelles. Aucune réaction ne
survint. Tous les accidens se bornèrent à une
tuméfaction non inflammatoire et à une tension
forte des tégumens que soulevait une quantité de

sang épanché assez considérable. Au huitième jour de l'accident, les signes de résolution se montraient déjà, le volume du pied était diminué, et la peau de cette partie commençait à se plisser. Cette marche rapide vers la guérison ne convint probablement point au malade, qui comptait obtenir une forte indemnité : il profita d'une absence de mon père pour faire suspendre les affusions, et les remplacer par un vaste cataplasme qui lui couvrait tout le pied. Aussitôt on vit changer la scène : fièvre, agitation, langue sèche, inappétence, douleurs vives, gonflement considérable, tension, rougeur du pied, etc. Le malade demanda alors qu'on reprît les affusions. La fièvre et les douleurs cessèrent aussitôt; mais les phénomènes d'irritation locale persistèrent et firent craindre la formation d'un abcès considérable sur le coude-pied (*trente sangsues sur l'articulation de la jambe, affusions abondantes*). Toutes les réactions furent arrêtées; la guérison ne se serait pas fait attendre si, au quinzième jour, le malade n'avait eu la singulière idée de supprimer encore une fois les affusions et de leur substituer un cataplasme. La fluxion reparut aussitôt, et fut encore une fois arrêtée par les affusions. Cet homme atteint probablement son but, car la guérison définitive n'eut lieu qu'au bout de six semaines. Dans le cours du traitement nous eûmes l'occasion de voir se renouveler plusieurs fois encore ces tableaux de fluxion, pour ainsi dire instantanée, que les affusions venaient conjurer à l'instant. Nous devons dire cependant que les phénomènes inflammatoires que les cataplasmes occasionaient, étaient d'autant moindres, qu'on s'éloignait davantage de l'époque de l'accident. Le malade demanda sa sortie à la cinquième semaine, et continua encore chez lui pendant huit jours l'usage de l'eau par application. Il ne résulta de cette grave blessure aucune infirmité, et toutes les fractures se consolidèrent parfaitement. Quoique la durée du traitement n'ait pas été longue relativement à la gravité des désordres, cet homme aurait cependant guéri bien plus promptement s'il n'avait pas interrompu le traitement qu'on voulait lui faire suivre. Les deux observations qui suivent, et que nous devons à l'obligeance de M. Douchet, l'un des jeunes docteurs les plus distingués de notre ville, sont on ne saurait plus curieuses, et bien propres à prouver l'énergie des affusions froides.

DOUZIÈME OBSERVATION.

Écrasement de la main, fracture des os du métacarpe, plaies contuses à lambeaux, affusions froides, guérison en vingt-deux jours.

Le 1er mai 1834, deux garçons chargeurs, un peu échauffés par la boisson, voulurent descendre, seuls et sans le secours de cordes, une

grosse pièce de vin dans une cave. Pinchon, le
plus jeune, qui soutenait la pièce inférieurement,
voulut se ranger de côté; mais il fut aussitôt cul-
buté, et la pièce, après lui avoir fracassé la main
droite contre le mur, passa, dans la rapidité de
sa course, sur la partie inférieure du tronc. Cet
homme était dans l'état le plus alarmant, et offrait
les lésions suivantes : une plaie contuse et à lambeaux s'étendait de la partie inférieure de la première phalange du médius jusque vers le tiers
supérieur de la main. Cette plaie avait environ
trois pouces de longueur. Le second os métacarpien
offrait une fracture simple dans sa partie inférieure ; le troisième était brisé dans sa partie
moyenne; le vide et le chevauchement libre que
l'on sentait entre les deux bouts de l'os fracturé,
le raccourcissement du médius, la déchirure et
l'attrition de l'endroit correspondant à la fracture,
durent raisonnablement laisser soupçonner, dans
cette partie, l'existence d'esquilles. La main était
énormément gonflée.

Cet homme avait reçu de violentes contusions
dans la partie inférieure du tronc. L'articulation
sacro-iliaque droite avait éprouvé un déplacement
notable; l'apophyse épineuse de la dernière ver-
tèbre lombaire était remplacée par une dépres-
sion, dans laquelle on pouvait sans peine loger le
pouce.

Après avoir employé les moyens généraux les

plus énergiques, la main fut soumise à un courant continuel d'eau froide. Quelques heures après l'emploi de ce moyen, le malade se sentit soulagé; et, d'après son dire, la chaleur et la douleur ne tardèrent pas à diminuer. Le lendemain, 2 mai, la main était fraîche, sa température beaucoup moindre que dans les autres parties du corps. La douleur était presque nulle, le gonflement diminué. La main n'éprouva, pendant tout le traitement, aucune réaction inflammatoire; la tuméfaction disparut dès les premiers jours. Les parties déchirées se réunirent peu à peu, et la cicatrisation s'opéra graduellement. Le 15 mai, elle était déjà avancée; la plaie offrait un bel aspect vermeil. La suppuration a été peu abondante. Le 22 du même mois, la plaie était entièrement fermée. Le médius éprouva un raccourcissement d'environ trois lignes. Le 27, le malade sortit pour reprendre peu à peu ses travaux habituels.

Ainsi, sous l'influence des affusions froides, nous voyons en vingt-deux jours une plaie contuse à lambeaux être entièrement fermée, une fracture comminutive être consolidée, et tout cela sans réaction inflammatoire, soit locale, soit générale: quelle est la médication qui donnera de pareils résultats?

L'observation qui suit, quoique liée moins directement avec l'espèce de lésion dont nous par-

lons dans cet article, offre encore un intérêt particulier.

TREIZIÈME OBSERVATION.

**Coupure de la plante du pied, inflammation phlegmoneuse,
débridement, continuation de la phlogose, emploi de l'eau,
guérison prompte.**

Le 23 mai, un jeune homme de dix-huit ans,
employé dans le commerce, s'ouvrit la plante du
pied en sautant pour se baigner dans une rivière
peu profonde; la plaie avait environ deux pouces
et demi d'étendue; l'aponévrose plantaire et les
parties sous-jacentes avaient été intéressées; une
assez grande quantité de sang s'était écoulée depuis le moment de la blessure, et à mon arrivée, le liquide tombait encore goutte à goutte.
Rien du reste n'annonçait la lésion d'une artère
importante. Après l'emploi des moyens généraux,
la plaie fut recouverte de compresses imbibées
d'eau froide, arrosée de quelques gouttes de laudanum. Pendant les huit premiers jours, la blessure paraissait s'améliorer; une suppuration de
bonne nature et pas trop abondante, permettait
de s'en tenir à ce moyen, quand tout-à-coup une
inflammation subite s'empara du pied, et une tumeur rougeâtre, légèrement molle, parut à la
partie antérieure et inférieure de la malléole
droite. Le malade était en proie aux douleurs les
plus vives, qu'il manifestait par des cris continuels.

Un peu surpris de la violence et de la promptitude des symptômes, je pensai à opérer un débridement, que jusqu'alors j'avais regardé comme peu nécessaire. Un consultant fut appelé; il fut du même avis, d'autant plus que, d'après l'inspection des parties, il soupçonnait l'existence d'un foyer purulent dans la partie tuméfiée, opinion que je ne pus partager, d'après les antécédens et les soins minutieux que j'avais chaque jour apportés à l'examen de la blessure. A l'aide de la sonde, je pénétrai jusque sous la tumeur, et l'incision fut prolongée jusqu'au prétendu foyer. L'opération n'amena la sortie d'aucun amas purulent. Le pied fut ensuite recouvert de cataplasmes émolliens ; le lendemain, la tumeur était affaissée. Vers le quatrième ou cinquième jour, à dater de l'incision, la jambe devint tout-à-coup gonflée, chaude, œdémateuse, et le malade fut de nouveau repris de douleurs dans toute la jambe. Après avoir fait appliquer des sangsues en grand nombre sur les parties les plus malades, la jambe fut placée sous un courant continuel d'eau froide. La chaleur et la douleur diminuèrent d'abord, et le lendemain, le malade assura que, vers la nuit, il s'était senti soulagé. La réaction générale dura environ quatre jours; pendant ce temps, le malade ne put goûter de repos que vers la fin des nuits, quoique les douleurs de la jambe aient été calmées dès le lendemain. Le gonflement œdémateux du membre disparut, mais avec plus de lenteur que chez le sujet de l'observation précédente. Les jours suivans n'offrirent rien de remarquable ; les bords de la plaie s'affaissèrent peu à peu ; la suppuration ne fut point très-abondante relativement à son étendue. Le 12 juin, le gonflement était disparu, la cicatrisation presque achevée. Le 18, la guérison était parfaite ; le malade retourna dans sa famille.

Cette observation vient à l'appui de ce que nous avons dit ailleurs, que le débridement est souvent un moyen insuffisant, et qui est loin d'avoir autant de puissance que les affusions froides, malgré tout ce qu'on a pu dire en sa faveur.

Nous pourrions rapporter un nombre infini de cas de ce genre, que notre ville commerçante et peuplée de filatures, offre continuellement à notre observation ; il serait inutile et fastidieux de consigner ici cette foule de faits, tous curieux, il est vrai, mais presque identiques. Nous passons de suite à quelques observations de plaies d'armes à feu, qui ne sont pas moins remarquables que celles qui précèdent, et par lesquelles peut-être nous aurions dû commencer.

QUATORZIÈME OBSERVATION.

Plaie d'arme à feu, fracture comminutive de deux os du métacarpe, emploi des affusions, guérison en dix-huit jours.

M. Ch....., soldat au 5e régiment de dragons,

âgé de vingt-deux ans, d'un tempérament sanguin, d'une constitution robuste, fut blessé à la
main droite par l'explosion de sa carabine qui
partit au moment où il remettait la baguette. La
balle dont l'arme était chargée, ainsi que la bourre,
traversèrent l'intervalle des deux derniers os du
métacarpe, à peu près à leur partie moyenne. Ces
deux os furent fracturés, le tendon extenseur du
doigt annulaire coupé, la peau de la paume de la
main brûlée, et déchirée dans plusieurs points.
Peu d'heures après l'accident, le malade entra à
l'Hôtel-Dieu, et déjà la main était gonflée et douloureuse. Les plaies furent aussitôt pansées avec
un peu de charpie sèche ; la main placée sur une
toile cirée, fut couverte de compresses trempées
dans l'eau froide. Le bien sensible que produisit
cette médication encouragea le malade à entretenir lui-même l'humidité et la fraîcheur des compresses. A cet effet un seau d'eau fut placé près
de son lit, et il put mouiller l'appareil autant que
besoin était. Aucun signe d'inflammation ne se
montra ; à peine vit-on des marques de suppuration ; et dix-huit jours après son entrée à l'hospice
le blessé put sortir entièrement guéri.

QUINZIÈME OBSERVATION.

Coup de feu, perte de plusieurs phalanges, plaies profondes
des doigts et de la main, dénudation des tendons, emploi de
l'eau, guérison sans accidens au bout de cinq semaines.

M. le baron D....., d'un tempérament nerveux,

affecté depuis plusieurs années d'une légère gas-
trite chronique, fut blessé à la chasse par son fu-
sil qui creva. M. D....., au milieu de la campagne,
dans un lieu éloigné de son domicile, ne put recevoir les secours de l'art que six heures après
avoir été blessé. Au moment de l'accident une effusion de sang assez considérable eut lieu, mais
l'hémorrhagie ne dura que très peu de temps et
s'arrêta d'elle-même. Voici les lésions que mon
père remarqua, à son arrivée près du malade.
Les deux dernières phalanges du doigt du milieu
avaient été emportées; le doigt annulaire et l'indicateur n'avaient perdu que leur dernière phalange. La face palmaire de ces doigts était divisée
dans toute leur étendue; les tendons fléchisseurs
de l'annulaire et du médius étaient entièrement
découverts. Une large déchirure, qui s'étendait
depuis l'origine du petit doigt jusqu'à l'éminence
hypothénar, laissait à nu les muscles de cette partie, et traversait de part en part le dernier espace interosseux. Suivant la méthode qu'il a
adoptée depuis long-temps, mon père fit, avec
de la charpie sèche, un pansement léger qu'il
maintint par quelques tours de bande très peu
serrés. Le contact de ces corps étrangers fit naître
bientôt une cuisson considérable accompagnée
de douleurs lancinantes qui s'étendaient le long
du bras jusqu'au creux de l'aisselle. Ces douleurs
étaient si violentes qu'elles arrachaient à M. D...

des cris involontaires, et causaient une agitation convulsive des muscles du bras. Une potion laudanisée fut prescrite pour la nuit. La partie malade fut continuellement arrosée d'eau froide : en peu d'instans les douleurs locales et les élancemens nerveux eurent cessé. Cependant quelques négligences dans l'emploi de l'eau firent reparaître de nouvelles souffrances que les opiacés ne calmèrent qu'incomplètement , et firent craindre plusieurs fois le développement d'accidens nerveux. On mit plus de soin à ne laisser aucune intermittence dans les arrosions, et dèslors les souffrances disparurent totalement. On leva le premier appareil au vingtième jour ; la plaie de la paume de la main était entièrement cicatrisée, celles des doigts étaient en grande partie fermées, et en moins de cinq semaines M. D... était guéri.

L'état particulier de ce malade, sa constitution essentiellement nerveuse, les élancemens douloureux qu'il ressentait dans le trajet des nerfs aussitôt qu'on suspendait les affusions, devaient donner le présage d'une issue qui aurait été funeste si l'eau n'avait pas maîtrisé la phlogose. La cure de cette blessure n'a d'ailleurs rien présenté de plus remarquable; et M. D... ne suivit pas d'autre régime que celui rendu habituellement nécessaire par l'irritation chronique de son estomac. Nous devons noter cependant, que la mobi-

lité des doigts est conservée et que les cicatrices
ont moins d'étendue que les solutions de continuité auxquelles elles ont succédé.

SEIZIÈME OBSERVATION.

Coup de feu , brûlures au troisième degré, plaies contuses, fractures comminutives de plusieurs os de la face, réunion immédiate, emploi de l'eau, guérison sans accidens en quatorze
jours.

Le 27 juillet 1833, une fille, âgée de vingt-trois
ans, assistait à un feu d'artifice, qu'on tirait en
commémoration des glorieuses journées. Une
bombe mal lancée, vint tomber à ses pieds. Pendant qu'elle était baissée pour écarter avec les
mains ce corps enflammé qui menaçait de brûler
ses vêtemens, la bombe éclata. Cette malheureuse
fille, renversée par l'explosion et les éclats du
projectile, fut relevée sans connaissance et sans
mouvement : on la crut morte. Cependant elle reprit connaissance et fut conduite aussitôt à l'Hôtel-
Dieu où elle fut admise peu d'heures après l'accident. *Le chirurgien de garde* examina ses blessures et prit note, avant qu'elle fût pansée, de
leur nombre, de leur forme et de leur nature. En
voici les détails :

Les bras et les mains sont brûlés; le visage, le
cou et la poitrine sont aussi couverts de nombreuses brûlures au troisième degré, et présentent un peu plus de gravité que celles des mem-

bres beaucoup plus vastes, mais plus superficielles. Deux plaies, à bords brûlés et contus, partent du milieu du bord libre de la lèvre supérieure, à deux lignes l'une de l'autre, et s'écartent en s'élevant. L'une d'elles monte jusqu'à l'aile gauche du nez, qui est également divisée jusqu'aux os nasaux : l'autre se dirige vers la narine droite, et se perd sur le plancher des fosses nasales. Ces deux plaies représentent parfaitement un bec-de-lièvre double. La mâchoire supérieure est divisée dans sa partie moyenne, son bord alvéolaire fracturé, les dents refoulées dans la bouche, plusieurs de celles-ci sont brisées. Le bord alvéolaire inférieur est aussi fracturé et repoussé dans la cavité buccale ; toutes les dents, excepté quelques dernières molaires, sont mobiles et vacillantes. Une plaie de deux pouces d'étendue s'étend transversalement à la racine du nez ; les os nasaux sont fracturés comminutivement, comme broyés, ce qui rend la forme du nez méconnaissable : enfin la vue seule peut donner une idée de désordres aussi considérables et aussi variés.

On chercha d'abord à rendre aux parties, autant que possible, leur forme et leur position. Les plaies des lèvres et celles du nez furent rapprochées aussi exactement qu'on put le faire, et couvertes de charpie sèche légèrement maintenue par une bande convenablement appliquée. L'appareil fut aussitôt baigné d'eau froide qu'on eut soin de renouveler sans la plus petite interruption pendant le jour et pendant la nuit. Les brûlures des autres parties du corps furent également couvertes de compresses trempées dans l'eau (1). Plusieurs espèces d'accidens étaient à craindre dans une blessure aussi grave; on devait compter sur une inflammation intense, sur la suppuration, la formation d'escharres, etc. On avait aussi à redouter les réactions sympathiques, et principalement les suites de la commotion forte du cerveau qui avait eu lieu. Pas le moindre accident ne se développa; il n'y eut même pas de fièvre. Au deuxième jour la malade avait de l'appétit; elle fut alimentée au moyen de potages variés. Enfin la réunion des os et la cicatrisation des plaies marchèrent avec une rapidité telle, que la guérison de cette malade, si horriblement mutilée, eut lieu en quatorze jours (2). Au dix-septième jour elle sortit de l'Hôtel-Dieu.

Récapitulons les faits contenus dans ce chapitre.

C'est d'abord la dénudation et la fracture des os du pied, accompagnées de plaies profondes

____

(1) La disposition des blessures ne permettait pas l'emploi des affusions.

(2) Un médecin célèbre de Paris (M. Adelon) vit cette malade avant sa sortie de l'Hôtel-Dieu, elle était guérie. Il l'interrogea, et put apprécier, d'après la nature et les circonstances de la blessure, le succès de la méthode curative qui avait été mise en usage.

et nombreuses, d'écrasement, de contusions ; en
pareil cas on devait, sans la moinde hésitation, pra·
tiquer l'amputation immédiate : on ose ne pas la
faire ; à l'aide des affusions on se rend maître des
réactions inflammatoires, et la guérison a lieu
sans accidens et sans difformité. (*Voy. obs.* 10ᵉ,
page 151.)

C'est ensuite un écrasement du pied : les os
sont broyés ; les parties molles éprouvent une attrition énorme ; une quantité considérable de sang
s'épanche dans l'épaisseur des tissus ; et malgré
quelques obstacles mis à l'emploi régulier du traitement , la résorption du sang épanché , la consolidation des os s'opère sans que la phlogose, qu'on
arrête aussitôt qu'elle paraît, puisse s'élever à un
degré capable de donner lieu à la formation d'abcès ; guérison sans difformité. (*Voy. obs.* 11ᵉ,
pag. 154.)

Plus loin c'est l'écrasement d'une main ; la fracture des os du métacarpe, des plaies contuses et
à lambeaux qui guérissent en vingt-deux jours.
(*Voy. obs.* 12ᵉ, pag. 157.).

D'un autre côté, c'est une inflammation phlegmoneuse contre laquelle le débridement échoue,
et qui disparaît par l'emploi des affusions. (*Voy.
obs.* 13ᵉ, pag. 160.)

Ce sont enfin des blessures d'armes à feu, où
l'on trouve réunies des fractures comminutives, des

plaies contuses, des brûlures, la dénudation des
os et des tendons, et qui guérissent en moins de
cinq semaines, en dix-huit jours, en quinze jours.
(*Voy. obs.* 14ᵉ, 15ᵉ, 16ᵉ, pag. 162, 163, 166.)

Parmi les conclusions qu'on peut tirer de ces
faits, les plus importantes sont celles-ci :

1° Quand l'action d'une cause traumatique n'est
pas assez puissante, ou n'atteint pas des organes
assez importans pour causer immédiatement la
mort ou rendre désormais les mouvemens vitaux
impossibles ; la mort partielle ou générale n'arrive que par la violence des réactions inflammatoires.

2° Si l'on se rend maître de la phlogose, les os
mis à nu, dépouillés de leur périoste, ne se né-
crosent pas : brisés, ils se consolident en peu de
temps ; coupés, ils se cicatrisent aussi vite que les
autres tissus. Les tendons dénudés, soumis à l'action de l'air et des corps étrangers, ne s'exfolient
pas ; ils ne contractent pas d'adhérences avec leurs
gaînes synoviales et conservent leur mobilité. Les
plaies contuses peuvent se réunir par adhésion
immédiate ; de vastes collections de liquides
épanchés peuvent être résorbés ; les tissus, contus, broyés, peuvent se réorganiser, etc., etc., etc.

3° Quelle que soit la gravité des désordres, on
peut, au moyen des affusions, maîtriser assez
puissamment les réactions inflammatoires pour

ne plus avoir besoin de recourir à l'amputation immédiate.

Il n'est pas besoin de faire remarquer à combien de conséquences précieuses en pratique, ces remarques doivent conduire.

CHAPITRE VI.

PANSEMENS DES PLAIES SIMPLES RÉCENTES.

Il n'est pas d'ouvrage de chirurgie qui ne parle des pansemens d'une manière plus ou moins éten- due; les écrits de Fabre, de Hunter, de Louis, etc., ont jeté beaucoup de jour sur ce sujet; malgré cela, on n'a pas encore en France renoncé à tous les an- ciens préjugés. « *A voir la méthode suivie encore dans beaucoup d'hôpitaux français, on croirait que les chirurgiens veulent plutôt s'opposer à la guérison des lésions traumatiques, que l'aider et l'obtenir* » (Breschet). Malgré tout ce qu'il y aurait à dire sur ce sujet, qui à lui seul pourrait fournir la matière d'un ample volume, l'espace et le plan que nous nous sommes tracé ne nous permettent pas de nous y arrêter longuement. Nous ne nous occuperons même pas, en parlant ici des plaies récentes, de la question de savoir s'il faut tou- jours chercher à réunir les solutions de continuité par *première intention*, comme le veulent les chi- rurgiens anglais; ou bien s'il est préférable, comme on le conseille généralement en France, de ne réunir par adhésion immédiate que dans certains cas ; s'il est mieux de lier les artères avec des fils cirés ordinaires qu'avec des fils de soie simple ou de soie des Indes aussi fins que des cheveux ; s'il est nécessaire de couper les deux chefs de ces fils, une fois la ligature faite, ou bien de n'en couper qu'un seul ; s'il faut séparer chaque ligature et la faire sortir des lèvres de la plaie, le plus près possible du lieu qu'elle embrasse, ou bien ramener dans l'angle le plus déclive tous les fils réunis en faisceaux, comme le veut M. Roux. Nous ne chercherons pas enfin à déterminer s'il faut maintenir les bords de la plaie rapprochée avec des bandelettes agglutinatives, ou craindre la compression et l'étranglement qu'elles peuvent produire, etc., etc. Toutes ces considérations et bien d'autres encore, plus ou moins importantes, sortent de notre sujet et nous entraîneraient beaucoup trop loin ; d'ailleurs, elles ne peuvent être soumises à des règles précises, comme on a voulu le faire à tort : c'est à la sagacité du chirurgien à savoir choisir ce qui convient à la lésion qu'il a sous les yeux. Mais, dans tous les cas de plaies récentes, lorsqu'on ne peut pas obtenir la réunion immédiate, il est un point essentiel à considérer, c'est l'époque à laquelle il convient de lever le premier appareil. A cet égard, il existe encore un préjugé que ses conséquences graves rendent extrêmement important : nous voulons parler de l'habitude pernicieuse,

que partout on érige en précepte, de lever le premier appareil du quatrième au cinquième jour.
Pour apprécier combien une semblable méthode
est contraire à la marche des phénomènes organiques, qui suivent les lésions de continuité, rappelons en peu de mots ce qui se passe quand une
cause quelconque a produit une plaie simple avec
perte de substance. Peu de temps après l'accident,
la douleur s'apaise; l'écoulement du sang cesse,
et bientôt est remplacé par une exudation de
lymphe coagulable qui couvre toute la surface de
la plaie, et qui est évidemment destinée à protéger les extrémités des nerfs et des vaisseaux divisés, contre l'action de l'air et des corps étrangers,
mais surtout à servir de rudiment à la formation
des organes sécréteurs du pus, en s'organisant,
comme l'a observé M. Thomson, en formant des
parties nouvelles, en se pénétrant de vaisseaux
sanguins, et en s'élevant graduellement sous forme
de petites éminences rouges, que l'on nomme
bourgeons charnus. C'est elle aussi qui, dans le
travail de l'adhésion primitive, fait tous les frais
de la réunion des tissus, en s'organisant d'une
manière analogue aux parties dont elle doit rétablir la continuité. Au moment où cette lymphe
plastique s'épanche sur les tissus, ceux-ci, blessés
par la cause vulnérante, ont acquis un plus haut
degré de température: les liquides affluent vers
eux, les mouvemens vitaux s'y accélèrent; bientôt

l'exudation s'arrête, la plaie se dessèche ; elle est alors très-disposée à l'inflammation. Lorsque celle-ci se développe et acquiert assez d'intensité pour réagir sur le système général, et principalement sur le cœur et le tube digestif, c'est ordinairement du troisième au quatrième jour que ce phénomène commence ; le pouls s'accélère, la peau s'échauffe ; il survient de la soif, de l'inappétence ; la langue est sèche ; il y a quelquefois de la céphalalgie, de l'agitation, etc., etc. Enfin, on observe alors des symptômes plus ou moins violens de fièvre, que les auteurs ont appelée *traumatique* ; ces symptômes durent un ou deux jours, et cessent ensuite. En même temps l'inflammation locale diminue sans disparaître tout-à-fait, quand elle a été portée à ce point. La surface de la plaie est inégale : elle offre une teinte sale, grisâtre, sanieuse ; il s'en écoule un liquide sanguinolent, séreux, qui, d'abord peu abondant, augmente quelquefois au point de mouiller tout l'appareil. La fièvre traumatique cesse vers le cinquième jour ; mais, à cette époque, il n'existe encore aucune trace de suppuration. Peu à peu on voit plusieurs points de la plaie changer de couleur, prendre une teinte moins foncée, vermeille, et à mesure que cette coloration fait des progrès, on distingue manifestement de petits tubercules charnus, couverts de points blanchâtres isolés, et qui sont les indices de la formation commençante du pus. Ceci se passe du sixième au huitième jour. Enfin, toute la plaie a pris une couleur d'un rose vif; elle est égale, couverte d'une multitude de petits cônes de nature peu connue, et qu'on croit celluleuse et vasculaire. La couche albumineuse qui recouvrait la plaie est devenue une membrane sécrétoire, analogue aux membranes muqueuses; les points blanchâtres, véritables molécules de pus et qui étaient auparavant isolés, sont alors sécrétés en quantité innombrable, et réunis, ils forment une matière blanche, crémeuse, homogène, inodore, qui est le pus. La suppuration n'est arrivée à cet état parfait que du huitième au dixième jour, et quelquefois plus tard encore. Les choses se passent à peu près de la même manière, lorsque la fièvre traumatique n'a point paru, avec cette différence pourtant que le malade n'éprouve aucune souffrance, ne court aucun danger, et que la suppuration s'établit plus promptement. Cependant ce n'est jamais qu'à l'époque que nous venons de dire (du huitième au dixième jour), que l'appareil peut être levé en entier et sans la moindre difficulté. C'est donc une erreur de dire, *qu'après le quatrième jour révolu, la suppuration est convenablement établie, et assez abondante pour pénétrer toutes les pièces de l'appareil, les humecter, et permettre au chirurgien de les détacher sans tiraillement et par conséquent sans douleur.* Si, par un hasard très-rare, on parvient, avant le cinquième jour du

premier pansement d'une plaie récente, à enlever
l'appareil en entier, ce n'est pas parce que la suppuration est établie, mais parce que la lymphe
sanieuse a été sécrétée en plus grande abondance
que de coutume. Quant à moi, je n'ai jamais vu,
dans les nombreux pansemens que j'ai été à portée
de voir faire et de faire moi-même, à la suite des
opérations chirurgicales, la suppuration être établie au quatrième ni au cinquième jour; et jamais je n'ai vu, à cette époque, détacher l'appareil
avec la facilité que disent les auteurs. J'ai toujours
remarqué, au contraire, dans tous les pansemens
dont j'ai été témoin pendant mes études chirurgicales, qu'il fallait laisser une portion de charpie adhérente à la surface et dans les inégalités
profondes des tissus boursouflés. L'aspect des
plaies, dont la couleur gris-sale dans certains endroits, livide dans d'autres, était si différente de
celle que j'avais vue à l'Hôtel-Dieu d'Amiens, exci-
tait mes réflexions et ébranlait ma foi d'étudiant
dans l'infaillibilité des auteurs.

En donnant le précepte de lever l'appareil du
quatrième au cinquième jour, les praticiens ont
cependant remarqué qu'on ne pouvait pas à cette
époque le détacher en entier, puisqu'ils conseillent en même temps d'enlever le plus possible
des pièces de pansement et de laisser tout ce
qu'on ne pourrait en ôter sans de trop vives douleurs. Qui ne sait en effet qu'au premier panse-

ment on est forcé de laisser presque tout ce qui a touché la surface saignante, après avoir vainement tenté d'ôter par des tractions plus ou moins rudes, mais toujours douloureuses, les brins de charpie adhérens ou enfoncés dans les inégalités de la plaie qui n'a pas encore, à ce moment, pris l'aspect uni qu'elle aura quelques jours plus tard (1)? Le premier pansement consiste donc à enlever les bandes, les compresses, enfin les pièces les plus extérieures de l'appareil; mais les tentatives infructueuses qu'on a faites pour détacher tout ce qui touchait la plaie, n'ont pas été innocentes, car elles ont causé des douleurs inutiles, et souvent elles suffisent pour provoquer les accidens les plus terribles. Les parties qu'une solution de continuité met à découvert, ne sont pas destinées par la nature à être soumises au contact des agens extérieurs : elle a au contraire manifestement voulu les soustraire à toute impression externe, puisqu'elle les a enfoncées dans la profondeur des autres organes. Ces parties, en se trouvant tout à coup en rapport avec des corps étrangers, ont ressenti vivement l'impression douloureuse de ce contact inaccoutumé. Ce-

______

(1) M. Lisfranc, pour parer à ces inconvéniens, couvre les plaies récentes d'une compresse fenêtrée et enduite de cérat jaune; il peut ainsi détacher l'appareil le lendemain. M. Lisfranc est un praticien trop distingué pour qu'il ne reconnaisse pas bientôt les dangers d'une semblable méthode.

pendant la sécrétion protectrice de la lymphe plastique qui vient s'interposer entre l'appareil et les tissus, isole la surface de la plaie; l'habitude, qui émousse les sensations les plus fortes, fait graduellement cesser les douleurs; l'appareil alors devient protecteur, et défend les organes contre l'action de l'air et contre les variations de température, etc. Au bout de quelque temps, tout est, pour ainsi dire, rentré dans l'état physiologique : la nature travaille avec rapidité à la production des bourgeons charnus, à l'organisation de la membrane qui doit sécréter le pus; mais ce travail n'est achevé que du huitième au dixième jour. C'est à ce moment et plus tard encore qu'il convient de faire le premier pansement, qui peut être fait alors suivant les anciens principes scolastiques : *citò*, *tutò*, *jucundè*. Au quatrième jour, les tissus divisés sont encore sous l'influence directe de la cause vulnérante et de l'irritation produite par le pansement; les douleurs commencent à peine à s'apaiser, et quelquefois même, chez les sujets nerveux, elles n'ont pas varié d'intensité. Il est facile alors de concevoir tout le mal que peuvent faire le contact renouvelé de l'air et du nouvel appareil, les tiraillemens répétés, la déchirure et l'enlèvement de la lymphe plastique, etc., et on ne sera pas étonné de voir les douleurs renaître avec plus de violence, de voir l'inflammation locale se développer, et la fièvre traumatique, qui souvent n'existait pas, se déclarer après le premier pansement (1).

Lorsque la fièvre traumatique paraît à l'époque où on l'observe ordinairement, c'est-à-dire du deuxième au troisième jour, pour se terminer vers le cinquième, le premier pansement se fait pendant l'existence de cette fièvre, ou immédiatement après sa terminaison ; alors l'irritation locale, qui a déjà été assez forte pour susciter des réactions sympathiques, reçoit un nouvel accroissement d'autant plus considérable et plus facile à concevoir, qu'une partie récemment enflammée est plus disposée à l'être de nouveau, et que la douleur ne cesse que quand tous symptômes fébriles et inflammatoires ont cessé.

La lymphe plastique, qui, dans toutes les solutions de continuité, s'épanche sur la surface des tissus divisés, est destinée, on ne peut en douter, à protéger les organes blessés et à servir de rudiment, d'abord à la membrane sécrétoire du pus, et plus tard à la cicatrice. La nature, pour jouir de toute sa force créatrice, et travailler promptement à la formation de ce nouvel organe,

____

(1) Il n'est pas rare de voir ces symptômes reparaître à chaque pansement, et persister pendant plusieurs heures. Quelquefois ils s'accompagnent de phénomènes convulsifs et même tétaniques. Ce fait s'observe surtout dans les plaies des extrémités, dans celles qui résultent de l'opération du sarcocèle, etc.

doit agir dans le calme, et n'être troublée ni par l'inflammation, phénomène le plus contraire de tous à l'action vitale, ni par aucune autre cause. Le moment où ce travail important est assez avancé pour que la nature n'ait plus besoin, pour ainsi dire, d'autre protection que celle qu'elle s'est ainsi faite elle-même, est indiqué par la sécrétion du pus. Or, cette sécrétion n'est tout-à-fait réglée qu'après le huitième jour : toutes les tentatives, toutes les manœuvres exercées sur la plaie avant cette époque, auront pour effet de troubler l'organisme dans l'acte réparateur qu'il commence, et de détruire ce qu'il a déjà fait. Le moindre inconvénient qui puisse résulter de là, c'est le retardement de la cicatrisation. Mais combien d'autres accidens sont encore à craindre !

Nous venons de dire plus haut, pour nous conformer à ce qu'on lit dans les auteurs, que la fièvre traumatique paraissait du deuxième au troisième jour ; mais cela n'est pas exact, pas plus que la formation du pus n'a lieu au quatrième jour. Presque toujours la fièvre ne se développe qu'après le premier pansement. Ainsi, c'est tantôt au quatrième, tantôt au cinquième jour, suivant l'époque de la levée du premier appareil. Plus on tarde, plus elle devient rare, et si l'on attend jusqu'au neuvième ou dixième jour, il est presque certain qu'elle ne se montrera pas. A peine y aura-t-il dans les premiers momens de la blessure un peu d'accélération du pouls, un peu de tension des bords de la plaie. On peut dire, sans craindre de se tromper, que la fièvre traumatique n'est pas un phénomène nécessaire de la marche des plaies qui doivent suppurer, et lorsqu'elle existe, elle a été provoquée par une cause étrangère à la lésion. Cette cause est l'inflammation qui s'empare des parties divisées ; mais cette inflammation est elle-même un phénomène aussi accidentel que la fièvre qu'elle détermine ; car, s'il est vrai que toute solution de continuité est , par la nature de sa cause, et par celle des altérations physiques des tissus , dans un état d'excitabilité qui la dispose éminemment à l'inflammation, il est tout-à-fait inexact de dire qu'elle devra nécessairement s'enflammer. Nous avons pu nous convaincre à l'Hôtel-Dieu d'Amiens que les plaies récentes, quelle que soit leur étendue, peuvent se cicatriser et se cicatrisent ordinairement sans présenter aucuns symptômes inflammatoires, et que la guérison est d'autant plus rapide que les phénomènes d'irritation ont été moins prononcés. Si des signes de phlogose veulent paraître, loin de partager l'opinion de ceux qui croient qu'un certain degré d'inflammation est nécessaire au travail de la cicatrisation, nous nous hâtons de les combattre par les moyens anti-phlogistiques les plus efficaces, et particulièrement au moyen de l'eau. Il suit de là que nous ne voyons pas ordinairement de réaction sur les principaux viscères, et point de fièvre traumatique. C'est une erreur grave de croire que l'inflammation soit nécessaire pour la cicatrisation des plaies : elle est toujours nuisible et destructive. Nous ne nions pas qu'il soit besoin d'un certain degré d'excitation, pour que l'action organique puisse agir convenablement; mais il y a loin entre le mode inflammatoire et l'accélération physiologique des actes fonctionnels. Il n'est même nullement nécessaire que l'activité vitale soit grandement augmentée pour que le travail d'organisation ait lieu. Mais surtout ce n'est pas sur la sensibilité plus ou moins grande de la plaie, qu'il faut mesurer son degré réel et convenable d'excitation : toutes les fois qu'une plaie est douloureuse, c'est qu'elle est trop irritée, et sur le seuil, pour ainsi dire, de la phlogose, si déjà elle n'en est pas atteinte; car les actes organiques qui se passent dans l'économie sont soumis particulièrement à l'influence des nerfs ganglionnaires; leur activité peut augmenter, comme on le voit dans l'hypertrophie, ou diminuer, comme on le remarque dans le phénomène opposé, l'atrophie, sans déterminer de sympathies aucunes; sans que l'être, au sein duquel se passent ces mouvemens, en éprouve aucune sensation, sans qu'il en ait conscience. Ce n'est pas le trisplanchnique qui est l'agent de la sensibilité; on peut d'ailleurs irriter ses filets sans donner lieu aux douleurs et aux convulsions qu'on remarque si on soumet aux mêmes manœuvres les autres nerfs (1). Lors donc qu'une plaie est douloureuse, on doit penser que son excitation dépasse les limites physiologiques, puisqu'elle provoque l'action des nerfs étrangers aux fonctions assimilatrices, et qui semblent placés comme des sentinelles, pour avertir par leur *cri d'alarme* (la douleur) des atteintes que reçoit l'organisme. C'est donc là le seul signe sur lequel on puisse se guider avec sûreté; car entre l'excitation physiologique et celle qui est voisine de la phlogose, il existe une foule de nuances qu'on ne peut saisir que d'une manière vague. Mais on sera certain, toutes les fois que les tissus divisés n'éprouveront ni sensibilité, ni douleur, que l'excitation n'est pas élevée au-delà de l'état physiologique, au-delà du point compatible avec l'exercice libre des mouvemens

(1) Il existe une espèce de corrélation entre les nerfs ganglionnaires et ceux de l'appareil cérébro-spinal, qui prouve encore la spécialité de leur destination. Leur énergie est souvent inverse. Ainsi les hommes d'une imagination vive, d'une sensibilité exquise, d'une vivacité impatiente, ont ordinairement une constitution faible, des organes peu développés, une nutrition languissante; tandis qu'un grand développement physique, un embonpoint extrême, coïncident avec des mouvemens lents, des sensations obtuses, etc. On voit des aliénés, épuisés, réduits au dernier degré d'émaciation, conserver une force musculaire inconcevable, etc.

vitaux. Il faut donc se garder de penser qu'une plaie est dans l'atonie parce qu'elle est indolente; elle sera au contraire dans les dispositions les plus favorables, si sa sensibilité n'est pas plus développée que celle des parties saines. Le premier soin que prend mon père en arrivant près du lit d'un malade qui a subi une opération chirurgicale, ou qui porte une plaie accidentelle, c'est de s'assurer du degré de sensibilité des tissus divisés. Il exerce du plat de la main quelques percussions sur le moignon ou aux environs des solutions de continuité, et les traits du malade qu'il observe, et qui restent impassibles ou prennent l'expression de la douleur, lui révèlent la vérité plus sûrement que toutes les questions qu'il aurait pu faire.

L'époque à laquelle se fait le premier pansement a une influence excessivement importante sur la marche de la cicatrisation; mais c'est surtout par ses conséquences que ce premier pansement devient funeste. Si en effet on se bornait à la levée du premier appareil; si celui qui le remplace n'était renouvelé qu'au bout d'un temps assez long, l'irritation déterminée par la présence de nouveaux corps étrangers, par les manœuvres indispensables, etc., aurait le temps de s'apaiser, et la nature, un instant troublée, reprendrait sa marche paisible; mais loin de là, une fois le premier appareil levé, il est reçu qu'on doit panser toutes les vingt-quatre heures, de sorte qu'au moment où l'irritation produite par le premier pansement est encore dans toute sa force; lorsque les points de la plaie sur lesquels la charpie nouvelle a pu être appliquée, ont contracté avec elle des adhérences d'autant plus intimes qu'elles sont produites par la sérosité sanguinolente, seule chose que puisse fournir la plaie à l'époque où on lève le premier appareil; à ce moment, dis-je, un nouveau pansement, aussi difficile, aussi imparfait que le premier, vient ajouter encore une nouvelle irritation et retarder la formation du pus. Les pansemens suivans ont des effets analogues qui augmentent graduellement d'intensité; la plaie rougit, devient excessivement douloureuse, ne laisse écouler que de la sanie; les parties voisines se gonflent, s'engorgent; au bout de quelques jours, la plaie est sèche, grisâtre; les muscles sont rétractés dans leurs gaînes; le malade se plaint de frissons qui lui parcourent le dos et les lombes, à des intervalles irréguliers (1); on veut alors combattre l'irritation trop vive qu'on ne saurait méconnaître: il est trop tard, la phlébite est déclarée; il

----

(1) Ce symptôme est tellement caractéristique, qu'un célèbre chirurgien de la capitale, en arrivant près du lit d'un opéré, commence par lui faire cette question : Avez vous eu des frissons dans le dos? Si le malade répond affirmativement, il a prononcé lui-même son arrêt de mort.

n'est plus temps de dire avec Hippocrate : *Si medicus sufficierit ad cognoscendum, sufficit etiam ad sanandum* ; la phlébite ne pardonne pas, le malade est voué à une mort certaine. Nous ne parlons pas des autres complications, presque toujours mortelles aussi, **que peut produire l'excitation répétée des plaies récentes**, telles qu'une gastro-entérite sur-aiguë, la gangrène, le tétanos, etc., etc.; et qu'on ne croie pas que **nous exagérions les dangers, que nous grossissions les accidens à craindre**, j'ai eu le funeste bonheur d'observer fréquemment ce que j'avance ici. J'ai d'un autre côté suivi une pratique différente, et c'est de la comparaison scrupuleuse des faits, que j'ai formé ma conviction.

Les complications que nous venons de signaler aggravent singulièrement les plaies récentes et font surtout des amputations les opérations les plus graves de la chirurgie. Cependant, elles ne sont pas nécessairement aussi souvent funestes qu'on le voit en général; à l'Hôtel-Dieu d'Amiens, on ne perd pas un amputé sur vingt; je ne me rappelle pas y avoir vu périr un seul malade depuis plus de dix ans, à la suite d'une amputation (1). La phlébite y est inconnue (2); mon père n'en a pas

(1) Au moment où j'écris ces lignes, une femme, au seizième jour d'une amputation de l'avant-bras, vient d'être enlevée par une gastro-entérite sur-aiguë, déterminée par un écart de régime.

(2) Ce serait le lieu de parler de la phlébite; mais je me suis

vu un seul cas, ni à l'hospice, ni dans sa pratique particulière; il ignorerait encore quelle est cette terrible affection, s'il n'en avait pas lu le tableau effrayant. A quoi attribuer une anomalie semblable? L'hôpital d'Amiens reçoit proportionnellement plus de malades que beaucoup d'hôpitaux de Paris; il est entouré d'eau, situé dans une partie de la ville basse, malsaine et encombrée d'ateliers insalubres et d'une population misérable; les salles sont rapprochées les unes des autres; plusieurs sont peu aérées; les lits, peutêtre un peu trop rapprochés, ne sont jamais vacans; une telle disposition n'a rien de' plus favorable que dans les autres hôpitaux. Mais, lors même qu'il en serait autrement, je n'hésiterais pas à attribuer les résultats presque surprenans qu'on obtient dans cet établissement, à la méthode de pansemens que mon père a adoptée depuis longues années. Cette méthode est celle des chirurgiens espagnols, un peu modifiée toutefois, et consiste à ne panser qu'à nécessité abso-

prescrit de ne parler que de ce que j'ai observé à l'Hôtel-Dieu d'Amiens. Je n'entrerai donc dans aucun détail à ce sujet. Au reste, cette affection a, dans ces derniers temps, été observée avec soin par des hommes distingués. Je partage d'ailleurs entièrement l'opinion de M. Blandin, et je ne crois pouvoir mieux faire que de renvoyer le lecteur à l'article *Amputation* du Dictionnaire de médecine et de chirurgie pratique, dans lequel ce jeune et célèbre chirurgien a traité la phlébite avec le talent remarquable qu'on lui connaît.

lue, et surtout à ne pas laisser développer la plus légère inflammation dans les parties lésées. Au reste, je ne suis pas étonné qu'on n'ait pas adopté cette méthode plus généralement, car elle a quelque chose d'effrayant, pour ainsi dire, et il faut vraiment avoir la foi et la hardiesse de la conviction pour l'employer dans toute sa rigueur. En effet, l'appareil imbibé par les sucs échappés des vaisseaux ouverts, échauffé par la chaleur du lit et des parties malades, contracte une odeur désagréable approchant même parfois de celle de la gangrène, et qui serait insupportable s'il n'était facile de la masquer par des odeurs agréables, ou de la détruire à l'instant au moyen de chlorure de chaux. Il n'y a donc rien d'étonnant qu'un chirurgien, frappé comme on l'est généralement de la crainte des résorptions, s'effraie à l'aspect d'un appareil couvert de taches noires, imbibé de liquides qui exhalent une odeur fétide, et qu'il se hâte de le changer sans oser attendre davantage. S'il observe cependant, il remarquera au-dessous de ces linges, pour ainsi dire en putréfaction, une suppuration bien établie, une plaie unie, vermeille, et sur laquelle pas le moindre brin de charpie ne restera adhérent, de telle sorte que l'appareil s'enlèvera d'une seule pièce. Mais pour adopter une semblable méthode sans avoir d'autorité irrécusable, il fallait y être conduit par des observations accidentelles. C'est encore en 1815 que mon père, chirurgien en chef de l'ambulance établie à Amiens, fit cette remarque importante : il vit des militaires qui étaient restés pendant dix, quinze et vingt jours sans être pansés, soit par oubli, par négligence ou par impossibilité, offrir en général des plaies plus belles, toutes choses égales d'ailleurs, que ceux qui avaient été régulièrement pansées au quatrième jour ; les appareils étaient presque méconnaissables, quelques-uns remplis de vers ; ils exhalaient une odeur pestilentielle, et cependant, au-dessous d'eux, on trouvait une suppuration bien établie et de la meilleure qualité, des plaies dans l'état le plus satisfaisant ; point de fièvre, point d'accidens de résorption. Il pensa alors que les premiers pansemens faits de bonne heure étaient nuisibles, et qu'en corrigeant et en soumettant à une méthode régulière la remarque qu'il venait de faire, il pourrait en retirer de grands avantages. Son attente ne fut point trompée, depuis ce temps mon père attache bien moins d'importance à la régularité des pansemens. Il ne faut pas cependant porter les choses à l'excès, et croire que plus on retardera la levée du premier appareil, plus le bien sera grand, les extrêmes sont également loin de la vérité ; ce ne sera donc que jusqu'au douzième ou au quinzième jour qu'il sera permis de différer le premier pansement. Ce qui fait donner ce conseil n'est pas la crainte de la résorption du pus, car il peut rentrer sans danger dans le torrent de la circulation, lorsqu'il est repris par une surface absorbante qui, sans aucun doute, change sa nature. (*Voyez page* 107.) Il n'est réellement nuisible que quand il est mêlé en nature dans le sang, ou produit par l'inflammation des veines. On sait que le pus peut être irritant au point d'enflammer la peau voisine de la plaie, sans que celle-ci soit blessée par sa présence. «*Le pus, sous ce rapport, ressemble à toutes les sécrétions de fluides stimulans, comme la bile, les larmes, etc.; lesquels fluides ne stimulent pas leur propre réservoir, mais peuvent stimuler toutes les autres parties du corps.* » (Hunter.) Ceci prouverait, s'il en était besoin, que le pus est fourni par une véritable sécrétion. La surface d'une plaie couverte de son premier appareil ressemble à la cavité d'un abcès : en même temps qu'une certaine quantité de pus est sécrétée, une autre est reprise par les vaisseaux absorbans sans aucun danger ; on en sera convaincu si on reste plusieurs jours sans panser une plaie en pleine suppuration ; au bout de ce temps, la quantité de pus qu'on trouve à sa surface est loin d'être en rapport avec celle qu'elle fournissait en vingt-quatre heures. La résorption du pus a donc lieu, et je conçois qu'on puisse s'effrayer en songeant qu'une plaie dont l'appareil, imbibé de liquides qui exhalent une odeur gangréneuse, peut absorber cette matière ; il faut des faits nombreux de pratique pour rassurer sur ce point.

Une fois la suppuration bien établie, l'importance des pansemens rares existe toujours ; mais les inconvéniens d'une pratique opposée sont moins directement sensibles. Nous ne nous arrêterons pas sur cette vérité, que beaucoup de praticiens ont déjà reconnue. Nous terminerons en disant qu'on croit trop généralement à la nécessité de la suppuration, et qu'on s'abuse sur la quantité de pus que doit fournir une plaie d'une étendue donnée (1). Il faut, dit-on, maintenir la suppuration dans de justes bornes ; ce précepte fait beaucoup de mal en conduisant les praticiens à provoquer eux-mêmes la suppuration. Ce n'est pas, il est vrai, au moyen des onguens appelés autrefois suppuratifs, et dont on a, depuis nombre d'années, fait justice complète. Mais on revient au même point par un détour, en attribuant le tarissement de la suppuration au défaut d'excitation des tissus, et en employant, pour l'augmenter, des substances plus ou moins irritantes. Cette

(1) Nous avons souvent remarqué, sous l'influence des affusions froides principalement, des plaies vastes guérir presque sans fournir de pus. Moins les plaies sont enflammées, moins la suppuration y est abondante, et plus la cicatrisation marche rapidement.

pratique ne peut être fondée que sur la croyance
que la formation et l'écoulement du pus ont quelque chose d'avantageux, en servant à débar-
rasser l'économie des humeurs qui s'y trouvent,
ou à faire fondre et à résoudre en pus certaines
parties nuisibles, qui ne pourraient être atteintes
autrement, et à prévenir ainsi la récidive de la
maladie, comme le pensent encore quelques praticiens par rapport au cancer; elle peut encore
être fondée sur la crainte de voir se développer
des maladies dangereuses par le transport du pus
sur un organe important, transport qui serait
dû à la suppression trop brusque de cette sécrétion, ou de conserver dans l'économie des principes délétères que la suppuration tendait à en
éliminer, etc., etc. Toutes ces opinions ne sont
plus admises aujourd'hui, et ne peuvent justifier
le précepte d'entretenir la suppuration dans de
justes bornes. Qu'entend-on d'ailleurs par ces
mots? Rien n'est plus vague que ces expressions.
A quel point se trouveront ces justes bornes?
L'habitude, dit-on, apprendra à connaître la quantité de pus que doit fournir une plaie suppurante
d'une étendue donnée. Cet autre précepte n'est
pas plus précis que le premier. La suppuration
doit-elle toujours être la même dans toutes les
solutions de continuité d'une même étendue? Ne
doit-elle pas varier suivant l'âge, le sexe, le tempérament, la constitution du sujet, suivant la na-

ture des tissus, suivant l'ancienneté de la plaie, etc.?
L'habitude qu'on suppose au praticien, n'est-elle
pas influencée par les idées théoriques puisées
dans les auteurs, par celles qu'on s'est faites
sur des bases plus ou moins solides, etc., etc.?
Recommander d'entretenir la suppuration dans
de justes bornes, c'est parler sans vouloir se faire
entendre, c'est poser un principe tout-à-fait inutile dans l'impossibilité où l'on est de le fixer;
mais, de plus, ce principe est faux et dangereux;
car, s'il est quelquefois nécessaire de chercher à
diminuer la quantité de pus dont une irritation
trop vive entretient la sécrétion, jamais, dans
une plaie récente, il n'est besoin d'augmenter la
suppuration, quelque faible qu'elle soit (1); la suppuration diminue à mesure que la cicatrice se
forme; vouloir l'entretenir toujours au même
degré, c'est vouloir s'opposer à la formation de
celle-ci, et empêcher les efforts de la nature. Loin
donc de s'effrayer lorsqu'on voit la suppuration
tarir, on peut être sûr que la guérison marchera
avec rapidité si on rend les pansemens assez rares
et assez doux pour qu'ils n'arrêtent pas le travail
réparateur de l'organisme. Les idées anciennes sur
la marche des plaies, qu'on croyait ne pouvoir
arriver à la cicatrisation, qu'après avoir passé par

(1) Si la suppuration était brusquement arrêtée par une inflammation locale ou sympathique, il va sans dire qu'on devrait la
rappeler.

les états divers d'inflammation , de suppuration, de détersion, d'incarnation et de dessiccation, sont depuis long-temps reconnues erronées (1); mais elles ont laissé dans les esprits l'opinion fausse, que l'humidité nuit à la cicatrisation; et en effet, lorsque les plaies tendent vers la guérison, on voit diminuer la quantité de pus qu'elles fournissent, et leur surface se dessécher graduellement. Il paraîtrait même, d'après des observations microscopiques récentes, que le pus coagulé sur les ulcères prend une forme tubulaire par l'exhalation de son gaz acide carbonique, et que ces tubes ou ces canaux sont immédiatement remplis de sang rouge, et sont ainsi unis à la circulation. Cependant, il est d'observation que les plaies des lèvres et de la face interne des joues, etc., continuellement baignées de salive, guérissent avec une grande rapidité; et nous pouvons aussi assurer que, sous l'influence et pendant l'usage des affusions, les solutions de continuité, quoique lavées sans cesse et privées du pus qui les recouvre, se cicatrisent avec une promptitude remarquable. Nous n'inférerons pas de ce fait que l'humidité est nécessaire aux plaies; pour nous la raison de la plus grande

(1) Les remarques de Pibrac sur le traitement des plaies avec perte de substances, qui sont consignées dans les Mémoires de l'Académie de chirurgie , sont pleines d'intérêt et de la plus grande justesse.

rapidité de la guérison, sous l'influence des affusions, tient uniquement à ce que, par ce moyen,
on prévient et on abat toute irritation, et qu'on
ramène les tissus dans l'état d'excitation physiologique le plus favorable aux actes d'assimilation.

CHAPITRE VII.

DE LA GANGRÈNE.

La gangrène est une affection qui doit exciter au plus haut degré l'intérêt et l'attention des praticiens, autant sous le rapport de la gravité que sous celui de ses variétés nombreuses, et souvent de l'incertitude de son étiologie. Nous ne chercherons pas à traiter la gangrène d'une manière complète, ce qui ne peut être fait que par un traité spécial de cette affection ; nous n'en dirons qu'un mot dans ce qui est relatif aux observations que nous avons à citer ; mais, avant d'aller plus loin, nous devons dire, que nous entendons par gangrène, la mortification complète, achevée, d'un ou plusieurs tissus, et non pas l'état voisin de la mortification, comme le veulent la plupart des auteurs ; pour donner un nom à une chose, il faut que cette chose existe ; en appelant gangrène la simple disposition à la mortification, il faudrait, pour être conséquent, appeler inflammation la disposition des tissus à la phlogose, etc. *En effet,* comme le fait observer M. Begin, « *la mort locale, comme la mort générale, existe ou n'existe pas ;*

il ne peut y avoir en pareille matière de terme moyen. » Nous entendrons donc par gangrène la mortification complète, mais partielle et limitée d'un ou plusieurs tissus, et par sphacèle la mort d'une partie dans toute son épaisseur. Au reste, le langage médical, adopté généralement, prouve assez l'arbitraire d'une acception différente de celle que nous venons d'indiquer, puisqu'il permet d'appliquer la dénomination de gangrène à des cas de sphacèle, sans réciprocité toutefois.

Nous nous servirons indifféremment des deux expressions, quoique ce que nous avons à dire ne se rapporte qu'au sphacèle.

Lorsqu'un membre est envahi par le sphacèle, il a cessé de participer à la vie générale, et devient corps étranger, nuisible sous beaucoup de rapports par sa présence; pour le repousser les parties vivantes rassemblent toutes leurs forces, et si on laisse la nature agir seule, elle peut succomber épuisée par ses propres efforts, avant d'arriver à son but. En général donc, on admet que l'amputation est indispensable; non pas que quelquefois l'action organique ne puisse suffire pour éliminer les parties sphacélées, mais parce que le travail nécessaire pour cet effet, porte souvent une atteinte profonde à l'économie et qu'il reste au malade, s'il guérit, une cicatrice vicieuse, un moignon inégal et souvent plus nuisible qu'utile. Nous n'avons donc pas besoin de faire ressortir les avantages de l'amputation, chose bien reconnue aujourd'hui ; mais un point qui mérite la plus grande attention et qui est loin de nous paraître entièrement jugé, c'est le moment où l'ablation des parties sphacélées doit être faite. Faut-il attendre que la gangrène soit bornée? ou peut-on, dans certaines circonstances, amputer avant que la nature ait tracé la ligne de démarcation entre le *mort et le vif?* Les maîtres de l'art donnent le précepte positif de n'amputer que quand la gangrène est limitée ; déjà cependant des chirurgiens célèbres avaient, pour certains cas de sphacèle, tels que celui de cause externe, adopté une pratique différente, et prouvé par des faits que l'opinion de Sharp et de Pott, adoptée par la plupart des chirurgiens modernes, pouvait être soumise à l'examen. Parmi ces chirurgiens, nous pouvons citer Hutchison, Hennen, Lawrence, Gallée, et surtout M. Larrey qui, d'après des succès nombreux qui lui sont propres, croit pouvoir poser ce principe : « *Il faut faire l'amputation dans le cas de gangrène, sans attendre qu'elle soit bornée, lorsqu'elle est le résultat d'une cause physique et qu'elle expose la vie du blessé.* » M. Hennen a amputé un grand nombre de fois dans les mêmes circonstances. Quoique je n'aie pas eu certainement un succès constant, dit-il, je n'ai aucune raison de croire que la mort était occasionée par l'infraction que je faisais à la règle si généralement admise par les auteurs. M. Porter a publié des observations de ce genre et n'a pas vu les insuccès être produits par la réapparition de la gangrène; mais c'est là le seul cas où l'exemple d'hommes célébres puisse autoriser à les imiter. Il n'en est pas de même quant à la gangrène si improprement appelée sénile, puisqu'elle est propre à tous les âges, et qu'on nomme aussi avec plus de justesse symptomatique, de cause interne, etc.; cette espèce de sphacèle est entièrement restée sous l'empire de la règle, et on ne se hasarderait pas à pratiquer l'amputation dans cette circonstance sans que les limites de la mortification soient parfaitement tracées; on a même été jusqu'à dire que, dans la gangrène spontanée, l'amputation ne peut réussir, bien que la maladie soit bornée, lorsque les pulsations ne se font pas sentir dans l'artère principale jusqu'à la base du membre; mais un cas semblable ne se rapporte-t-il pas à la ligature de l'artère principale d'un membre? et qui ne sait que les nombreuses artères collatérales suffisent, presque toujours, pour entretenir la vie bien au-dessous du lieu où le vaisseau est oblitéré; nous reviendrons plus tard sur ce fait. Les observations que nous allons rapporter prouveront que dans la gangrène appelée sénile, chronique, spontanée, etc., que l'artère principale du membre soit ou non oblitérée, on peut amputer, non seulement quand la gangrène est bornée, mais aussi lorsqu'elle ne l'est pas.

DIX-SEPTIÈME OBSERVATION.

Gangrène non limitée du pied et de la partie inférieure de la jambe, amputation, guérison.

Un homme âgé de cinquante ans, d'une forte constitution, habitant une commune des environs d'Amiens, fut pris en rentrant chez lui d'une douleur violente autour de l'ongle et du gros orteil du pied droit, qui offrait en même temps une légère rougeur ; cet homme, que sa profession de colporteur forçait de parcourir continuellement les communes environnantes, attribua cette douleur à une chaussure trop courte, et malgré ses souffrances il continua de marcher. Quinze jours après, il aperçut à l'extrémité du doigt une tache brune, entourée d'un petit cercle rouge et accompagnée d'un léger gonflement des parties voisines. La douleur avait sensiblement augmenté ; elle était semblable, suivant le dire du malade, à celle que ferait éprouver un courant intérieur d'eau bouillante ; la chaleur du lit la rendait quelquefois insupportable. La position de fortune de ce malade et les besoins de sa famille l'obligèrent à continuer ses travaux pénibles ; le développement très lent de la maladie le permettait encore. Cependant l'affection fit

toujours des progrès, et quelques semaines plus
tard, la dernière phalange du pouce, entièrement
tombée, laissait voir à nu et nécrosée l'extrémité
antérieure de la première phalange de ce même
doigt ; les parties mortifiées étaient entourées par
un cercle rouge de quelques lignes d'étendue ;
une légère tuméfaction occupait le reste du gros
orteil et s'étendait jusqu'à son articulation métacarpo-phalangienne, qui présentait déjà quelques
signes d'atiération. C'est alors, dans les premiers
jours du mois de mars 1833, que cet homme
vint consulter mon père ; l'invasion de la maladie datait de trois mois, et il s'était écoulé un mois
depuis la chute de la deuxième phalange du gros
orteil. Malgré toutes les instances qui lui furent
faites pour l'engager à entrer à l'hôpital, le malade voulut retourner à ses occupations et continuer de se liver à ses fatigues habituelles. La gangrène alors marcha avec plus de rapidité, et, malgré
le courage dont le malade était doué, vaincu par
la douleur, il revint quinze jours après réclamer
la faveur d'être admis à l'Hôtel-Dieu. Pendant ce
peu de temps, la mortification avait fait des progrès bien sensibles ; le cercle inflammatoire occupait l'articulation métatarso-phalangienne du
pouce ; ce qui restait du gros orteil était noir et
contracté ; le gonflement œdémateux s'avançait
sur le coude-pied ; les douleurs étaient très violentes et, la nuit, elles devenaient intolérables.

Malgré cela, il est à noter qu'il n'y avait pas de
fièvre. Le malade fut couché au numéro 4 ;
des évacuations sanguines, générales et locales,
furent pratiquées ; des opiacés, une diète convenable, furent prescrits ; on couvrit le pouce d'un
plumasseau de charpie enduit de cérat, et le pied
de compresses trempées dans l'eau froide ; ce
traitement ayant fait cesser subitement les souffrances et arrêté les progrès de la mortification,
pendant près de deux semaines, on conçut l'espérance de voir la gangrène se borner et le malade guérir par une opération peu importante.
Mais alors, la maladie reprit sa marche progressive et augmenta avec tant de rapidité, qu'en
moins de quinze jours les quatre derniers orteils furent frappés de mort, et que le sphacèle
s'étendit sur le coude-pied, jusque près de la
ligne osseuse des cunéiformes. Les moyens antiphlogistiques employés avec une nouvelle énergie, un courant continu d'eau froide, dirigé sur la
partie, firent cesser les douleurs et semblèrent
enrayer encore la marche de la désorganisation.
Cette amélioration cependant fut de courte durée,
et la gangrène eut bientôt gagné l'articulation
tibio-tarsienne ; toutefois la plante du pied
et le talon n'offraient pas d'altération manifeste. La maladie sembla encore vouloir se borner en cet endroit ; les parties frappées de mort
diminuèrent de volume ; une ligne de démarca-

tion se dessina sur le coude-pied; mais les douleurs persistèrent; cette circonstance ne permit
de considérer cette nouvelle amélioration que
comme un temps de halte et non comme le pré-
lude de la terminaison entière de la maladie. En
effet, malgré la sévérité du régime et la continuation des moyens antiphlogistiques, une récrudescence violente eut lieu quelques jours après,
et la gangrène, en peu de temps, eut dépassé
l'articulation du pied, et le gonflement s'éleva sur
la jambe, surtout en avant; les douleurs parurent
augmenter encore et ne permettaient point au malade de prendre le plus léger repos, sans l'emploi
des opiacés à haute dose. Obéissant aux règles
établies par les *grands maîtres*, on avait jusqu'alors combattu cette affection funeste pied-à-
pied, quoique avec désavantage, et toujours dans
l'espérance que la gangrène se bornerait; cependant, voyant que les désordres marchaient avec
rapidité, que bientôt ils auraient envahi toute la
jambe; pensant que l'amputation de la cuisse
laissait une infirmité beaucoup plus grave que
celle de la jambe; croyant aussi, d'après la marche
de la maladie jusque-là chronique, qu'elle ne se
propageait que par continuité de tissus; et déses-
pérant de la voir se borner, puisque, quoique ayant
plusieurs fois paru vouloir céder aux efforts
réunis de l'art et de la nature, elle avait continuellement acquis une violence plus grande,

mon père pensa qu'il fallait agir, si l'on ne voulait rester spectateur de la mort certaine de ce malheureux, se fondant d'ailleurs sur ce précepte de Celse : « *Melius est anceps auxilium experiri quam nullum.* » Le malade, depuis long-temps, demandait l'amputation de sa jambe. Cependant mon père, avant d'agir, désira fortifier notre opinion de celle de MM. Barbier et Rigollot, médecins de l'Hôtel-Dieu, et de celle aussi de plusieurs jeunes professeurs de l'école secondaire de médecine. Voici quel était l'état du malade à cette époque, deux mois après son entrée à l'hôpital et cinq mois après l'invasion de la gangrène : tout le pied, jusqu'à l'articulation tibio-tarsienne, était atteint par la gangrène ; il était sensiblement diminué de volume, ses tissus étaient desséchés, la peau froide et noire, l'épiderme détaché. Deux escharres assez étendues occupaient les malléoles. Ces escharres étaient séparées en avant par une portion de peau encore vivante, mais teinte d'une rougeur particulière, caractéristique, indice certain d'une mortification prochaine. La plante du pied, quoique tuméfiée et douloureuse, conservait encore un reste de chaleur. Le tiers inférieur de la jambe présentait une tuméfaction pâteuse, et çà et là de petites plaques d'un rouge violet, signe précurseur d'un nouvel envahissement de la gangrène. Pouls petit, accéléré, fébrile ; langue couverte d'un enduit épais, d'un jaune sale, un peu

rouge sur les bords; appétit presque nul, soif
vive, sensation pénible, gêne à la région épigastrique, légère céphalalgie, douleurs continuelles
avec exacerbation pendant la nuit. Le malade cependant avait conservé de la force; l'expression
de la physionomie était peu altérée; son état
général était assez satisfaisant. L'opinion des médecins consultans, sous le rapport de l'amputation,
fut conforme à la nôtre; mais il fut arrêté qu'a-
vant d'en venir à ce dernier moyen, pendant que
la marche lente de la gangrène et le lieu où
elle était arrivée le permettaient encore; il fut
arrêté, dis-je qu'on tenterait la compression
aidée des affusions froides. Ce moyen sembla
encore, pendant cinq à six jours, ralentir
la marche de la maladie; mais bientôt il devint
impuissant, et de nouveau la gangrène fit des
progrès rapides. La plante du pied fut bientôt
désorganisée en entier, ainsi que l'articulation
tibio-tarsienne. La tuméfaction s'étendit en arrière
jusqu'au milieu de la jambe, et en avant presque
jusqu'au lieu où l'amputation doit être faite. Il n'y
avait plus de temps à perdre pour conserver quelque espoir de guérison; nous pratiquâmes l'amputation sans retard par la méthode circulaire
ordinaire. Les chairs étaient saines, quoique d'une
couleur très foncée; mais elles n'avaient rien
perdu de leur fermeté ni de leur forme. La peau
présentait au devant du tibia une légère altération,

elle était épaissie, infiltrée, pâteuse, dans l'étendue
d'un pouce environ; ce qui ne laissa pas sans
crainte de récidive. L'artère tibiale antérieure ne
donnait point de sang, ses parois étaient épaissies,
avaient une couleur blanchâtre, comme transparente; elles avaient l'aspect et la consistance de
fibro-cartilages; son ouverture, quoique rétrécie,
n'était pas entièrement oblitérée. L'artère tibiale
postérieure donnait encore un très petit filet de
sang : elle fut liée par précaution. Elle offrait du
reste le même aspect que la tibiale antérieure.
Ses parois cependant étaient peut-être un peu
plus jaunes et proportionnellement moins épaisses.
Aucun autre jet de sang ne parut; le peu de ce
fluide qui s'écoula était noir et épais; il était
fourni par les chairs; la plaie fut couverte d'un
léger gâteau de charpie sèche; deux bandelettes
agglutinatives en rapprochèrent les bords et lui
donnèrent une forme ovalaire dont une des extrémités du plus grand diamètre répondait au devant
du péroné, et l'autre au côté interne et postérieur
du moignon, de telle sorte qu'en couchant celui-ci
sur le côté externe, la plaie était maintenue dans
la position la plus favorable à la réunion. Le pansement fut terminé comme nous le faisons ordinairement, avec un gâteau de charpie recouvert de
compresses longuettes; une bande circulaire ser-
vit à maintenir tout l'appareil. On eut grand soin,
toutefois, d'éviter la plus légère compression qui

aurait, dans ce cas, été plus funeste encore que dans tout autre. Le malade supporta l'opération avec le plus grand courage ; son pouls ne changea point ; il ne fut ni plus vif ni concentré. Cependant il ressentit vivement, pendant plusieurs heures, les douleurs cuisantes qui suivent les grandes opérations.

Le lendemain, à la visite, le malade se trouvait dans l'état le plus satisfaisant, il avait pris du repos pendant la nuit ; l'altération et la petitesse du pouls avaient cessé. De légères percussions faites sur le moignon n'occasionant rien de pénible, suffirent pour éclairer sur l'état de la plaie. L'appétit se faisait sentir. (*Deux bouillons de veau, tisane d'orge, émulsion.*) L'état du malade ne présenta rien de particulier jusqu'au cinquième jour. A cette époque une légère douleur se fit sentir au devant du tibia (1), sans déterminer de fièvre cependant. Cette douleur (2) augmentait manifestement par une faible percussion.

(1) Mon père a l'habitude, d'après la méthode que **M.** le professeur Marjolin a répandue parmi les praticiens français, d'abattre d'un trait de scie oblique l'angle formé par la crête du tibia, avant de scier le tibia lui-même.

(2) Nous devons faire remarquer que la plupart des praticiens, en voyant au cinquième jour la douleur se développer, auraient pensé qu'il fallait se hâter de lever le premier appareil ; d'après notre méthode, on agit d'une tout autre manière. *(Voyez Pansement des plaies simples.)* Nous sommes convaincus que la gangrène aurait reparu si on avait levé le premier appareil au cinquième jour.

On dirigea sur le moignon un courant d'eau
froide; on supprima les bouillons de veau : le
lendemain la douleur avait cessé et la plaie était
parfaitement indolente. Le malade éprouvait un
grand désir d'alimens. (*Deux bouillons gras,
demi-panade matin et soir, mêmes boissons.*)
On continua l'usage de l'eau. Du septième au
douzième jour, même traitement, en augmentant
graduellement, toutefois, l'alimentation. Le douzième jour l'appareil étant presque entièrement
déplacé, cette circonstance mit dans la nécessité
de le lever. La plaie était d'un rouge vermeil,
lisse, régulière, couverte d'un pus bien formé;
mais tout-à-fait à la partie antérieure du moignon,
au lieu où, lors de l'amputation, la peau avait
paru infiltrée, il existait une escharre gangréneuse qui comprenait toute l'épaisseur de cette
portion de tégumens; l'os qu'elle recouvrait était
nécrosé. Cette circonstance donna beaucoup d'in-
quiétude sur le succès de l'opération. Cependant
comme une ligne de démarcation semblait déjà
vouloir s'établir entre le mort et le vif, car on
n'apercevait pas au-delà de l'escharre ce gonflement pâteux, précurseur d'une nouvelle mortification, tout espoir ne fut pas encore détruit. Une
incision divisa la peau malade, la plaie fut pansée avec de la charpie sèche, et l'usage de l'eau
froide continué. Au pansement suivant, qui eut
lieu deux jours après, l'escharre était parfaite-

ment bornée, et détachée en partie; la portion
de tibia sous-jacente était entièrement nécrosée
dans la même étendue. A dater de ce moment, la
plaie fut pansée tous les jours; les affusions furent remplacées par des arrosions fréquentes
que le malade faisait lui-même; la ligature de
l'artère tibiale postérieure tomba le seizième jour,
et la plaie marcha rapidement vers la cicatrisation. La guérison aurait eu lieu sans aucun doute
avant quarante jours, si la portion nécrosée du
tibia n'y avait mis obstacle. Cependant cette pièce
d'os ayant pu être extraite, la guérison n'éprouva
plus de retard, et fut complète deux mois après
l'opération.

Voici ce qu'offrit de l'examen la pièce anatomique.

Les doigts, le coude-pied, une grande partie
de l'articulation tibio-tarsienne, offraient une
désorganisation profonde; les tissus en étaient
confondus, méconnaissables. Les muscles de la
plante du pied avaient conservé leur caractère
physique; le tissu cellulaire qui les environnait
était infiltré par une matière jaunâtre, peu
abondante. La peau du talon était gangrénée. Les
tégumens du tiers inférieur de la jambe étaient
épaissis, infiltrés par la même matière jaunâtre,
ainsi que le tissu cellulaire sous-jacent; en cet endroit s'arrêtaient les altérations du tissu cellulaire,
des muscles et des tissus aponévrotiques; mais la

peau offrait en avant des traces d'infiltration jusqu'au niveau de la section des chairs. La désorganisation trop avancée des parties n'a pas permis de juger de l'état des petites branches artérielles, telles que les collatérales des doigts, etc.; mais il fut facile de se convaincre de l'altération des artères principales. Ces vaisseaux étaient difficiles à isoler, rouges, et comme infiltrés de sang à l'extérieur; à l'intérieur, des plaques étendues, d'un rouge tantôt foncé tantôt plus clair, couvraient presque la totalité des tuniques internes; cette coloration ne disparaissait ni par le frottement, ni par le lavage. Les parois de ces vaisseaux étaient extrêmement épaissies, et semblables par leur couleur et leur consistance aux fibro-cartilages. Le calibre de l'artère tibiale antérieure était presque oblitéré, celui de la tibiale postérieure était un peu plus apparent. La première ressemblait à un petit tendon. Ces altérations diminuaient graduellement à mesure qu'on montait vers la partie supérieure du membre; mais elles étaient considérables encore au niveau du lieu de l'amputation, et devaient nécessairement se prolonger assez haut dans les parties vivantes.

Avant de nous livrer à aucune réflexion, nous allons rapporter une autre observation de gangrène symptomatique qui a beaucoup d'analogie avec celle-ci, mais dont la cause est moins obscure.

DIX-HUITIÈME OBSERVATION.

Blessure de l'artère crurale, gangrène, amputation de la jambe, guérison.

Un meunier de la commune d'Ailly, âgé de vingt-huit ans, d'une constitution robuste, d'un tempérament éminemment sanguin, reçut au pli de l'aîne droite, un coup de pied de cheval; la douleur fut excessive, accompagnée d'engourdissement dans toute l'étendue du membre, et dura ainsi pendant plusieurs heures. Cependant le malade put rejoindre son domicile, qui était à la distance de trois lieues de l'endroit où était arrivé l'accident. Le lendemain de la blessure, les parties qui avaient été frappées présentaient les traces de la plus violente contusion : la douleur était bornée au pli de l'aîne, la cuisse et la jambe pouvaient exécuter leurs mouvemens habituels, mais le gros orteil était froid et insensible. La contusion fut convenablement traitée par le chirurgien du lieu. Les saignées générales et locales, les bains, les applications résolutives, furent sagement employés. Cette médication, suivie avec énergie et persévérance, fit avorter l'inflammation qui aurait pu s'emparer des parties contuses, mais elle ne changea rien dans l'état du gros orteil, qui resta froid, décoloré, insensible. Huit jours après la blessure, le malade ne ressen-

tant plus de douleurs, mais seulement de la gêne,
crut pouvoir visiter un de ses parens à quelque
distance de son domicile. Dans ce trajet il heurta
légèrement, nous a-t-il dit, contre une pierre.
Aussitôt il ressentit dans le pied de violentes douleurs, et elles augmentèrent avec tant de rapidité
qu'on fut obligé, malgré le peu d'éloignement,
de le porter chez lui. Dès ce moment le malade
n'eut plus de repos, plus de sommeil; la fièvre se
déclara, et les souffrances s'accrurent en peu de
jours à tel point, que cent gouttes de laudanum
ne produisaient plus que quelques instans de
calme (d'après ce que nous dit le chirurgien traitant). Le pouce, qui jusque-là n'avait été que
froid et insensible, devint noir, diminua de volume; les autres orteils perdirent alternativement
leur sensibilité et leur chaleur; ils changèrent
aussi de couleur et de volume. L'épiderme de
toutes ces parties se détacha. Une douleur brûlante, intolérable, semblable, au dire du malade,
à celle que produirait de l'eau bouillante, causait
des agitations convulsives, des spasmes tétaniques
que rien ne pouvait calmer, et qui faisaient craindre une issue fatale. En peu de temps, le travail
gangréneux des doigts fut terminé. La maladie
alors parut vouloir se borner; un cercle inflammatoire, un léger empâtement, semblaient devoir
limiter la gangrène. Cette amélioration n'eut que
peu de durée. Les douleurs, qui n'avaient jamais

disparu totalement, se renouvelèrent avec plus
de violence, et en peu de jours une escharre gangréneuse envahit tout le coude-pied. Dès-lors les
altérations s'aggravèrent tous les jours, et réagi-
rent d'une manière fâcheuse sur l'état général du
malade. Il avait de la fièvre, de l'agitation, de
l'insomnie, parfois des mouvemens spasmodiques
convulsifs; inappétence, soif, langue sèche, couverte d'un enduit sale, douleurs épigastriques.
Le malade, jugeant la gravité de son état, désira
voir mon père, qui se rendit aussitôt près de lui;
je l'accompagnai. La maladie datait alors de cinquante jours environ. Voici l'état dans lequel
nous trouvâmes les choses. Tous les orteils du
pied droit étaient froids, noirs, dépouillés de leur
épiderme, et comme desséchés. Une ligne inflammatoire était tracée au niveau des articulations métatarso-phalangiennes. Une large escharre
noire couvrait presque la totalité du coude-pied;
elle commençait à se détacher de la peau. Les
malléoles étaient légèrement rouges. La plante
du pied n'offrait point d'altération sensible. Le
bas de la jambe était gonflé, présentait une ré-
mittence particulière et conservait l'impression
des doigts. Ce gonflement s'élevait à quatre pouces
au plus au-dessus de l'articulation tibio-tarsienne.
L'artère crurale ne faisait plus sentir de pulsations; la cuisse était sensiblement amaigrie, elle
avait perdu près d'un tiers de son volume. Les

symptômes généraux étaient les mêmes que ceux que nous avons décrits plus haut.

Ce cas offrait la plus grande analogie, dans son développement, sa marche et ses symptômes, avec la gangrène spontanée de l'observation précédente. Il était évident cependant que l'oblitération de l'artère crurale, par l'effet de la violence de la contusion, avait déterminé l'apparition du sphacèle. Quoique la cause réelle de la maladie fût dans l'aîne, mon père, fondé sur la lenteur avec laquelle la gangrène avait marché, comptant sur les collatérales pour entretenir la vie au-dessous du lieu de l'oblitération, fort de l'exemple précédent, n'hésita pas à proposer l'amputation de la jambe, sans attendre que la gangrène fût bornée, et avant que les désordres fussent plus considérables. Le malade y consentit, et, d'après son désir, l'opération fut remise à huitaine. Cependant les douleurs et la fièvre augmentèrent encore; le malade voulut qu'on abrégeât ses souffrances : nous nous rendîmes près de lui un peu avant le temps fixé, avec M. le docteur Barbier. Nous rencontrâmes près du malade le chirurgien traitant, et un jeune docteur allié de la famille. Nous fûmes tous d'accord que la guérison ne pouvait être confiée à la nature, et que l'amputation était indispensable. Cependant le parent du malade, dont l'opinion, comme tel, devenait d'un grand poids, opposa à cette détermination l'autorité

des grands maîtres, et désira qu'on ne fît pas
l'amputation avant que la gangrène ne fût bornée.
C'était assumer sur lui seul une grande responsa-
bilité : il le sentit, et modifia son premier avis en
disant qu'il désirait qu'on attendît encore quelque temps, et que, si le sphacèle ne se bornait
pas et s'approchait du lieu où l'amputation de la
jambe doit être faite, il se rangerait de notre avis.
Ce retard, d'ailleurs, ne pouvait nullement être
dangereux, car la gangrène ne faisait pas de progrès depuis plusieurs jours. Nous nous retirâmes
donc sans fixer d'autre époque pour l'opération
que l'accroissement de la maladie. Deux jours
s'étaient à peine écoulés, que nous fûmes convo-
qués de nouveau. Le sphacèle avait fait des progrès sensibles ; la plante du pied, qui jusqu'alors
avait paru conserver de la vitalité, était gangrénée, ainsi que le talon et l'articulation du pied.
L'altération des tissus de la jambe avait gagné de
plus d'un pouce, et s'élevait alors jusqu'au tiers
inférieur de cette partie. Le malade désirait vivement l'amputation qui devait mettre fin à ses
souffrances : elle fut faite au lieu d'élection par la
méthode circulaire, et ne présenta rien de particulier, si ce n'est l'absence de l'hémorragie ha-
bituelle qui se fait par les artères principales. Ces
artères avaient leurs parois épaissies, leur calibre
presque entièrement oblitéré, et ne laissèrent
échapper que quelques gouttes d'un sang noir.

Deux ligatures furent portées sur les tibiales,
plutôt par précaution que par nécessité. Le pansement fut fait exactement de la même manière
que dans le cas précédent. Les douleurs qui suivent ordinairement les grandes opérations durè-
rent peu. La fièvre disparut dans la même journée :
le malade put dormir pendant toute la nuit. La
guérison marcha sans entraves. Nous ne revîmes
plus le malade ; il est aujourd'hui parfaitement
guéri. La pièce anatomique offrit des altérations
parfaitement semblables à celles décrites dans
l'observation précédente ; seulement l'inflammation de la tibiale postérieure paraissait moindre,
quoique ses tuniques fussent dures et épaissies ;
et probablement aussi, elle s'élevait moins haut
dans les parties vivantes.

En lisant les observations que nous venons de
rapporter, on doit être frappé de l'analogie qui
existe entre ces deux cas : même marche, mêmes
symptômes, mêmes altérations ; cependant leur
étiologie est différente. Dans l'un, la cause est
connue, c'est une violence extérieure, une contusion forte, peut-être la rupture de l'artère crurale,
mais certainement au moins son oblitération,
comme l'indiquait assez l'absence des pulsations
dans toute l'étendue du membre, à partir de l'ar-
cade crurale.

Dans l'autre, au contraire, la cause est interne,

inappréciable; elle ne peut qu'être soupçonnée; c'est une de celles qu'on donne à la gangrène symptomatique. Avant de chercher si, par l'examen de ces causes, nous pourrons nous rendre raison de l'identité de leur mode d'action, et expliquer les phénomènes observés, remarquons que, quelle que soit l'espèce de gangrène que l'on considère, il faut, pour qu'elle soit produite, que la nutrition ou l'assimilation qui s'opère sans interruption dans les tissus, cesse en entier; or, cet effet ne peut avoir lieu que de trois manières différentes :

1° Une violence quelconque, directe ou indirecte, une action physique ou chimique, aura altéré les tissus au point d'anéantir instantanément l'organisation, ou de les rendre désormais incapables de mouvemens vitaux. Telles sont les contusions, les plaies d'armes à feu, l'action du calorique ou du froid, celle des alcalis, des acides minéraux, etc., etc.

2° Une cause, soit pathologique, soit mécanique, soit vitale, aura mis obstacle au retour du sang veineux. L'engorgement des parties, leur tuméfaction, la promptitude avec laquelle elles se putréfient, suffiront pour caractériser cette espèce de gangrène qu'on a nommée humide. On peut ranger ici comme causes, la phlébite, l'action de certaines matières délétères, la compression, l'oblitération des troncs veineux, etc.

3° Enfin, une cause pathologique, mécanique,

ou vitale, aura mis obstacle à l'arrivée du sang
artériel dans les capillaires (1). Mais ici la gangrène offrira des caractères différens : l'atrophie,
la sécheresse des parties mortes, feront reconnaître la gangrène sénile; et en effet on peut remarquer que toutes les causes qu'on a données à la
gangrène symptomatique agissent de cette manière ; c'est l'affaiblissement de l'énergie du cœur,
par l'effet de l'âge, de l'altération de ce viscère ou
de ses orifices; c'est la ligature d'une artère principale, son inflammation, son oblitération, son
ossification, etc. Voyons quels rapports peuvent

(1) Pour établir une classification exacte de la gangrène, il faut
ajouter une quatrième division à celles que nous venons d'établir
et dans laquelle on rangera les espèces de gangrène que nous
nommerons mixtes, c'est-à-dire qui participent des trois autres
espèces dans des rapports variables. Dans cette catégorie se pla-
ceront naturellement : la gangrène qui suit la constriction d'une
tumeur par la ligature, car elle résulte évidemment de l'obstacle
apporté à l'arrivée du sang artériel, et au retour du sang veineux.
La gangrène que produit la compression simultanée de l'artère et
de la veine principale d'un membre, comme dans l'exemple que
rapporte Fabrice de Hilden; la gangrène consécutive à une violente inflammation, etc., etc. Nous ne parlons pas de la gangrène
qu'on attribue à la diminution de l'influence nerveuse, car il est
impossible d'apprécier une cause semblable. Si on parle de la diminution de la sensibilité animale, elle ne peut en aucune manière
déterminer la gangrène, puisque les parties privées en entier de
sentiment vivent encore; si c'est de l'action nerveuse du grand
sympathique qu'on veut parler, comment apprécier son degré?
Dans l'état normal, elle est inappréciable, et lorsqu'elle se manifeste, c'est qu'elle est portée à un haut point d'exaltation.

avoir ces diverses causes avec les observations
que nous venons de rapporter.

Dans aucun des deux cas, les sujets n'offraient de
trace d'affection du cœur ou de ses orifices; nous
n'avons donc à nous occuper que de l'inflammation et de l'oblitération des artères, et à voir si on
peut leur attribuer la production du sphacèle. Sur
l'homme qui fait le sujet de la seconde observation,
l'oblitération de l'artère crurale ne peut être mise en
doute; le mécanisme qui a produit le sphacèle doit
être le même que celui qui détermine le développement de la gangrène, consécutivement à la ligature d'un tronc artériel principal. Ce serait donc
par une action mécanique (1), en interceptant
l'arrivée du fluide sanguin dans les capillaires, que
l'oblitération des vaisseaux serait cause de la mortification des tissus; car l'irritation que détermine
une ligature placée sur un tronc artériel n'est pas
assez considérable pour s'étendre jusqu'aux capillaires que fournit ce vaisseau. Mais que se
passe-t-il quand l'artère principale d'un membre
est oblitérée? la circulation de ce membre s'arrête-
t-elle? Ce membre doit-il nécessairement cesser de
vivre? Non certes: tous les jours nous voyons le

(1) Les gros vaisseaux ne sont que des canaux de transmission,
et n'ont d'autre part à la nutrition que de faire parvenir aux capillaires le fluide réparateur. Si on descend dans l'échelle zoolo-
gique, on verra successivement disparaître le cœur et les gros vaisseaux; et cependant la nutrition se fera de la même manière, tant
que les capillaires qui en sont le siége subsisteront.

contraire. Il suffit, d'ailleurs, de jeter un coup d'œil sur l'harmonie admirable de notre structure, pour être frappé des ressources immenses de l'organisme, et se convaincre que la nature a prévu des désordres semblables, et qu'elle a tout disposé pour y remédier. La connaissance de la manière, quelquefois surprenante, dont la circulation se rétablit au moyen des artères collatérales, a été la source d'une foule d'applications heureuses en chirurgie, et a donné l'explication, jusque-là ignorée, de beaucoup de phénomènes organiques. Nous avons aujourd'hui des exemples presque incroyables en ce genre. On a vu l'aorte thoracique réduite au volume d'une plume à écrire, près de l'orifice de la sous-clavière gauche, sur une femme de cinquante ans. M. Reynaud a rapporté un cas semblable sur un vieillard de soixante-douze ans(1). L'oblitération complète de l'aorte a été rencontrée aussi plusieurs fois (2). Chaque jour, d'ailleurs, offre des exemples moins extraordinaires, mais qui prouvent la facilité et la promptitude avec laquelle la circulation collatérale s'établit. L'oblitération d'un tronc artériel principal ne suffit donc pas pour donner lieu au sphacèle spontané.

(1) Les détails de la manière dont la circulation collatérale entretient la vie, sont extrêmement curieux. (Voyez *Journal Hebdomadaire de Médecine*, tom. 1 .)

(2) A. Cooper : *Dissertation sur la ligature de l'aorte.*

L'inflammation des artères paraît être plus souvent cause de la gangrène sénile. Toutes les fois,
en effet, que le sphacèle se déclare sans cause appréciable (*V. observation quatorzieme*), ce qui est
le plus fréquent, on accuse l'inflammation des
troncs artériels, et il est vrai de dire que cette altération se remarque presque toujours dans ces circonstances. M. Dupuytren, qui paraît avoir le premier
saisi cette relation entre la gangrène sénile et la
phlogose des tubes sanguins, pense que celle-ci, en
déterminant l'exudation d'une lymphe plastique et
la coagulation du sang, a pour effet l'oblitération
des troncs artériels. Ce serait donc encore ici une
action mécanique; nous venons de voir plus haut ce
que nous pensons à cet égard. Nous en dirons autant
de l'ossification des artères, autre effet de l'inflammation, ainsi que de l'épaississement de leurs
parois, porté assez loin pour faire disparaître leur
cavité. Toutes les autres altérations que la phlogose peut produire dans les canaux artériels, ne
sont pas davantage susceptibles de donner à elles
seules naissance au sphacèle symptomatique.
Combien de fois cette affection ne se présente-
t-elle pas dans des vaisseaux importans, quelquefois dans une plus ou moins grande partie, et
même dans tout le système artériel, si on en croit
M. Bouillaud, sans donner lieu à aucune altération
semblable au sphacèle! Il faut remarquer à cet
égard que, jusqu'à M. Dupuytren, aucun des au-

teurs qui ont parlé de la phlogose des vaisseaux
sanguins, ne l'a signalée comme cause de gangrène sénile. Si le rapport de cette lésion avec la
phlegmasie artérielle a échappé à des hommes
aussi célèbres que Monro, Mekel, Morgagni, Haller, Franck, Scarpa, etc., n'est-ce pas parce qu'il
est trop peu constant? et ne pourrait-on pas
mettre en doute si réellement il existe? D'ailleurs,
lorsque la gangrène se déclare à la suite de la ligature d'une artère, consécutivement à une altération du cœur, de ses valvules ou de ses orifices, on ne peut dans ces circonstances faire jouer
un rôle quelconque à l'inflammation des troncs
artériels comme cause productrice du sphacèle.
Bien que les altérations dont je viens de parler
puissent être causes éloignées, prédisposantes, de
la gangrène, elles ont si peu de connexion avec
elle, qu'il serait impossible de rien saisir de fixe
à cet égard, et qu'il paraît préférable à beaucoup
de praticiens d'admettre, dans certains cas, une
qualité délétère du sang ; mais on ne réfléchit
pas que, puisque ce fluide se porte dans toutes les
parties du corps, la gangrène symptomatique devrait attaquer indifféremment tous les points du
corps, sans choisir de préférence les extrémités,
et parmi celles-ci les extrémités inférieures, etc.
On peut dire, je le sais, que, par ce seul fait
qu'on a observé souvent l'inflammation des artères ou leur oblitération, sans que ces maladies

aient été accompagnées de gangrène, il ne faut pas conclure qu'elles sont incapables de la produire : sans doute; mais ce fait prouve au moins que seules, ces affections ne peuvent rien, et qu'il est besoin que quelques circonstances accessoires, indépendantes d'elles-mêmes, viennent, en s'ajou-tant, en se joignant à elles, changer leur effet or-dinaire.

C'est une vérité qu'on ne saurait mettre en doute, qu'il faut pour que le sphacèle symptoma-tique se produise, que l'assimilation soit inter-rompue; or, ce phénomène se passe dans les capillaires ; c'est donc dans ceux-ci qu'il faut chercher les altérations capables de déterminer la gangrène. Dans ce qui précède, nous n'avons parlé que des *troncs* artériels, occupons-nous maintenant de leurs divisions. S'il est vrai que les vaisseaux capillaires ont la même composition anatomique que les troncs qui les fournissent, s'ils sont enveloppés comme eux d'un lacis ner-veux, venant du grand sympathique; il est évi-dent que l'inflammation peut les atteindre et commencer par eux, et qu'elle devra se montrer avec des caractères qui seront en rapport avec l'organisation anatomique de ces vaisseaux, ainsi qu'avec la nature de leurs fonctions; aussi, aura-t-elle une physionomie propre, qu'on ne peut comparer qu'à elle-même et qui na point d'analo-gue dans toute la série des irritations morbides,

tout en elle est spécial ; *la douleur* est excessive,
elle brise les forces, elle suit le trajet des vaisseaux ; elle ressemble, disent les malades, à celle
que produirait un jet d'eau bouillante qui par-
courrait l'intérieur du membre et s'élancerait des
extrémités vers le centre. *La chaleur*, loin qu'elle
existe, un froid glacial s'empare des tissus avant
que la vie les ait quittés en entier; et ce froid n'est
pas un effet physique; c'est encore un dernier
acte de l'organisme, puisque rien ne peut rappeler la chaleur dans les tissus et que leur température est quelquefois beaucoup au-dessous de
celle des corps ambians. *La tuméfaction*; elle
est nulle : à peine est-elle apparente, que les tissus sont frappés de mort ; ce n'est qu'un gonflement œdémateux. *La rougeur;* elle n'existe pas
davantage, si on remarque une autre teinte des
tégumens qu'une pâleur extrême, c'est alors une
couleur livide, violacée, qui a encore son caractère particulier. La marche du sphacèle spontané
n'est pas moins spéciale que ses symptômes ; la
vie cesse à la fois dans toute l'épaisseur des parties
malades; aucun tissu n'échappe à la mortification;
la destruction gagne insensiblement, s'élève lentement, mais avec une persévérance découra-
geante, du lieu déjà frappé de mort vers les parties restées saines ; un léger gonflement pâteux,
un cercle inflammatoire peu étendu, sont les signes précurseurs, constans, des désordres. Si la

maladie semble vouloir s'arrêter, c'est pour re-
commencer bientôt ses ravages. Sans doute quand
on voit des symptômes, en apparence si légers,
causer des désordres aussi profonds, **sans** avoir
été précédés de l'appareil inflammatoire qui accompagne constamment les lésions graves; quand
on voit cette marche insidieuse, cette opiniâtreté
désespérante, on peut être tenté, je le conçois,
d'attribuer à une cause occulte cette affection dés-
organisatrice. Cependant, nul doute qu'elle trouve
son explication comme toutes les lésions en
général; il s'agit seulement de découvrir l'espèce
d'organes lésés. Admettons que le système capillaire soit seul et primitivement enflammé; sup-
posons que la maladie commence par le gros orteil; que ce soit la pression d'une chaussure, la
fatigue d'une marche forcée, etc., qui ait été la
cause de la première irritation : il est aisé de concevoir que les vaisseaux capillaires, attendu leur
peu de volume, seront facilement oblitérés, soit
par le gonflement de leurs parois, soit par l'exudation de lymphe plastique qui est souvent le résultat de l'inflammation artérielle. La suspension
de l'abord du sang dans la partie, la cessation
des mouvemens vitaux et la gangrène, seront la
conséquence nécessaire de cet état de choses;
aussi, verra-t-on survenir graduellement dans le
gros orteil, de la gêne, des fourmillemens; puis
bientôt l'engourdissement et le refroidissement

succéderont à ces premiers symptômes ; des élancemens douloureux, des *fusées brûlantes*, troubleront le repos du malade. Viendront ensuite le froid glacial, la décoloration, l'insensibilité du pouce ; et enfin, un changement de couleur et le soulèvement de l'épiderme, annonceront que l'effet est produit, que la mort partielle est opérée. Ce sera d'abord à l'extrémité du gros orteil, que la gangrène bornera ses ravages ; l'affection pourra rester stationnaire pendant un temps plus ou moins long, elle pourra même se borner et ne détruire qu'une portion du pouce ; mais ce cas est le plus rare ; ordinairement le sphacèle spontané, une fois déclaré, continue sa marche sans que rien puisse l'arrêter, quoique parfois elle soit d'une lenteur remarquable. Continuons notre supposition ; mais d'abord posons en principe cette vérité, savoir : que l'inflammation produit l'inflammation ; c'est une chose de la première évidence ; notons de plus qu'il n'est pas exact de dire qu'elle suit constamment dans sa progression le cours des liquides ; on voit l'inflammation des artères s'étendre le long des vaisseaux et remonter des extrémités vers le cœur. Les observations de Franck, les expériences de Jones et de Hogdson, ne laissent aucun doute à cet égard. L'inflammation des artères a donc au moins cela de commun avec celle des autres organes, c'est qu'elle se propage dans tous les

sens ; or, on conçoit fort bien que la phlogose
des capillaires puisse se propager dans les capillaires voisins et même dans les ramuscules qui
leur donnent naissance; si donc les collatérales
du gros orteil viennent à s'enflammer aussi par
continuité de tissu, comme nuls autres vaisseaux
ne peuvent porter le sang dans cette partie, la
mort du gros orteil ne tardera pas à arriver. Le
premier pas est fait, nous allons voir se dérouler
et grandir tous les désordres qui caractérisent la
fâcheuse affection qui nous occupe : Parvenue à
l'articulation métacarpo-phalangienne, la gangrène
peut s'arrêter un instant; un léger cercle inflammatoire trace la limite entre les tissus mortifiés
et ceux qui vivent encore; au-delà de ce cercle,
un gonflement pâteux, du froid, de l'engourdissement, se font remarquer dans la direction du
premier os du métatarse; les élarcemens douloureux, dont nous avons déjà parlé, se prolongent
plus ou moins loin sur le dos du pied ; bientôt le
deuxième orteil se refroidit, et on peut y suivre le développement des phénomènes que nous
avons signalés plus haut. En même temps, la
gangrène avance un peu au-delà de l'articulation
du pouce avec le tarse; les douleurs montent davantage, la tuméfaction pâteuse s'étend sur le dos
du pied; les derniers orteils subissent successivement, quelquefois en même temps que le second orteil, les mêmes altérations que lui; ils

sont ordinairement mortifiés à la fois dans toute
leur étendue. Ici encore se montre parfois un
retardement dans la marche des symptômes ; les
articulations métatarso-phalangiennes sont cer-
nées par un léger cercle rougeâtre ; l'infiltration
s'étend sur toute la face dorsale du pied ; les douleurs se portent plus haut encore ; toute cette
partie devient bientôt froide et engourdie, et les
symptômes avant-coureurs de la mort s'élèvent
vers la jambe. Une fois que la gangrène a atteint
l'articulation tibio-tarsienne, les désordres mar-
chent avec plus de rapidité ; la plante du pied, qui
jusque là n'avait pour ainsi dire ressenti aucune
atteinte, éprouve à son tour les signes précurseurs de la mortification, qui ne tarde pas à s'en
emparer ; alors les désordres deviennent plus
graves encore, et si on n'y apporte un prompt remède, la vie du malade est en danger imminent.
Telle est la manière dont la gangrène sénile
se conduit presque constamment. En suivant
pas à pas l'inflammation que nous avons sup-
posé commencer par les capillaires du gros orteil, et en cherchant ses rapports avec les lésions
produites, ne semble-t-il pas voir la gangrène
envahir les tissus, à mesure que l'inflammation
envahit plus de rameaux artériels ? d'abord, ce
sont les collatérales du pouce dont la phlogose
s'empare ; la mort de celui-ci en est la consé
quence. Ici la gangrène semble s'arrêter, car les

vaisseaux métatarsiens ne participent pas encore à l'inflammation, et la première perforante antérieure apporte encore du sang. La phlogose a gagné la première inter-osseuse dorsale; le second orteil commence à se refroidir, et à mesure qu'elle monte dans l'artère métatarsienne et qu'elle se propage dans ses divisions , les orteils cessent de recevoir le principe de vie, la mort s'en empare. En cet endroit, une nouvelle pause peut avoir lieu , car le coude-pied reçoit encore du sang de l'artère tarsienne; mais la phlogose monte encore, l'artère du tarse s'enflamme, le coude-pied cesse de vivre ; la gangrène arrive enfin près de l'articulation; sa marche semble encore vouloir s'arrêter ; elle devient un moment stationnaire : les malléolaires en effet ne sont pas encore atteintes; les divisions des plantaires de la péronnière suffisent pour lutter contre la force destructive de la maladie, qui, de cette manière, offre une marche saccadée, rapide lorsqu'elle envahit les divisions artérielles, lente lorsqu'elle n'avance que dans les troncs. Jusque là, les artères plantaires n'ont que légèrement participé à l'inflammation, ou du moins les effets de celle-ci ont été moins directs et moins apparens, surtout dans la plantaire externe, sans doute à cause de son volume et de la plus grande quantité de sang qu'elle reçoit; mais enfin, la phlogose s'en empare, et la plante du pied est bientôt aussi désorganisée.

La maladie se propage de cette manière, en suivant la marche de la phlogose, qui des rameaux
s'étend aux troncs artériels; et à mesure qu'elle
s'élève, elle embrasse et détruit une plus grande
épaisseur de tissus. On pourrait ainsi suivre ses
progrès dans toute l'étendue du membre, prédire
sa marche en suivant la divison anatomique des
vaisseaux.

La marche du sphacèle chronique n'est pas
lente dans toutes ses périodes; l'irritation inflammatoire des capillaires est, pour l'ordinaire, bornée d'abord à un seul point, quelquefois fort peu
étendu, comme, par exemple, une portion de
l'extrémité du gros orteil; bientôt elle gagne et
s'étend en tous sens; mais elle se propage plus
loin dans le rameau duquel émanent les capillaires phlogosés. Bientôt d'autres capillaires, voisins de ceux-ci et dépendans d'autres vaisseaux,
s'enflamment à leur tour, et le même effet se
reproduit; la phlegmasie des rameaux s'élève à
son tour du côté du cœur, et se propage jusqu'au
tronc qui les fournit. Si ce tronc donne naissance
à d'autres ramuscules encore intacts, l'inflammation ne tarde pas à s'étendre dans ces ramuscules,
et de ceux-ci à leurs divisions capillaires; de ces
deux effets inverses conduisant au même but, résulte l'aggrandissement des désordres et l'envahissement d'une étendue de parties de plus en
plus considérable, jusqu'à ce que toute l'épais-

seur du membre le plus volumineux soit entièrement désorganisée ; alors la maladie ne s'arrê-
tera plus, et si l'on voit quelquefois la gangrène
se borner, ce n'est que quand la phlogose n'a
atteint qu'une portion peu étendue de capillaires,
ou qu'un nombre peu considérable de vaisseaux
sanguins ; mais les chances de voir cette terminaison heureuse diminuent à mesure que le foyer
de la phlogose s'élargit ; on ne peut plus conserver
d'espoir semblable quand toute l'épaisseur d'un
membre est affectée ; alors l'inflammation se propage à la fois dans cent vaisseaux et dans les innom-
brables rameaux qu'ils fournissent ; il n'est plus de
digue capable de s'opposer à ce débordement de la
cause morbide. La gangrène, lente jusque là,
prend une marche rapide, et la mort du patient,
que l'amputation ne saurait plus prévenir, ne
tarde pas à arriver. Quand on voit les désordres
augmenter tout à coup avec cette espèce d'em-
portement, on s'applaudit d'avoir temporisé,
dans la persuasion où l'on est que la lésion était
au-dessus des ressources de l'art; mais qu'on ne s'y
trompe pas, qu'on ne rapporte pas à la nature
de la maladie, ce qui est le fait du chirurgien.
Cette marche de la gangrène, d'autant plus lente
que les parties affectées sont moins étendues,
d'autant plus rapide que le rayon de la phlogose
s'est aggrandi davantage, est pour nous un avertissement qui met dans tout leur jour les dan-

gers de la temporisation en pareil cas, et qui nous prouve que, si l'art est devenu impuissant, c'est qu'on a trop tardé à user de ses ressources.

Nous avons dit que la gangrène sèche commençait par l'inflammation des capillaires artériels. On ne peut nier que les vaisseaux capillaires puissent s'enflammer aussi bien que les troncs qui leur donnent naissance. Cette vérité est reconnue relativement aux capillaires veineux qui sont primitivement enflammés dans la phlébite consécutive aux solutions de continuité, et probablement dans d'autres affections peu connues : nous ne voyons pas pourquoi il en serait autrement pour les capillaires artériels ; pourquoi ceux-ci jouiraient seuls dans l'économie, du privilége de ne pas ressentir l'influence des causes morbides et de ne pas s'enflammer isolément comme tous les systèmes en général. Mais on peut demander pourquoi alors la gangrène commence par le gros orteil. Et d'abord il est prouvé qu'elle peut commencer par un point quelconque du corps : M. le professeur Marjolin l'a vue commencer au-dessus des malléoles sans attaquer le pied ; dans un autre cas le nez seul a été affecté de gangrène sèche. M. Bégin l'a également vue débuter par le côté externe du tarse. Mais si l'on fait attention que parmi les orteils le pouce supporte presque seul le poids du corps ; que c'est sur lui que viennent aboutir tous les efforts nécessaires

a la marche et à la station, enfin à tous les mouvemens généraux du corps; que c'est sur lui que
les chaussures appuient principalement; que ce
gros orteil est la partie du corps la plus éloignée
du centre de la circulation; si, de plus, on s'en
rapporte à l'observation de Pott, qui a vu la gangrène sèche survenir ordinairement à la suite de
douleurs de goutte; on ne devra plus s'étonner
que la gangrène sèche envahisse d'abord le gros
orteil, de préférence à toute autre partie du corps.

Nous n'avons présenté ce qui précède que
comme une supposition : mais si les symptômes
que nous avons donnés comme étant ceux de la
gangrène sèche, sont exacts, si la marche que
nous avons tracée est véritablement la marche
ordinaire de cette affection, notre supposition
devient une vérité. Il ne pourra rester aucun
doute à cet égard si nous plaçons en regard de ce
que nous venons de dire la description que font
de la gangrène sèche, les praticiens les plus distingués : voici celle que donne M. Marjolin; on y
reconnaîtra facilement le coup d'œil observateur
de ce célèbre chirurgien.

« *La gangrène sèche est quelquefois précédée*
pendant un temps assez long, d'un sentiment de
froid et d'engourdissement dans les parties qui
en sont menacées ; mais il n'existe pas de dou-
leurs. Ces mêmes parties sont ordinairement
pâles, quelquefois d'un rouge violet et alors légè-

*rement tuméfiées. Dans d'autres cas, les malades
éprouvent de vives douleurs dans toute l'étendue
du pied, et de l'articulation du pied avec la
jambe, particulièrement pendant la nuit, même
avant que ces parties offrent quelque autre signe
de maladie, ou avant qu'il y en ait d'autres
qu'une petite tache noire ou bleuâtre sur l'un
des orteils. Au niveau de cette tache, l'épiderme
est détaché, et la peau qui est au-dessous, d'une
couleur foncée »* (gêne et ralentissement de la
circulation capillaire, privation du fluide nu-
tritif, inflammation des capillaires remontant vers
les vaisseaux, mort des points privés de sang).
« *Les progrès de cette gangrène sont, tantôt très
lents, d'autres fois ils sont très rapides* » (suivant
que la circulation collatérale est plus ou moins
bien établie, et suivant le degré d'inflammation);
« *elle se propage successivement aux différens
orteils; quelquefois elle gagne le reste du pied
et sa face dorsale, qui paraît la première affectée.
Le pied se gangrène quelquefois en totalité; et
même chez quelques sujets, la mortification s'é-
tend successivement à la jambe et même à la
cuisse* » (cette marche indique assez l'inflammation successive des vaisseaux par continuité de
tissu); « *un léger gonflement pâteux, violacé,
bleuâtre, le soulèvement de l'épiderme, annoncent, ainsi que la persistance de la douleur ou du
sentiment de froid et d'engourdissement, les pro-*

grès ultérieurs de la mortification » (persistance de la phlogose des vaisseaux, son élévation dans les tubes sanguins).

Voici comment s'exprime M. Bégin :

« *La plupart des malades éprouvent d'abord dans les parties qui doivent être envahies par la gangrène, un sentiment continuel et invincible de froid et d'engourdissement ; quelquefois des four-millemens s'y font sentir ; presque toujours elles sont pâles , comme flétries et revenues sur elles-mêmes. Dans d'autres circonstances, au contraire, on y remarque des vergetures, une teinte violacée et un léger gonflement. Elles donnent, dans pres-que tous les cas, au toucher la sensation d'un abaissement manifeste et difficile à dissiper de température. Ces prodromes sont ceux qu'on observe le plus communément* » (gêne et ralentis-sement de la circulation capillaire); « *certains individus, cependant, sans que la cause de cette différence puisse être exactement déterminée, éprouvent graduellement, dans les organes né-crosés, des douleurs de plus en plus vives, insup-portables, déchirantes, et semblables, selon l'ex-pression de quelques-uns , à celles que produirait la dilacération et la morsure des parties. Ces dou-leurs, qui augmentent pendant la nuit, s'étendent des orteils à la totalité du pied, à l'articulation tibio-tarsienne, et quelquefois à la jambe le long du trajet des nerfs et des vaisseaux* » (on ne peut pas mieux tracer le développement et la marche de la phlogose qui part des vaisseaux capillaires pour venir s'étendre jusqu'aux principaux troncs artériels); « *quoi qu'il en soit, après un temps plus ou moins long, ces phénomènes précurseurs sont suivis de l'apparition, à l'extrémité libre d'un ou plusieurs orteils, d'une tache bleuâtre, livide, puis noire. Bientôt l'épiderme se détache et laisse voir la peau convertie en escharre, et dont la sensibilité est entièrement éteinte ; la partie frappée se ride, se flétrit, se dessèche, se momifie en quelque sorte* (cessation complète de la circulation capillaire dans un point, mort de cette partie); « *à mesure que le mal remonte, il gagne la totalité des orteils, puis le pied, la jambe et quelquefois la cuisse, lorsque les forces du malade suffisent à d'aussi grands ravages* » (la maladie se propage par continuité de tissus); *une sensation peu distincte de chaleur et d'engourdissement, quelquefois celle d'une brûlure vive et dilacérante, précède successivement la gangrène dans les parties qu'elle menace* » (l'inflammation des vaisseaux précède la mortification); « *un cercle rougeâtre, peu marqué, une sorte de gonflement œdémateux annoncent l'approche du mal, et sont les avant-coureurs de la mortification* » (la gêne et le ralentissement de la circulation capillaire succède à la phlegmasie des rameaux sanguins qui naissent des troncs enflammés; la mortification suit bientôt); « *enfin les progrès croissans de la maladie, quoique tantôt lents, tantôt rapides, ont leur terme* » (rapides quand la phlogose envahit les capillaires, s'arrêtant aux lieux où existent des anastomoses, et se ralentissant quand l'inflammation monte dans les troncs seulement). « *Ces phénomènes se reproduisent avec fidélité*, continue M. Bégin, *soit que la gangrène affecte les orteils et les membres inférieurs, soit qu'elle envahisse les doigts et les membres thoraciques*, etc. » Nous pourrions citer encore d'autres observateurs célèbres, Pott, Morgagni, etc., etc., et toujours nous trouverions dans la description qn'ils donnent de la gangrène sèche les mêmes phénomènes remarquables. C'est donc que les caractères de cette affection sont tranchés et spéciaux.

En admettant les explications qui précèdent telles que nous les avons présentées, peut-être dira-t-on qu'elles ne sont pas applicables au cas de gangrène consécutive à la ligature d'une artère principale, puisque nous avons dit plus haut nous-même, que la phlogose que déterminait la ligature d'un tronc artériel, n'était jamais assez violente pour se propager jusqu'aux dernières divisions de ce vaisseau. Mais rien n'empêche de croire que la privation du sang puisse déterminer l'inflammation des capillaires, de la même manière qu'un organe quelconque s'enflamme, s'il est privé du liquide qu'il est destiné à contenir ou à charier. Ainsi l'estomac s'enflamme s'il est privé d'alimens, l'œil s'irrite s'il cesse d'être mouillé par les larmes, etc., etc. ; le sujet de la seconde observation nous offre un cas analogue. Au reste, que les ramuscules artériels soient primitivement enflammés ou qu'ils ne le soient que consécutivement aux troncs qui les fournissent, ou au développement de la gangrène qui résulterait de la privation du sang, il est toujours hors de doute que, toutes les fois qu'il y aura cessation de l'abord du sang dans quelques divisions capillaires, le sphacèle spontané aura lieu dans cet endroit. Mais ce qu'il est de la plus haute importance de noter, c'est qu'une fois le sphacèle déclaré, il devient lui-même cause d'inflammation, et que celle-ci se propage par continuité de tissus.

Pour l'ordinaire la gangrène sénile marche lentement dans son début, mais quelquefois aussi elle marche d'abord avec la plus grande rapidité, comme on le remarque particulièrement à la suite de la ligature d'une artère principale; et toute l'étendue d'un membre peut être ainsi sphacélée en peu de temps. Dans ce cas, il est bien connu que les collatérales n'ont pas pu rétablir la circulation. Ce fait est important à noter et vient à l'appui de ce que nous avons avancé plus haut; car on doit naturellement en tirer cette conséquence, que quand la gangrène marche lentement, c'est que la circulation est rétablie au moyen des collatérales, et que la continuation et les progrès de la maladie sont dus à la propagation de la phlogose par continuité de tissus. On conçoit que ceci est applicable à tous les cas où la gangrène marchera lentement. La manière sensible dont les signes inflammatoires décroissent dans les vaisseaux à mesure qu'on s'élève vers les parties saines, les traces visibles de phlogose dans les troncs artériels, tandis que les parties qui les entourent sont encore intactes (1), sont autant de circonstances qui donnent du poids à notre manière de voir.

Les observations que nous avons rapportées prouvent d'une manière irrécusable qu'on peut, dans certains cas de gangrène sénile, amputer avant que la mortification soit bornée. Tâchons de déterminer ces cas.

(1) Une remarque propre à éclairer sur la nature et la différence des autres espèces de gangrène avec le sphacèle spontané, c'est que dans celui-ci, on trouve les petits rameaux artériels détruits, et les troncs toujours plus ou moins malades, au milieu des parties saines, tandis que dans les autres espèces de gangrène, on trouve des artères saines et fournissant un jet de sang naturel, au milieu de la mortification de tous les tissus qui les entourent. Nous venons d'avoir sous les yeux un exemple récent de ce que j'avance: Un enfant avait une fracture du bras; un appareil trop serré détermina le sphacèle de la main, de l'avant-bras et de la partie inférieure du bras. Amené à l'Hôtel-Dieu, cet enfant était dans un état presque désespéré; la portion du bras qui n'était pas gan-

1° Si la gangrène marche lentement, deux circonstances sont alors à distinguer.

En premier lieu, le sphacèle a paru à la suite d'un obstacle au cours du sang, après la ligature d'une artère principale ou son oblitération par une cause quelconque, traumatique ou autre, mais dont on a la certitude, et dont on connaît le lieu précis. On peut alors amputer au-dessous de l'obstacle sans attendre que la mortification soit bornée, pourvu toutefois que la section des chairs soit faite à une certaine distance du lieu gangréné. On aura dans ce cas tout espoir de succès ; car les collatérales suffiront pour entretenir la vie au-dessous de l'obstacle.

En second lieu, le sphacèle s'est développé sans cause connue. Ici encore amputez sans crainte : vous enlèverez sans doute la cause avec le mal : il n'y a jamais dans ce cas de contre-

grénée était jusqu'à l'épaule gonflée, d'un rouge violacé érysipélateux, etc. On eut recours aux affusions froides, qui arrêtèrent la marche de la maladie ; la gangrène se borna ; mais toute la moitié inférieure du bras et tout le reste du membre torachique étaient entièrement mortifiés, et exhalaient une odeur infecte, malgré l'usage du chlorure de chaux qu'on n'employait pas avec assez d'exactitude. On crut devoir enlever le plus possible des parties désorganisées. On détacha en effet l'avant-bras dans l'articulation du coude, avec une extrême facilité, sans que le petit malade éprouvât la moindre sensation. Mais on fut étonné de voir un jet de sang artériel s'échapper avec assez de force pour qu'on crût nécessaire de porter une ligature sur cette branche qui nous parut être la collatérale inférieure.

16

indication; car en supposant que la mortification soit le résultat d'un obstacle au cours du sang dans un vaisseau principal; en supposant même qu'elle coïncide avec une affection du cœur ou de ses orifices, du moment que le sphacèle marche lentement, c'est que les artères collaté-rales sont assez dilatées pour entretenir la vie, et que la gangrène ne marche que par la pro-pagation de la phlogose par continuité de tissus.

2° Si la marche de la gangrène est rapide, il se présente encore deux circonstances à noter.

Premièrement, le sphacèle s'est déclaré sans cause connue : il faut alors se garder d'amputer, car rien n'indique les limites de la maladie; et si l'on n'attend pas que la nature ait repris assez d'é-nergie pour arrêter la marche des désordres et tracer les limites de la mortification, on courra le risque de voir l'affection se renouveler.

Deuxièmement, le sphacèle a paru à la suite de la ligature d'une artère principale, à la suite de son oblitération par une cause appréciable dont l'effet est connu. Ici on peut amputer avant que le sphacèle soit borné; *mais au-dessus de l'oblité-ration connue* des vaisseaux; car la marche rapide de la désorganisation indique que les vaisseaux collatéraux n'ont pas pu rétablir la circulation, au-dessous de l'obstacle qui existe dans le tronc artériel principal. C'est la méthode de M. Larrey qui est applicable dans ces circonstances.

Je crois devoir, à ce sujet, rapporter, en peu de mots, un fait curieux qui, en donnant un exemple des principes que nous venons de poser, sera encore une preuve remarquable de la rapidité avec laquelle les artères collatérales se dilatent.

DIX-NEUVIÈME OBSERVATION.

Fracture de la cuisse, dilacération des parties molles, ouverture partielle de l'artère crurale, gangrène non limitée, amputation par la méthode de M. Larrey, guérison, phénomène remarquable.

Un cultivateur de la commune de N., d'un tempérament sanguin, d'une forte constitution, âgé de cinquante-quatre ans, en revenant chez lui pendant la nuit, s'endormit dans sa charrette d'un sommeil profond. Sa jambe passa à travers les barreaux de la voiture, vis-à-vis la roue. Les chevaux descendaient à ce moment une montagne avec assez de rapidité. Le membre abdominal, entraîné par le mouvement de la roue, tandis que le tronc était retenu par les barreaux de la charrette, reçut des secousses violentes et répétées, et fut fracturé aux deux tiers supérieurs de la cuisse. Les fragmens continuèrent d'être agités pendant assez long-temps, et produisirent de grands désordres dans les chairs; cependant la peau n'éprouva point de solution de continuité. Peu après l'accident le membre perdit sa chaleur

et sa sensibilité. Mon père fut appelé près du malade; je l'accompagnai. A notre arrivée, vingt-
quatre heures après l'accident, nous trouvâmes
le malade dans un assez bon état: la jambe et la
cuisse n'offraient de particulier que leur insensibilité et leur froid glacial, qui s'étendaient jusqu'au lieu de la fracture; mais le pied était gonflé,
couvert de phlyctènes, et tous les orteils avaient
déjà changé de couleur et pris une teinte violacée;
il n'y avait de ressources que dans l'amputation;
on s'y refusa. On appliqua un appareil légèrement
contentif, et disposé de manière à laisser voir les
progrès de la maladie. On chercha en même temps,
par tous les moyens possibles, à rappeler la chaleur du membre, mais sans succès. La gangrène
fit des progrès si rapides, qu'au quatrième jour
elle dépassait le genou. Appelés de nouveau pour
amputer la cuisse comme il avait été convenu
avec le chirurgien traitant, nous trouvâmes les
choses singulièrement changées. Non seulement
le sphacèle dépassait le genou, mais un gonflement inflammatoire s'élevait jusqu'au-dessus du
lieu fracturé. Cette tuméfaction était au reste fran-
chement inflammatoire, et ne parut pas à mon
père une contre-indication, attendu qu'il avait
l'intention de pratiquer l'amputation au-dessus de
la fracture. Cette opération fut faite par la méthode de M. Dupuytren; à peine les chairs étaient-
elles incisées, qu'il s'écoula une quantité consi-

dérable de sang artériel, quoique l'artère crurale
fût comprimée par les doigts d'un aide intelligent.
L'écoulement de sang était tel, que quelque retard
dans la section de l'os aurait pu compromettre
les jours du malade. La compression cessée, l'artère fémorale ne donna aucun jet; le sang était
fourni par une multitude de branches artérielles
répandues dans toute l'épaisseur des chairs, et
qui étaient certainement des branches dilatées de
l'hypogastrique ainsi que de la crurale et de la
musculaire profonde. Ces rameaux avaient déjà
acquis un volume si considérable que nous fûmes
obligés de faire près de vingt ligatures (1). Un caillot
remplissait la fémorale, et parut assez solide pour
qu'une ligature devînt inutile. La plaie fut pansée
comme nous le faisons ordinairement. L'appareil
levé le douzième jour, laissa voir une plaie dans
le meilleur état; la guérison n'éprouva aucune
entrave.

L'artère fémorale examinée sur la pièce anatomique, fit voir une plaie qui intéressait la moitié
du cylindre artériel. Un caillot très solide, très
compact, remplissait l'artère qui avait été coupée
à un pouce au-dessus de la déchirure. La solidité
de ce caillot donna beaucoup de sécurité sur celui
qui bouchait l'artère du moignon, et qui, d'ailleurs, devait s'élever jusqu'à la musculaire pro-

____

(1) La torsion des artères n'était pas encore usitée.

fonde, distante de deux à trois pouces du lieu de l'amputation.

Ce qui nous fait rapporter cette observation, n'est pas cette circonstance remarquable de la déchirure incomplète d'une artère considérable, sans qu'il y ait eu hémorragie qu'empêcha un caillot protecteur, formé sur-le-champ; nous l'avons citée particulièrement comme preuve de la rapidité de la dilatation des vaisseaux collatéraux. On peut aussi déduire de ce fait qu'il serait prudent, avant de pratiquer la ligature d'une artère principale, de faciliter, par une légère compression, continuée un certain temps, la dilatation des vaisseaux collatéraux; ce qui assurerait le succès de l'opération.

L'observation suivante, qui m'a été communiquée par mon père, offre assez d'intérêt sous ce rapport pour que je croie devoir lui donner une place dans cet article.

VINGTIÈME OBSERVATION.

Un jeune homme de dix-sept ans à peu près, s'ouvre l'artère tibiale antérieure, avec la pointe d'un sabre qu'il laisse tomber sur sa jambe; une hémorragie légère a lieu aussitôt; elle est arrêtée par la compression directe, et en même temps par celle de l'artère crurale. Bientôt la plaie des tégumens est cicatrisée; mais une tumeur anévrysmale se développe au lieu de la blessure, et acquiert en peu de temps un volume considérable. La ligature de l'artère fémorale dut être pratiquée; elle fit diminuer sensiblement le volume et le battement de la tumeur. Au dix-septième jour, la plaie était presque entièrement cicatrisée; mais à cette époque eut lieu, avec la chute de la ligature, une hémorragie considérable (c'est à ce moment que mon père fut appelé). Malgré le sang qu'il avait perdu, le malade était encore dans un état plein de ressources. On parvint à se rendre maître de l'écoulement du sang par la compression directe, et pendant dix-huit jours il ne coula plus. Cette circonstance et la cicatrisation avancée de la plaie, firent espérer que quelque temps encore de la même compression déterminerait l'oblitération de l'artère et la cicatrisation complète. Une nouvelle hémorragie vint bientôt détruire cet espoir et mettre les jours du malade en danger. Avant de songer à guérir l'anévrysme dont les battemens se faisaient toujours sentir, il fallait d'abord arrêter sûrement l'écoulement du sang. Découvrir l'artère fémorale au-dessus de la plaie et l'étreindre de nouveau, semblait être l'indication à remplir; mais la crainte de voir se couper, sous la ligature, le vaisseau que l'inflammation avait dû rendre très fragile, ne donna aucune confiance dans ce moyen. Cette ligature d'ailleurs devait être placée trop près de l'origine de la fémorale profonde pour laisser l'espoir qu'un caillot,

assez fort et assez étendu, pourrait se former et
supporter l'effort du sang sans se détacher. Le
gonflement des glandes du pli de l'aîne, et l'irritation qui s'était développée dans ce lieu, ne permettaient pas de le choisir pour lier la *crurale*.
Restait pour dernière ressource la ligature de
l'iliaque externe; mais cette ligature aurait-elle
suspendu l'hémorragie? c'est ce qu'il fallait voir
d'abord, car cette indication dominait toutes les
autres. Aucune compression sur toute l'étendue
de la fémorale, jusqu'au pli de l'aîne, ne faisait
cesser les battemens de la tumeur anévrysmale;
cette circonstance donnait la certitude que la dilatation des branches de l'hypogastrique suffisait
pour entretenir la circulation jusqu'à la tumeur.
Cette dilatation avait été causée par les compres-
sions exercées antérieurement, et par la suspension totale et momentanée du cours du sang dans
l'artère principale du membre. On devait donc
craindre qu'en plaçant une ligature sur un point
aussi élevé que l'iliaque externe, les collatérales
déjà dilatées, entretinssent une communication
assez forte avec la fémorale pour renouveler l'hémorragie. L'amputation n'était pas sans danger.
L'écoulement de sang qui aurait eu lieu sans
qu'on ait pu s'en rendre maître, aurait peut-être
causé la mort du malade déjà affaibli par des
hémorragies précédentes. Tous les moyens que
je viens de signaler n'offraient point assez de

chances de succès pour qu'il fût permis d'y recourir. La compression directe n'était plus possible par les douleurs qu'elle produisait ; elle avait
d'ailleurs été infidèle. Cependant la plus légère
compression exercée avec le doigt sur l'artère crurale, sans qu'elle fût assez forte pour causer de la
douleur, suffisait pour arrêter l'hémorragie. Le
malade, d'une grande intelligence et de beaucoup
de sang-froid, l'exerçait lui-même fort bien. Cette
circonstance fit naître, à mon père, l'idée de faire
la compression de cette manière autant de temps
qu'il en faudrait pour déterminer la cicatrisation
déjà avancée de la plaie. Quelques hommes intel-
ligens, ainsi que le père du malade, furent chargés
de ce soin. Pendant vingt jours et vingt nuits,
cette compression vivante fut exercée avec la
plus grande exactitude : six hommes ont suffi ;
rarement un homme pouvait comprimer au-delà
d'une demi-heure, au commencement, et à la fin,
ils ne pouvaient continuer plus de dix minutes.
Lorsque les *compresseurs* devaient se relever, le
blessé suspendait lui-même le cours du sang, jusqu'à ce qu'il eût placé exactement le doigt du
remplaçant. On obtint ainsi la cicatrisation de la
plaie et l'obstruction de l'artère fémorale ; mais la
tumeur anévrysmale restait encore, et avait acquis
un volume plus considérable. On tenta de nouveau
la compression médiate, mais sans succès ; la tumeur
faisait des progrès notables. Il fallut donc recourir

à la méthode d'Anel. L'opération fut commencée quinze jours après la guérison de la cuisse. Le développement de la tumeur ne permit pas de découvrir, comme on en avait l'intention, l'origine de la jambière antérieure, à sa sortie du ligament inter-osseux, pour l'embrasser par une ligature; il fallut recourir au procédé ancien. Une compression aussi exacte que possible fut faite sur l'artère crurale, et la tumeur fendue ensuite dans toute sa longueur; mais une effusion considérable de sang eut lieu aussitôt et força de suspendre l'opération pour ne pas compromettre les jours du malade, qui déjà éprouvait les signes avant-coureurs d'une syncope. On tamponna la plaie provisoirement; un garot improvisé fut appliqué au-dessus de l'articulation du genou, et le sang cessa de couler. On put s'assurer, par l'examen du sac dépouillé de tous les caillots, que le sang ne provenait pas seulement du tronc de la jambière antérieure, mais aussi de la récurrente tibiale. Deux ligatures placées au moyen d'aiguilles courbes, l'une au-dessus, l'autre au-dessous de la tumeur, arrêtèrent le cours du sang, et la guérison marcha sans entraves.

J'ai cru devoir rapporter cette observation par rapport à l'espèce de compression qui a été employée. On ne peut donner cet exemple comme règle de conduite. Un semblable moyen exige trop de conditions à remplir, il est trop pénible, pour pouvoir jamais devenir d'un usage général;

mais il peut être d'un grand secours quand tous les autres moyens compressifs ont échoué, et j'ai cru devoir faire connaître un fait qui, quoique extraordinaire, peut trouver encore son application dans des circonstances également extraordinaires; cependant ce n'est pas seulement sous ce rapport que j'ai dû citer cette observation, elle se rattache trop aux observations précédentes pour ne pas l'avoir empruntée comme preuve déjà bien connue toutefois, que, lorsqu'une cause quelconque empêche le cours du sang dans un membre en oblitérant son artère principale, si la vie s'y entretient, c'est par le rétablissement du cours du sang, au moyen des vaisseaux collatéraux, dans les parties de ce membre situées au-dessous de l'obstacle. Daus le cas contraire, la gangrène est inévitable.

En envisageant les choses comme nous l'avons fait dans cet article, il sera facile de se rendre raison de tous les phénomènes de la gangrène sénile. Voici en résumé notre manière de voir à cet égard :

Le sang cesse d'arriver dans les dernières ramifications artérielles.	Privation de fluide nutritif, cessation de l'assimilation, mort; mais sans signes apparens de phlogose, atrophie, séchéresse des tissus.
Des organes spéciaux sont lésés ; leur inflammation se propage, par continuité de tissus, des rameaux artériels vers les troncs.	Douleurs particulières, excessives, sentiment de brûlure, élancement de la douleur des extrémités vers le cœur, suivant le trajet des vaisseaux, traces

Les collatérales rétablissent la circulation et font arriver le sang dans les parties auxquelles les artères principales ne peu-vent plus en fournir.

de phlogose dans les artères, diminuant à mesure qu'on avance du côté du tronc, et s'élevant cependant dans les vaisseaux beaucoup plus haut que dans les autres tissus.

Lenteur dans la marche de la gangrène, d'autant plus marquée que les collatérales sont plus nombreuses; momens de halte partout où aboutissent des vaisseaux nouveaux; quelquefois cessation des désordres et séparation des tissus mortifiés.

CHAPITRE VIII.

GUÉRISON DES LUXATIONS SPONTANÉES PAR L'EXTENSION SOUTENUE.

———

Je ne sache pas que dans les fastes de la chirurgie on ait encore tenté la réduction des luxations spontanées : on peut citer des exemples où un traitement, plus ou moins bien dirigé, a fait cesser les symptômes inflammatoires de la coxalgie, et opéré la résolution complète des accidens qui avaient été la cause de la luxation, mais les malades conservaient une difformité qu'ils étaient condamnés à supporter toute leur vie. *Lorsque la maladie est legère et récente, on peut espérer de la guérir ; mais lorsqu'elle est ancienne, et surtout lorsque le fémur a abandonné la cavité cotyloïde, on tenterait en vain de la guérir, et ce qui peut arriver de plus avantageux alors , c'est que le fémur se soude à l'os des iles , ou qu'il se creuse une cavité nouvelle, et que le malade en soit quitte pour la claudication.* C'est ainsi que s'exprime, relativement au pronostic des luxations spontanées, le célèbre chirurgien que la science regrette, Boyer ; cette opinion est aussi celle de tous les praticiens. Les faits que je vais rapporter prouveront qu'elle doit être modifiée. En réfléchissant à la marche et au mécanisme des luxations spontanées, on est d'abord frappé de ce fait, que le fémur est déplacé par l'action musculaire. On remarque ensuite que ce déplacement est constamment précédé de phénomènes particuliers, qui durent plus ou moins long-temps, et qui, quoique ayant des causes variables, ont toujours le même résultat, celui de chasser la tête du fémur hors de la cavité cotyloïde. Tels sont les deux points principaux à considérer dans les luxations consécutives. Les indications thérapeutiques qui découlent de cette remarque, sont :

1° De combattre les causes qui peuvent provoquer la sortie de la tête du fémur hors de la cavité qui la reçoit;

2° D'empêcher le fémur de céder à l'action musculaire.

La première de ces indications est la seule qu'on ait jusqu'à présent remplie. C'est dans ce sens qu'agissent le repos aussi parfait que possible, un traitement anti-phlogistique, énergique et sévère, les dérivatifs, etc., etc. Mais l'expérience a malheureusement prouvé que ces moyens, quoique ayant beaucoup de puissance, en avaient rarement assez pour empêcher le déplacement consécutif du fémur; et une fois cette complication arrivée, l'art ne possède aucune ressource

contre elle, d'après l'aveu même du célèbre Boyer :
aussi jusqu'à présent les guérisons véritables
qu'on a obtenues, se sont bornées au cas où les
désordres de l'articulation n'étaient pas assez
grands pour faire sortir en entier la tête du fémur de la cavité cotyloïde. *Lorsque la luxation
est complète , on parvient quelquefois encore à
obtenir la résolution des symptômes inflammatoires, et à sauver les jours du malade ; mais dans
ce cas, ce qu'on peut obtenir de plus avantageux , c'est que le fémur se soude à l'os des iles ,
ou qu'il se creuse une nouvelle cavité , et que le
malade en soit quitte pour la claudication* (Boyer).
Peut-on regarder ce résultat comme une guérison ? Aussi le savant auteur que je viens de citer
ajoute-t-il que quand la tête du fémur a quitté
la cavité cotyloïde, ou tenterait en vain de guérir les luxations spontanées; ainsi, par ce que
nous venons de dire, on voit qu'il est quelquefois possible de guérir les coxalgies , mais que les
luxations consécutives sont incurables.

Nous avons fait remarquer plus haut que la
luxation s'opérait lorsque la tête du fémur per-
dait le point d'appui qu'elle trouve dans la cavité
cotyloïde : alors l'os de la cuisse, entraîné par la
contraction des muscles qui du bassin se rendent
aux trochanters, au fémur et même au tibia, est
porté dans la fosse iliaque externe, parceque aucune autre force naturelle n'existe pour contre-

balancer toutes ces actions réunies. D'après cela il était simple et naturel de chercher, comme pour les fractures, à maintenir ou à ramener les parties dans leur rapport normal, en établissant une force contre-extensive suffisante. Cela devait être d'autant plus facile, que l'art possède une foule d'appareils capables d'opposer une force mécanique puissante à l'action musculaire. Cependant rien de semblable n'a été fait jusqu'ici, peut-être parce que aucun praticien n'en a eu l'idée, mais peut-être aussi parce que aucun des appareils connus jusqu'à ce jour ne pourrait remplir cet usage. En effet, la coxalgie est une maladie longue, opiniâtre, accompagnée de douleurs souvent considérables, exigeant l'emploi des moyens curatifs pendant des mois entiers, et n'offrant pour point d'appui aux agens extenseurs, que des tissus enflammés et sensibles : il faut que la force mécanique qui s'oppose à l'action continuelle des muscles soit continuelle; il faut surtout qu'elle soit innocente, qu'elle n'agisse pas sur les parties malades, et qu'elle n'aggrave point, par son action brutale, les désordres qu'on veut combattre.

D'après ces considérations, il est facile de voir pourquoi l'extension continuelle n'a pas pu jusqu'à présent, être appliquée au traitement des luxations spontanées. Ainsi l'indication d'empêcher le déplacement du fémur n'a jamais été remplie, sinon par oubli, du moins par impuissance; car il est impossible que son importance n'ait pas frappé tous les yeux. Les observations que nous allons rapporter prouveront suffisamment, je pense, combien l'extension soutenue est précieuse dans les cas désespérés de luxations consécutives, et on pourra aussi juger, d'après cela, combien elle devra être utile dans la coxalgie, puisqu'elle mettra les malades dans les conditions les plus favorables à la guérison complète, et par là nous entendons sans difformité. Nous n'avions pas, il est vrai, d'exemples de coxalgie traitée avec le secours de ce moyen; mais il est évident que, si l'extension soutenue a des succès dans les cas les plus fâcheux, à la dernière période des luxations spontanées, elle devra à plus forte raison réussir dans des circonstances moins graves, au commencement de la maladie; et cela par cette raison si connue, que « *qui potuit magis, minùs;* » d'ailleurs le raisonnement seul suffit pour en donner la conviction; en effet, outre que l'extension soutenue maintiendra sûrement le rapport des surfaces articulaires, et préviendra la luxation en détruisant l'effort continuel des muscles, elle éloignera des organes malades toutes les causes d'irritation, en leur faisant conserver le repos le plus absolu; car on ne doit jamais perdre de vue que pour obtenir la guérison d'un organe irrité, il faut, autant que

possible, empêcher cet organe de fonctionner ; on
fait fuir la lumière à un malade atteint d'ophthal-
mie ; les gastrites, les pneumonites, les cystites, etc.,
ne seraient pas aussi rebelles, ne passeraient
pas aussi souvent à l'état chronique, si l'estomac,
les poumons ou la vessie pouvaient être mis dans
un repos absolu. Le repos de l'organe souffrant
est la première condition thérapeutique ; sans le
repos, les moyens curatifs n'ont plus la même
efficacité, ils sont même souvent impuissans.
L'articulation coxo-fémorale, arc-boutant de toutes
les actions musculaires, où viennent retentir tous
les mouvemens du corps, composée de tissus rebelles à l'action des agens curatifs, doit, plus que
toute autre partie peut-être, exiger un repos absolu ; et la difficulté d'atteindre ce but, d'empêcher tous les mouvemens, soit directs, soit indi-
rects, des parties malades, donne la raison suffisante des insuccès qu'on éprouve dans le traitement des luxations spontanées, sans qu'on ait
besoin de recourir, pour en trouver l'explication,
à la supposition d'un vice caché, d'une maladie
organique. Il manquait donc à la science un
moyen à la fois doux et puissant, capable de faire
conserver le rapport exact des parties, et de faire
garder aux malades une immobilité absolue pendant un temps indéterminé, sans les exposer à
aucune gêne ni à aucun danger ; le lit à extension
soutenue remplit cette lacune. Nous allons don-

ner la description de cet appareil; on pourra mieux ensuite juger de son mode d'action.

Il y a quelques années, mon père publia une notice (V. *Répertoire d'Anatomie et de Clinique chirurgicale; tom. 5, deuxième trim.* 1828, *p.* 186) sur un nouveau moyen d'appliquer l'extension soutenue au traitement des fractures du col du fémur et de la partie supérieure de cet os (1). Ayant été témoin de la plupart des succès obte-

(1) M. Gimelle fut chargé dans le temps par l'Académie de faire un rapport sur cet appareil. La lecture de cette, pièce aussi curieuse que surprenante, nous a convaincu que M. Gimelle avait jugé sans comprendre, et qu'il n'avait aucune idée de ce dont il parlait. C'est une chose fâcheuse pour l'art, que les sociétés savantes, à l'opinion desquelles on soumet des questions importantes, se contentent, pour porter leur jugement, du rapport d'un seul de leurs membres ; rapport la plupart du temps fort inexact, parce que le savant qui a été chargé d'éclairer la société dont il fait partie , ne daigne pas s'éclairer lui-même, et donner toute son attention à des choses qu'il pense, tout d'abord, ne pouvoir manquer d'être mauvaises; car est-il possible qu'on fasse quelque chose de bien hors de la capitale? Cependant nous osons nous pourvoir en cassation contre l'arrêt rendu par M. Gimelle, et en appeler au jugement du public médical. Je demanderai à M. Gimelle s'il a appliqué une seule fois l'appareil à extension soutenue; s'il a vu un seul malade traité par ce moyen ; et je dirai, que nous qui l'avons employé nombre de fois, qui l'avons comparé aux autres appareils connus, nous devons, sur ce point, en savoir un peu plus que M. Gimelle. Mes paroles sont dures sans doute, et seraient déplacées dans toute autre circonstance; mais ici il ne s'agit pas d'une question d'amour-propre; et la négligence ou les préjugés deviennent coupables, quand, par eux , l'intérêt de l'humanité se trouve compromis.

nus par ce moyen, qui est le lit à extension soutenue, j'ai cru devoir prendre ce sujet pour celui de ma thèse inaugurale. (2 *février* 1832 , *n°* 23, *Facul. de Paris.*) Tout récemment mon père a pu, par ce même moyen, obtenir une guérison complète et sans difformité, dans deux cas de luxation spontanée, avec raccourcissement considérable du membre. Ces faits sont trop curieux et d'une trop haute importance, pour que je les laisse ignorer. Je reviendrai donc encore une fois sur la description du lit à extension soutenue; peut-être cette fois serai-je mieux compris.

L'appareil se compose :

1° D'un bois de lit ;

2° D'un cadre en bois, garni de sangles ou mieux d'une toile, et nommé cadre mobile.

3° De deux matelas;

4° D'une grande attelle ;

5° Un bandage de corps, des lacs, une pièce de linge en forme de cravate, un drap ou une grande alèze, des compresses, une attelle ordinaire et la garniture d'un lit, complètent les objets dont on a besoin.

1° Le bois de lit ne diffère pas de ceux dont on fait usage à la campagne ou dans les hôpitaux : il suffit, pour que ces derniers puissent convenir, de retirer les planches qui en forment la tête et le pied, et de ne laisser que les quatre montans. Si on n'avait pas de lit convenable, on pourrait en construire un à l'instant avec la plus grande économie : deux planches ordinaires de six pieds de long (un mètre quatre-vingt-quatorze cent.) ; deux autres de quatre pieds (un mètre vingt-neuf cent.) ; quatre montans de quatre pieds de haut sur quatre pouces carrés, telles sont les pièces nécessaires à la confection du *squelette* du lit. Toutes ces parties étant clouées, on y ajoutera un fond sanglé ou des barreaux de bois plus ou moins rapprochés, isolés ou cloués par les bouts sur deux tringles de bois. On aura soin que les barres, sur lesquelles doivent reposer le fond du lit ou les barreaux, et qui sont ordinairement clouées à la face interne des côtés du lit, offrent une pente de huit à dix pouces (vingt-un à vingt-quatre cent.) d'inclinaison, suivant la puissance extensive dont on croit avoir besoin. (V. pl. 1re.) Les montans seront percés de dehors en dedans, de trous en nombre indéterminé, mais égal à chaque montant, et placés exactement à la même distance les uns des autres. Ces trous reçoivent les chevilles qui doivent supporter le cadre mobile lorsqu'on le soulève, et il faut avoir soin, pour cette raison, que ceux qui traversent les montans du pied du lit soient de huit à dix pouces plus élevés que les autres, afin que le cadre mobile conserve, lorsqu'il est suspendu, la même inclinaison qu'il avait étant appuyé sur le matelas. (V. pl. 1re et 3.) On doit aussi rétablir la tête du lit, afin que le traversin, sur lequel repose la

tête du malade, soit maintenu; mais, pour qu'elle
ne gêne en rien les mouvemens du cadre mobile,
il faut la disposer de manière à ce qu'on puisse
l'enlever à volonté. Pour cela, il suffit de placer
verticalement au-devant des montans de la tête
du lit, une planche contre laquelle se trouve
appuyé le traversin. Cette planche peut être facilement enlevée, toutes les fois qu'on a besoin de
soulever le cadre mobile.

2° Les matelas peuvent être faits avec tous les
corps possibles : la paille, la balle d'avoine, le
crin, la laine, etc., peuvent servir également; il
suffit de donner à ces matelas une forme régulière et une consistance assez grande pour qu'ils
ne s'affaissent pas trop facilement sous le poids du
corps. Sous ce rapport les matelas de crin sont
préférables à tous les autres, quand on peut s'en
procurer; l'un d'eux a la grandeur du lit et repose
sur le fond de celui-ci, on peut même le remplacer par une paillasse; l'autre est d'un pied
(trente-deux centimètres), dans tous les sens,
plus petit que le précédent, afin qu'il puisse entrer facilement dans le cadre mobile dont nous
allons parler. (Voy. pl. 2.)

3° Ce cadre est fait d'un bois solide (1), de chêne
par exemple, pour qu'il ne se déjette ni ne plie;

(1) Si on voulait avoir une force d'extension très grande, et que
quelque circonstance empêchât le malade de pouvoir garder une
position fortement déclive, on pourrait avoir un cadre brisé,

ses côtés ont six pouces (seize centimètres) dé largeur, sur un pouce et demi à deux pouces (trois à cinq centimètres) d'épaisseur, suivant la solidité du bois qu'on aura employé. A chacun des angles se trouve une poignée d'une longueur suffisante pour être facilement saisie ; cette longueur est d'un pied à peu près (trente-deux centimètres), et excède le lit à ses deux extrémités ; le cadre a la même grandeur que le lit, et doit être reçu exactement entre les montans pour qu'il ne puisse se déplacer. La grandeur du second matelas est calculée sur l'espace que ce cadre circonscrit entre ses côtés, de sorte, que si celui-ci a six pieds de long (un mètre quatre-vingt-quatorze centimètres) sur trois pieds et demi de large (un mètre treize centimètres), le parallélogramme compris entre les côtés n'aura que cinq pieds sur deux pieds et demi (un mètre soixante-deux centimètres, sur soixante-dix centimètres) ; le matelas devra donc avoir un peu moins que cette étendue pour pouvoir entrer facilement dans le cadre (*v.*pl 2, 3, 4) ; ceci est encore une chose importante, nous y reviendrons plus tard. Sur le cadre sont clouées des sangles qui se croisent, pour plus de

c'est-à-dire qui aurait à ses deux côtés, un peu au-dessous du niveau du trou sur lequel reposent les fesses du malade, une charnière qui permettrait d'élever, autant qu'il serait besoin, la partie du cadre qui répondrait au pied du lit, tandis que l'autre portion resterait presque horizontale.

solidité, et qui, sans être excessivement tendues, le
sont assez pour pouvoir, lorsqu'on soulève le malade, supporter seules le poids du corps sans trop
s'affaiser. Les sangles fortes, sans être grossières,
ont quatre à cinq pouces de large (dix à treize centimètres), et sont fixées solidement sur le cadre;
il est mieux de remplacer les sangles par une
toile forte de coutil, clouée de la même manière
et suffisamment tendue; un peu au-delà du milieu
du lit, et plus près de la tête, est pratiquée une
ouverture circulaire de neuf pouces de diamètre
environ : c'est le lieu où doivent se trouver les
fesses du malade. (Pl. 2, 3, 4.)

4° L'attelle, assez longue pour dépasser de dix
pouces (vingt-sept centimètres) le pied du malade, en arrivant à quatre pouces (dix centimètres) de l'aisselle, est faite d'un bois solide; elle
a quatre pouces (dix centimètres) de largeur sur
neuf lignes à un pouce (deux centimètres) d'épaisseur; deux traverses dont la direction est perpendiculaire à celle de l'attelle, et tournées en sens
opposé, donnent à celle-ci la figure d'un *z* à peu
près; l'une est fixée à six pouces (seize centimètres) de son extrémité supérieure, et dirigée
en dehors; elle est la plus courte et ne dépasse
guère un pied (trente-deux centimètres); elle
sert à attacher solidement l'attelle au cadre mobile; l'autre, plus longue, de la même largeur que
l'attelle, est placée tout-à-fait à son extrémité et

dirigée en dedans; c'est elle qui supporte tout l'effort de l'extension; elle a deux échancrures destinées à recevoir les liens qui servent à fixer le pied et à le maintenir dans une position constante (1). (V. pl. 6.) Il est inutile de dire que les traverses doivent être solidement fixées sur l'attelle, puisque ce sont elles qui supportent tout l'effort d'extension. La manière d'appliquer l'appareil est aussi fort simple; je vais l'indiquer comme s'il s'agissait d'une fracture: il sera facile de concevoir ensuite les modifications qu'il faudra faire, lorsqu'on aura à traiter une luxation spontanée.

Le cadre est placé sur le petit matelas, de manière à ce que les sangles ou la toile soient immédiatement appliquées sur lui; cette précaution est importante. C'est faute de n'avoir pas fait attention à cette circonstance, ou de ne l'avoir pas comprise, que beaucoup de médecins n'ont pu croire, malgré nos observations, qu'un malade pouvait rester longt-temps sur le lit à extension soutenue, sans éprouver des excoriations profondes, des souffrances intolérables, etc.; ees accidens auraient lieu en effet si le malade était supporté par

(1) On trouvera dans la description que je donne aujourd'hui quelques modifications dont la pratique a fait reconnaître l'importance ; mais toutes, comme on peut le voir, n'ont pour effet que de rendre l'appareil plus simple et plus facile à appliquer sans rien changer à son mode d'action, ni au système d'extension et de contre-extension.

les sangles ou la toile; mais il est aisé de voir, qu'en prenant les précautions que nous recommandons, en ayant soin que le petit matelas puisse entrer facilement dans le cadre, et que les sangles ou la toile soient immédiatement appliquées sur lui, ce sera réellement le matelas qui supportera le poids du corps, et non pas les sangles ou la toile : de même que, dans un lit ordinaire, ce n'est pas le drap qui supporte le poids du corps, mais bien le matelas qu'il recouvre. Le cadre mobile ne doit servir à soutenir le patient que quand on le soulève pour un besoin quelconque. Deux draps pliés en double sont étendus sur le cadre mobile, l'un au-dessus, l'autre au-dessous de l'ouverture moyenne qu'ils laissent libre entre eux; au niveau de celle-ci, entre le matelas et le cadre, on place un paillasson de balle d'avoine, peu épais et un peu plus grand que l'ouverture elle-même; c'est sur ce paillasson que reposent les fesses du malade qui, étant ainsi maintenues, ne s'enfoncent pas entre les bords de l'ouverture, ce qui ne manquerait pas d'arriver sans cela; car c'est à cet endroit que répond toute la pesanteur du corps, et sans le paillasson il se formerait un enfoncement qui détruirait l'égalité de la surface du lit; de plus les fesses du malade, en s'engageant entre les bords de l'ouverture, seraient excoriées en peu de temps. Un traversin sert en outre à relever tant soit peu la tête du malade.

Les choses étant ainsi disposées, celui-ci est couché sur le dos, les fesses répondant à l'ouverture qu'on a laissée libre; on ramène alors le membre avec beaucoup de ménagement le plus près possible de la direction ordinaire; on passe sous lui un drap ou une alèze pliée en plusieurs doubles, dont le bord supérieur repond au pli de la cuisse, et l'inférieur aux malléoles. Les bords latéraux sont roulés sur eux-mêmes et viennent s'appliquer contre le membre, en formant une espèce de faux fanon; ce drap remplace avantageusement les rouleaux et le drap fanon. Si la fracture était compliquée; si elle était située très haut; si les fragmens osseux étaient très mobiles et qu'on eût à craindre la déformation de la cuisse, on pourrait alors appliquer un bandage contentif, tel que celui de Scultet, mais avec l'attention de ne le serrer que fort peu. Cependant on peut souvent s'en dispenser, et le drap dont nous avons parlé suffit presque toujours, car le bandage de Scultet n'a, dans cette circonstance, d'autre destination que celle de soutenir latéralement les parties et d'empêcher les déplacemens qui pourraient résulter des soubresauts que les malades sont sujets à éprouver les premiers jours, pendant le sommeil; on sent que cet effet peut s'obtenir avec très peu de force; aussi, n'est-il jamais nécessaire de serrer le bandage contentif comme on est obligé de le faire quand on l'em-

ploie dans le but de maintenir la réduction. Dailleurs, les liens qui fixent le membre à la grande
attelle suffisent pour prévenir tout mouvement
latéral de la part de celui-ci, et c'est encore un
des avantages du lit à extention soutenue, que de
rendre inutiles les bandages contentifs qui ont
toujours des inconvéniens, quelle que soit la manière dont on les applique, inconvéniens souvent
plus grands que le bien qu'on peut en obtenir,
et dont le principal est la compression exercée
sur le lieu même de la fracture. Le mécanisme du
lit à extension soutenue met à l'abri de cette
compression (1), que Boyer regardait comme
assez funeste pour qu'il ait cru devoir commencer par dire, en traçant les conditions essentielles
que doit réunir un appareil à extension permanente, qu'il faut « *éviter de comprimer les
muscles qui passent sur la fracture, et dont l'a-*

(1) Il est rare que nous nous servions de bandage contentif,
même dans les fractures comminutives. Lorsqu'une grande portion du fémur est brisée en éclats et qu'on a besoin pour maintenir la réduction d'une force plus grande et plus soutenue, on
peut donner à la surface du lit, une inclinaison plus grande encore;
dans le cas suivant elle a été portée à un pied sans que le malade
en ait été gêné. Un charretier tombe près de sa voiture chargée
de six milles, la roue passe sur le milieu de la cuisse un peu obliquement. Le fémur est brisé en éclats dans une étendue de plus
de cinq pouces. Malgré la contusion excessive, la peau n'éprouva
pas de solution de continuité, l'épiderme seul était enlevé. Apporté
à l'Hôtel-Dieu, cet homme était dans l'état suivant: la cuisse offre
à la partie moyenne une tuméfaction pâteuse, au milieu de la-

longement est nécessaire pour la réduction. »
(Tom. III, page 289.)

Revenons à l'application de notre appareil.

On enveloppe la jambe, près de l'articulation du pied, d'un linge en forme de cravate, dans lequel on a préalablement passé, en dedans et en dehors, une anse de ruban de fil; ce linge doit être aussi peu serré, c'est surtout sur le coude-pied et sur le talon qu'il prend son plus grand point d'appui. Il est souvent nécessaire et quelquefois indispensable, comme c'est en ce seul endroit que se concentre toute la force d'extension, de placer sous le linge une masse plus ou moins grande de coton non filé, sur laquelle on lie la cravate; de cette manière on n'a rien à redouter de la compression, et on a rempli cet autre précepte du professeur Boyer, savoir : « *Que les points sur les-quels on place les lacs soient suffisamment garnis pour éviter toute compression trop dure ou in-*

quelle on sent les fragmens du fémur vaciller sous les doigts, comme s'ils avaient perdu toute connexion avec les parties molles; un d'eux, situé à la partie interne, de trois pouces d'étendue environ, fait une saillie très sensible, que plusieurs tentatives de réduction ne peuvent faire disparaître. Le malade, âgé de vingt-huit ans, d'une constitution sanguine, fut placé sur le lit à extension soutenue ; on n'appliqua aucun bandage contentif; on employa les moyens ordinaires (régime, évacuations sanguines, eau froide par application). La guérison eut lieu sans accidens au bout de six semaines.

égale.» On place ensuite la grande attelle de manière à ce que la traverse supérieure soit au
niveau du bassin; on fixe cette traverse au cadre,
avec une vis ou un clou, de telle sorte qu'elle ne
puisse se déplacer et qu'elle fasse pour ainsi dire
partie du cadre mobile. Un bandage de corps
entoure le bassin du malade; il est fixé solidement
à l'attelle, au moyen d'une échancrure pratiquée
au-dessus de la traverse externe, et dans laquelle
est engagé le bandage de corps qui, de cette
manière, se trouve fixé solidement et ne peut se
déplacer ni en haut ni en bas : il sert à maintenir
le tronc rapproché de l'attelle, chose essentielle
pour que la direction du membre puisse être
exactement maintenue et pour que l'immobilité
soit complète. En dedans du membre, on place
l'attelle ordinaire; elle doit avoir deux pouces
de large et s'étendre du pli de la cuisse jusqu'au-
delà du pied; elle sert à prévenir la rotation du
membre en dehors, en donnant un point d'appui
à la partie interne du talon; elle sert aussi à empêcher le déplacement du membre et à soutenir les
liens qui maintiennent celui-ci directement ac-
colé contre la grande attelle, dont il n'est séparé
que par le repli en forme de fanon, figuré par
l'enroulement du bord de l'alèze dont nous avons
parlé plus haut, et par quelques pièces de linge
ou compresses, qu'on place après coup dans les

inégalités qui restent vides entre l'attelle et le membre, moins dans l'intention d'éviter la compression de celui-ci, d'ailleurs fort légère, que pour lui faire conserver une conformation exacte. On prend les mêmes précautions pour l'attelle interne, qui du reste trouve un point d'appui sur le rouleau interne, comme si on s'était servi d'un paillasson ordinaire. Quelques compresses sont posées sur le devant de la cuisse, et une courte attelle, placée sur elles, sert aussi à supporter les liens qu'on a eu soin de passer d'avance, sous l'alèze qui sert de drap fanon, comme on le fait ordinairement quand on emploie ce dernier. Ces lacs au nombre de six, trois pour la cuisse et trois pour la jambe, embrassent tout l'appareil et sont très peu serrés, n'ayant, comme nous l'avons déjà dit, pour seul usage que de maintenir le membre, appliqué exactement contre la grande attelle, afin que celui-ci conserve sa rectitude, son immobilité, sa conformation, et surtout n'éprouve pas de rotation en dehors (1). Toutes les pièces étant ainsi disposées, on exerce sur le membre une traction suf-

(1) Nous ne donnons ici que la manière générale d'appliquer l'appareil : il peut s'offrir des cas imprévus où il est besoin de quelques modifications; c'est au génie du chirurgien à remplir cette lacune, comme il doit le faire dans une foule d'autres circonstances. La médecine serait une science trop facile si les préceptes généraux suffisaient toujours.

fisante, et quelque faible qu'elle soit, il ne faut
pas l'augmenter si elle est douloureuse; les rubans liés sur la traverse inférieure maintiennent
le membre dans la position qu'on lui a donnée.
Les rouleaux et les attelles sont ensuite exactement appliqués, les rubans liés, un cerceau
placé sur le membre afin que le poids des cou-
vertures n'en dérange pas la conformation, en ren-
versant le pied; il ne reste plus alors qu'à placer
la garniture du lit et l'appareil est appliqué; le
malade pourra rester ainsi pendant des mois
entiers.

Nous venons de voir la manière dont se fait
l'extension, au moyen de lacs fixés à la partie inférieure de la jambe; mais la contre-extension,
par quelle force se fait-elle? Où sont les liens qui
doivent l'opérer? Le point d'appui est-il pris dans
l'aîne, sur l'ischion, sur la poitrine? nullement :
la contre-extension se fait par la pesanteur du
tronc. On doit se rappeler que nous avons recommandé de donner au fond du lit, une pente dirigée
des pieds vers la tête, de sorte que le cadre mobile placé sur la surface inclinée du lit, présentera
absolument la même direction. Le corps du malade, posé sur ce plan lisse et incliné, devra nécessairement tendre à glisser sans cesse vers la
tête du lit. Mais le pied, fixé à la traverse inférieure de l'attelle, trouve un point d'appui inva-

riable qui l'empêche d'être entraîné. Il suit de là
que la force de traction qu'exerce le poids du
corps se répartit sur toute l'étendue du membre,
depuis son articulation pelvienne jusqu'à son extrémité, et que « *les forces extensives et contre-
extensives sont distribuées sur les plus grandes
surfaces possibles*, » condition essentielle, exigée
par Boyer. La force de traction étant le résultat
d'une position constante et invariable, agit sans
cesse avec une intensité égale et soutenue; elle
est toujours aussi en rapport avec le degré d'inclinaison donnée à la surface du lit; forte si la
pente est considérable, faible si elle est peu marquée : son action est donc « *lente, peut être graduée à volonté et presque insensiblement.* »
(Boyer.) Cette autre condition est encore remplie.
Cette méthode de pratiquer la contre-extension
par le poids seul du corps est fondée sur un
principe connu de tout le monde. Qui ne sait que
la force de pesanteur d'un corps placé sur un
plan incliné, se trouve décomposée en deux
autres forces, l'une perpendiculaire à la surface du plan incliné, l'autre parallèle à ce plan?
Ces deux forces sont constamment dans un
rapport inverse; mais quelque faible que soit
l'inclinaison du plan, le corps glissera toujours à sa surface, car c'est dans ce seul sens que
la force de pesanteur pourra agir sur lui. C'est
d'après cette loi que le tronc du malade tend tou-

jours à glisser vers la tête du lit, et comme l'axe
du membre est parallèle à la surface du lit, l'extension qui se fait dans le même sens se fera
« *dans la direction de l'axe du membre dont l'os
est fracturé,* » condition que Boyer exige encore.
Les muscles, avons-nous dit, sont distendus
d'une manière lente et graduée ; or, leur résistance
étant toujours proportionnée à l'effort employé
contre eux, elle est, dans ce cas, très faible ou
plutôt nulle ; car l'extension, trop lente et trop
ménagée pour exciter la contraction des muscles,
est cependant suffisante, à cause de sa continuité,
pour fatiguer ces organes, à tel point qu'au bout
de quelque temps, ils restent comme paralysés.
Nous avons vu souvent les liens qui fixent le pied
être relâchés sans que le membre cherchât à se
raccourcir de nouveau. Au reste, cet effet, que
Pott connaissait sans doute bien, puisqu'il pensait que la position pouvait suffire pour la réduction des fractures, cet effet, dis-je, se conçoit
facilement ; il est d'ailleurs fondé sur un fait que
personne n'ignore. On sait que l'action musculaire ne peut s'exercer que d'une manière inter-
mittente. Continuée sans relâche pendant quelques minutes seulement, elle cesse forcément ;
la fatigue des muscles rend leur contraction impossible. Mais ce n'est pas par de violens efforts,
par des mouvemens brusques et énergiques qu'on
parvient à fatiguer ces organes : toutes les fois

qu'on voudra lutter avec eux, on ne pourra les vaincre que par une force énorme qu'il est im-possible de continuer long-temps, et qui souvent cause les accidens les plus graves. Les luxations des membres nous offrent chaque jour des exemples de ce genre. Il n'en sera pas de même si une force légère, mais graduée et permanente, agit sur eux; ils céderont sans opposer la moindre résistance, et bientôt seront dans l'impossibilité de reprendre leur première énergie. Ainsi l'incli-naison du fond du lit a pour but de donner à sa surface une pente telle, que le tronc du malade, glissant toujours vers la tête du lit, serve lui-même, par son poids, à faire la contre-extension, qui se trouve ainsi régulière et continue.

Le cadre mobile a aussi une destination im-portante. Tous les mouvemens qu'exécute le tronc se répètent plus ou moins sur les extré-mités des os fracturés, et surtout dans l'articula-tion du membre abdominal avec le bassin : aussi M. Boyer voulait, pour les fractures de la cuisse, que le bassin fût maintenu immobile en même temps que les fragmens osseux, et regret-tait de ne pouvoir, par le procédé dont il est l'auteur, comprendre le bassin dans l'appareil; les besoins journaliers du malade, en forçant le déplacement du tronc, sont autant d'obstacles à l'immobilité absolue. Il n'en est pas ainsi au moyen du cadre mobile; le cadre et le malade

ne font qu'un tout qu'on soulève en même temps.
Lorsque celui-ci a satisfait à ses besoins, le cadre
est abaissé et replacé sur les matelas sans que
dans cette manœuvre il y ait eu aucun mouvement, aucun effort, de la part du malade; il est
absolument passif, et tellement adhérent au cadre,
qu'on peut incliner celui-ci dans tous les sens
sans que la position du membre soit en rien
changée. Ainsi se trouve remplie cette condition
que Boyer regardait comme si importante et à
laquelle il regrettait de ne pouvoir satisfaire : le
bassin se trouve compris dans l'appareil, et le
tronc est aussi immobile que le membre. (Boyer,
tom. 3, pag. 3o6.)

Ce n'est pas le seul avantage du cadre mobile.
Dans les lits ordinaires, le corps du malade, pe-
sant toujours sur le même endroit, a bientôt déformé le matelas qui le supporte, et fait une ex-
cavation qui répond au point le plus lourd du
corps, c'est-à-dire à la partie inférieure du tronc;
il en résulte toujours un déplacement plus ou
moins considérable et une grande gêne pour le
malade. A la faveur du cadre mobile, qu'on soulève et qu'on laisse suspendu au moyen de chevilles, aussi long-temps qu'il en est besoin, il est
facile de faire le lit du malade sans le déplacer
lui-même, et de rétablir ce qui pourrait se
déranger.

Les points du corps qui restent un certain

temps en contact avec la surface d'un lit ordinaire
s'échauffent; la peau de ces parties, continuellement pressée, mais surtout soumise à l'action
d'une température chaude et humide, privée du
contact de l'air et salie par les excrétions du malade, s'enflamme, s'ulcère. Il en résulte des accidens souvent graves, surtout chez les vieillards.
Le cadre mobile met à l'abri de tous ces inconvéniens. S'il est soulevé, l'air circule facilement
sous le malade et rafraîchit tout son corps. On
peut l'entretenir dans la plus grande propreté,
employer des remèdes, s'il est besoin, et de cette
manière éviter, pendant toute la durée de la cure,
des incommodités et des dangers ordinaires et
inévitables quand on emploie les autres appareils.

Le malade peut encore, par le même moyen,
être transporté d'un lieu dans un autre; dans un
jardin, dans la campagne même; et cet avantage
n'est pas à dédaigner, car on sait qu'un long séjour dans un même appartement, l'ennui d'une
immobilité absolue, etc., peuvent altérer la santé
générale des blessés et nuire à la formation du
cal, si c'est une fracture qu'on ait à traiter, ou
bien augmenter les symptômes généraux qui
accompagnent les luxations spontanées, lorsqu'on
a affaire à cette affection. Dans ce cas il faut avoir
l'attention de faire clouer sur le bord du cadre,
deux sangles qui vont s'attacher, au moyen de

deux boucles, sur le côté opposé, en passant sous l'ouverture des sangles ou de la toile, qu'elles doivent pouvoir boucher entièrement lorsqu'on les serre. Leur destination est de soutenir les fesses du malade et de les empêcher de s'engager dans l'ouverture, ce qui ne manquerait pas d'arriver, lorsqu'on laisse le cadre mobile soulevé pendant très long-temps.

Ainsi, au moyen de deux modifications assez simples, le lit à extension soutenue est exempt de tous les inconvéniens attachés aux autres appareils, sans en excepter un seul. Par l'effet de l'inclinaison de la surface du lit, la contre-extension se fait sans le secours d'aucune puissance étrangère, et le malade échappe à la gêne et au danger d'une pression forte sur le lieu qu'on a choisi pour point d'appui. Par la mobilité du cadre, il conserve pendant toute la cure l'immobilité la plus complète; il est à l'abri des souffrances et des accidens que cause le séjour prolongé dans un lit ordinaire. Il peut changer de lieu, d'air, et se procurer quelques distractions, etc. Tels sont les avantages particuliers au lit à extension soutenue : quant aux autres dispositions qui distinguent les meilleurs appareils connus, il les possède encore tous.

1° Les muscles qui passent sur la fracture ou la luxation, ne sont pas comprimés.

2° Les forces extensives et contre-extensives

sont distribuées sur la plus grande surface possible.

3° L'extension se fait *absolument* dans la direction de l'axe du membre.

4° La force extensive agit lentement et peut être graduée à volonté et insensiblement.

5° Les points sur lesquels on place les lacs sont suffisamment garnis pour éviter toute compression trop dure ou inégale.

6° La rotation du membre en dehors est empêchée.

7° Le bassin est compris dans l'appareil.

8° Enfin, l'appareil est simple, facile à construire et à appliquer. Il est ainsi à la portée de toutes les fortunes, et ce n'est pas un médiocre avantage; car c'est un point trop oublié dans les établissemens publics, où les élèves viennent puiser les connaissances qui leur sont nécessaires, que d'écarter de la construction des appareils tout ce qui est luxe et complication. Il faut que le chirurgien en chef d'un établissement ne perde jamais de vue qu'il y a plus de chaumières que de palais.

On a objecté que la position déclive du tronc du malade devait disposer celui-ci aux congestions cérébrales et pulmonaires, à l'apoplexie, etc.; l'expérience a suffisamment prouvé le contraire. On a dit aussi, malgré les explications que nous avons données, que le malade, couché long-temps sur

une toile tendue ou sur des sangles, devait être mal
à l'aise, et que la dureté des tissus devait le blesser :
nous avons déjà fait remarquer que le malade est
réellement supporté par le matelas, si l'on a eu
soin de prendre les précautions que nous avons
indiquées ailleurs. L'objection suivante n'est pas
plus fondée : le malade est, dit-on, dans une position forcée, qui doit, en peu de temps, devenir
fatigante; le poids du corps ne pèse que sur
quelques points qui doivent facilement s'exco-
rier : rien de tout cela n'arrive. Le malade
éprouve un peu de gêne pendant les deux ou
trois premiers jours; ensuite il peut rester quatre
ou cinq mois sur le lit sans se plaindre en aucune
manière, ni de douleurs, ni de fatigue. Si on a
soin que le cadre soit toujours exactement sur le
matelas, la compression qu'on redoute n'est pas
à craindre davantage.

Je ne m'arrêterai pas plus long-temps sur le
lit à extension soutenue : mon but est uniquement
de constater sa manière d'agir par des observations. Si j'ai donné quelques nouveaux détails à
cet égard, c'est pour faire connaître les modifications qui rendent l'appareil encore plus simple,
sans rien changer toutefois à son mode d'action.
Je renverrai pour ce que j'ai omis à ma thèse
inaugurale (1).

____

(1) Quelques Considérations générales sur les fractures du col et

VINGT-UNIÈME OBSERVATION.

Luxation spontanée, extension soutenue, guérison.

Le jeune L....., de B....., âgé de six ans, d'une
faible constitution, appartenant à des parens
aisés, fut pris tout à coup d'une douleur violente du genou droit, qui rendit la marche pénible et difficile. Cet enfant séjournant alors à
Paris, on consulta les hommes de l'art qui s'occupent le plus spécialement des maladies des
enfans. Des sangsues furent appliquées sur le genou, et une foule d'autres moyens employés
pour combattre la douleur, qu'on attribua à un
commencement d'affection de la nature des
scrofules. Le traitement qu'on prescrivit fut ri-
goureusement suivi pendant quatre mois à Paris,
et pendant deux mois au moins à la campagne.
Ce ne fut qu'après ce laps de temps, et lorsque
la cuisse fut raccourcie, lorsque des douleurs
considérables se développèrent dans l'aîne, avec
gonflement des glandes lymphatiques de cette région, qu'on reconnut que les douleurs du genou
n'étaient que sympathiques d'une coxalgie intense. Les souffrances du petit malade devenaient
chaque jour plus insupportables; il n'avait plus
de sommeil; une fièvre continuelle l'usait avec

du corps du fémur, et sur un nouveau moyen d'appliquer l'extension soutenue à leur traitement. (*Paris*, 2 *février* 1832. N° 23.)

rapidité. Quand mon père fut appelé, deux mois après que la luxation de la cuisse était effectuée, cet enfant était dans un véritable marasme; voici du reste quel était son état: maigreur extrême, fièvre intense, insomnie, exigences, colère, cris, pleurs presque continuels, que ne pouvaient calmer les plus tendres soins d'une bonne mère, et les prévenances de plusieurs personnes chargées de le soigner. Le petit malade restait constamment courbé si fortement du côté affecté, que la hanche venait presque toucher l'aisselle. La colonne épinière formait un demi-cercle latéral qui semblait être le résultat d'une déformation considérable de cette partie. Le raccourcissement du membre semblait être de plus de quatre pouces. Les douleurs continuelles auxquelles ce jeune malade était en proie s'exagéraient au moindre mouvement, et le mettaient, pendant plusieurs heures, dans des angoisses qui lui arrachaient des cris déchirans.

La position fâcheuse de ce jeune enfant, la luxation complète de la cuisse, la sensibilité exquise de l'articulation, le gonflement extrême des glandes de l'aîne, devaient faire craindre une altération profonde des organes articulaires, et faire perdre tout espoir de guérison; mais si l'art semblait ne devoir rien obtenir, on pouvait du moins concevoir l'espérance d'être utile à ce

petit malheureux en lui donnant une position
fixe qui empêchât la contraction des muscles de
la cuisse, que la douleur mettait à chaque instant en convulsion, et qui permît de lui faire
faire toutes ses excrétions sans lui imprimer aucun mouvement. Le jeune malade fut placé sur
le lit à extension soutenue, non sans peine, à
cause de son peu de raison ; on y parvint cependant; on essaya de redresser le tronc et de rallonger
la cuisse, mais sans exercer la moindre violence;
on ne put obtenir que très-peu de changement
dans la position respective des parties ; cependant
la même nuit il sommeilla, les souffrances se
calmèrent, et il resta pendant quelque temps sans
agitation. Ce petit succès fit accorder beaucoup
de confiance au moyen employé ; on redoubla de
soin et d'espérance, et cinq jours après l'application de l'appareil, lorsque mon père visita cet
enfant pour la seconde fois, il trouva déjà une
amélioration incroyable. Le tronc était sensiblement redressé, la cuisse rallongée de plus de deux
pouces, la fièvre était presque entièrement dis·
parue, le sommeil était revenu, l'appétit se faisait vivement sentir. Le petit malade jetait encore
des cris de temps en temps, mais il était facile de
voir qu'ils étaient l'effet de la contrariété et des
exigences d'un enfant à qui rien n'était refusé
depuis long-temps, et dont la raison, quoique

extraordinaire par rapport à son âge, ne pouvait
apprécier ce qu'on faisait pour lui. L'état général
du malade s'améliora de jour en jour, et après
un mois de traitement, et d'une extension légère,
le membre abdominal avait repris toute sa longueur, le tronc sa rectitude normale, les glandes
de l'aîne étaient revenues à leur état naturel;
mais le grand trochanter faisait encore plus de
saillie que d'ordinaire. Après quatre mois de traitement l'extension fut supprimée pendant le jour
et reprise pendant la nuit, durant un mois encore. Le malade put alors se lever, et commencer
à marcher avec des béquilles. La cuisse avait manifestement pris de la solidité, quoique la saillie
du grand trochanter fût toujours la même. Tout
faisait espérer que la guérison serait durable;
l'évènement le prouva. Toutefois, le membre
semblait être un peu raccourci; mais il était facile de voir que ce vice de longueur tenait en
grande partie à la direction du bassin qui, du
côté droit, était sensiblement plus élevé. Cette
légère difformité diminuait de jour en jour, elle
aurait sans doute presque entièrement disparu, si
cet intéressant enfant n'eût été enlevé inopiné-
ment par une cérébrite aiguë, en peu de jours.
Quinze mois après sa guérison, il se servait encore
de béquilles par précaution seulement, car il
pouvait fort bien marcher sans ce secours.

Cette observation est une preuve sans réplique de ce que j'ai avancé plus haut : un succès semblable peut paraître étonnant. Mon père lui-même, quoique convaincu que le repos était le moyen le plus propre à combattre la coxalgie, ne s'était pas cependant flatté d'une issue aussi favorable, que d'ailleurs ses observations précédentes et celles des auteurs ne devaient pas lui laisser espérer. Mais ne doit-on pas être surpris, surtout, qu'un enfant, dans un âge aussi tendre, usé par la douleur et par la fièvre, ait pu rester sans interruption, pendant quatre mois, soumis à l'action d'un appareil à extension, sans être meurtri, déchiré? est-il, je le demande, un seul des appareils connus, au moyen duquel on puisse obtenir des effets semblables? Il faut donc accorder au moyen extensif qui nous occupe, une action aussi douce que puissante. C'est un fait que chacun saura apprécier, et que du reste on doit facilement concevoir d'après ce que nous avons dit plus haut. Outre le peu de gêne qu'éprouvait le jeune malade, outre la propreté et la fraîcheur dont il pouvait jouir, outre l'immobilité absolue, il est encore une autre circonstance plus importante qu'elle ne paraît au premier coup d'œil, et qui, selon nous, a contribué en grande partie à faire supporter, sans ennui, au jeune malade une immobilité aussi longue : je veux parler de la facilité de transporter le cadre mobile d'un lieu dans un autre, sans secousses, et sans mouvement de la part du malade. Le jeune enfant dont nous parlons était ainsi transporté dans le jardin ou dans le parc de la demeure qu'il habitait (1), y restait une grande partie de la journée, et jouissait de tout ce qui pouvait le distraire. On le transporta une fois dans la plaine où il suivit une partie chasse, et assista ensuite à un dîner de chasseurs qui eut lieu chez son oncle, le colonel ***, résidant à une demi-lieue de B. Un fait semblable paraîtra peut-être puéril à certaines personnes : quant à nous, nous ne doutons pas que l'ennui et le séjour continuel dans un même lieu pendant un temps très-long, ne contribuent puissamment à altérer la santé générale des malades soumis à l'action d'un appareil extensif, et ne nuisent considérablement à la guérison.

VINGT-DEUXIÈME OBSERVATION.

Luxation spontanée, guérison.

Le succès obtenu dans le cas précédent détermina mon père à traiter, par le même moyen,

(1) Deux hommes saisissaient les extrémités du cadre mobile, et le transportaient dans le lieu qu'on avait choisi; ils le déposaient sur deux chevalets d'une inégale hauteur, pour que l'inclinaison du cadre fût conservée. On trouvera peut-être qu'il est incommode d'avoir besoin de deux personnes pour lever ou descendre le cadre mobile; on pourrait facilement y adapter une manivelle; mais cette complication augmenterait le prix du lit et en détruirait la simplicité, et on trouvera plutôt des amis obligeans que de la fortune.

une jeune fille de seize ans, qui se présenta à
l'Hôtel-Dieu avec une luxation spontanée, et qui
fut admise à la clinique chirurgicale. Le développement physique de cette jeune fille n'était point
en rapport avec son âge; elle était maigre, non
réglée; le membre abdominal du côté droit offrait
un raccourcissement de plus de quatre pouces;
la pointe du pied était tournée en dehors; le talon
croisait le tibia du côté opposé; la tête du fémur
était placée dans la fosse iliaque externe, et le
trochanter faisait une saillie remarquable dans
cette région. Les glandes lymphatiques de l'aîne
étaient tuméfiées et sensibles; toute la région
coxo-fémorale était le siége d'une tuméfaction
considérable et douloureuse. La maladie datait
de six mois; elle avait commencé par une douleur
sourde et profonde de l'articulation de la cuisse,
et qui se faisait particulièrement sentir au pli de
l'aîne en se prolongeant jusqu'au genou. Le traitement qu'on opposa à cette affection fut peu rationnel; au commencement de la maladie, on con-
seilla l'exercice; aussi la luxation ne se fit pas
beaucoup attendre, et elle eut lieu trois mois
après l'apparition des premiers symptômes. Ce ne
fut qu'après six mois de maladie que cette jeune
fille vint réclamer des secours. Elle fut placée sur
le lit à extension soutenue, comme pour une
fracture du col du fémur. Elle éprouva, pendant
les deux premiers jours, un peu de gêne qui dis-

parut bientôt pour ne plus se faire sentir, pendant tout le temps qu'elle resta sous la puissance
de l'appareil extenseur. Au bout de six semaines,
la cuisse avait repris sa longueur normale, et les
symptômes de l'inflammation articulaire étaient
presque entièrement disparus. Il n'est pas besoin
de dire que l'immobilité et la puissance extensive
furent secondées par un régime antiphlogistique
approprié, et conduit avec vigueur. Après quatre
mois de traitement, on put cesser l'extension. La
malade resta deux mois encore sur un matelas
ordinaire, et au sixième mois de son entrée à
l'hôpital, elle pouvait marcher avec des béquilles.
Une chute sur le genou rappela la douleur de
l'articulation, ce qui nécessita de nouveau l'emploi du repos et d'un traitement antiphlogistique.
Cependant, dix mois après son entrée à l'Hôtel-
Dieu, la malade sortit guérie, marchant avec des
béquilles, mais d'un pas ferme et sans claudication. Elle a pu depuis se passer de ce secours, et
elle ne se ressent plus en aucune manière de cette
dangereuse affection.

Ces faits sont sans contredit du plus haut
intérêt, et méritent bien de fixer l'attention des
gens de l'art. On objectera peut-être que
deux observations ne suffisent pas pour établir
une méthode curative. Sans doute, nous ne pré-
tendons pas non plus qu'avec le moyen que nous
signalons, on pourra guérir toutes les luxations

spontanées; nous croyons seulement devoir recommander le lit à extension soutenue, comme un moyen plein de puissance, et dont le mode d'action est entièrement en rapport avec les indications curatives que réclament les luxations spontanées; et surtout aussi, comme un appareil qu'aucun autre, quel qu'il soit, ne peut remplacer.

Mais si nous parlions des fractures du corps et du col du fémur, nous ne mettrions pas autant de réserve dans nos paroles; car nous avons pour nous l'expérience et des faits nombreux; nous dirions que le lit à extension soutenue est le seul appareil avec lequel on puisse obtenir des guérisons sans difformité, quels que soient la gravité et le lieu de la fracture; nous dirions qu'outre les avantages que nous avons signalés plus haut, il a encore celui de laisser le membre à découvert et exposé en entier aux yeux du médecin; qu'il ne reste, après la guérison qu'on obtient par son secours, ni atrophie, ni fausse ankilose, etc., etc.; que les plaies les plus étendues peuvent être pansées sans qu'on soit forcé de suspendre l'extension; que les malades indociles guérissent malgré eux, sans pouvoir, quels que soient leurs efforts, exécuter des mouvemens assez grands pour empêcher la consolidation. Nous aurions une foule de faits à citer à l'appui de ce que nous

avançons ; je n'en rapporterai qu'un seul, en peu
de mots, avant de terminer cet article.

VINGT-TROISIÈME OBSERVATION.

Fracture de la cuisse , malade forcé de guérir malgré lui.

Un jeune homme de dix-sept ans, entra à l'Hôtel-Dieu pour y être traité d'une fracture de la
partie moyenne de la cuisse. La constitution de
ce jeune homme était bonne ; mais son état moral
laissait beaucoup à désirer, quoique cependant
il ne fût pas atteint de véritable aliénation men-
tale. La fracture était aussi simple que possible,
quoiqu'un peu oblique. On dut penser qu'un
bandage contentif ordinaire, aidé de la position,
suffirait pour obtenir une guérison complète ;
mais l'indocilité du blessé détruisit cette espérance. Chaque matin nous trouvions les liens
retirés, et toutes les pièces de l'appareil en dés-
ordre. Notre mécontentement amusait ce singulier
malade. Enfin après avoir tout épuisé, patience,
promesses, menaces, nous nous décidâmes à le
placer sur le lit à extention soutenue, plutôt pour
satisfaire à un devoir que dans l'espoir du succès ;
le malade nous ayant d'ailleurs bien avertis qu'il
ne voulait pas guérir. Cependant la puissance du
lit surpassa notre attente. Le tronc pouvait être
agité ; mais les mouvemens étaient presque nuls
sur le membre. On mit plus de soin dans l'appli-

cation des moyens contentifs ; on augmenta l'inclinaison du lit, et pour empêcher tout mouvement, même du tronc, on passa autour de chaque
épaule des brassières qui furent croisées en arrière
et attachées au cadre mobile. Le malade fut vaincu,
et la consolidation de la fracture eut lieu en six
semaines.

CHAPITRE IX.

LUXATIONS DE L'ARTICULATION TIBIO-TARSIENNE.

Les luxations de l'articulation tibio-tarsienne sont de quatre espèces; elles peuvent avoir lieu en avant, en arrière et latéralement; les deux premières sont très rares; nous n'en parlerons pas quoique nous en ayons eu plusieurs exemples sous les yeux. Nous ne nous occuperons, dans ce chapitre, que des luxations latérales; une grande partie de ce que nous dirons, sera également applicable à ces deux dernières; cependant nous n'entendrons parler que de la luxation du tibia en dedans (1).

On divise les luxations de l'articulation du pied en simples et en compliquées; cependant, ainsi que le fait observer M. Dupuytren, la luxation complète du tibia sur l'astragale n'a jamais lieu

(1) A l'exemple de sir A. Cooper, nous prendrons pour base des dénominations à appliquer aux luxations de l'articulation tibio-tarsienne, le sens dans lequel le tibia est déplacé. Ainsi la luxation du tibia en dedans sera celle que la plupart des auteurs français appellent luxation du pied en dehors, et que M. Dupuytren croit devoir nommer aussi en dedans, d'après la direction du déplacement de l'astragale.

sans la fracture du péroné. Dans tous les cas que nous avons eus sous les yeux, nous avons aussi remarqué qu'une portion plus ou moins grande de la malléole interne était fracturée et restait adhérente au ligament latéral interne; nous n'affirmerons pas que cette complication existe constamment; cependant nous l'avons toujours observée, que les luxations aient été ou non compliquées de la sortie de l'os de la jambe à travers une plaie des parties molles; on peut donc dire que la luxation complète du tibia en dedans n'est jamais simple.

La violence nécessaire pour produire le déplacement des surfaces osseuses qui forment l'articulation du pied avec la jambe étant toujours en rapport avec la force, le nombre des ligamens et la disposition des surfaces articulaires, doit, dans le cas qui nous occupe, être excessive. Cette circonstance semblerait devoir donner la raison suffisante des accidens qui accompagnent la luxation du tibia sur l'astragale; il n'en est rien cependant; souvent les désordres, en apparence les plus légers, sont ceux qui sont accompagnés des accidens les plus formidables, *et vice versâ.* C'est donc en vain qu'on voudrait, pour se guider, chercher un rapport exact entre l'intensité des phénomènes pathologiques et la gravité des altérations physiques des organes lésés. Si ce rapport existe, il est incertain et fugitif; la seule chose qui soit constante , c'est le danger de cette espèce de lésion.

Les luxations du tibia ont encore cette particularité qui leur est propre, c'est qu'elles opposent parfois peu d'obstacles à la réduction, lorsque celle-ci est faite de bonne heure, mais qu'il est fort difficile de les maintenir. Elles s'éloignent en cela de la plupart des luxations et se rapprochent des fractures; c'est qu'en effet elles présentent réunies en même temps ces deux espèces de lésions; « *car la fracture du peroné est la lésion primitive, sans laquelle la luxation du pied ne pourrait avoir lieu.* » (Dupuytren.) Nous avons signalé aussi plus haut l'arrachement de la malléole interne; on conçoit donc que la malléole externe étant mobile, et la malléole interne diminuée de longueur ou entièrement détachée par sa rupture, le pied se trouve livré sans résistance, à l'action rétractile des muscles forts et nombreux auxquels il fournit des points d'attache, « *et comme les tendons qui passent derrière et au-dessous de l'articulation, ou qui sont fixés aux extrémités du tibia et du péroné, sont entièrement détournés de leur direction et de leur disposition naturelles, il en résulte qu'au lieu d'exécuter les fonctions auxquelles ils sont destinés, ils contribuent tous à la torsion du pied en dehors et en haut.* » (S. Cooper.) En ajoutant à ces dispositions anatomiques l'irritation qui se communique au tissu des muscles et provoque leur contraction spasmodique, on concevra aisément pourquoi il est si difficile de maintenir réduites les luxations latérales du tibia; mais la rétraction des muscles doit encore fixer l'attention sous un autre rapport, comme nous le verrons plus loin.

Dans l'état actuel de la science, la méthode de traitement adoptée généralement pour les luxations du tibia, consiste dans la réduction simple; on ne s'occupe en aucune manière du relâchement des muscles, aussi les insuccès sont-ils nombreux. Si on fait la réduction de bonne heure, avant que l'inflammation se soit développée, celle-ci ne tarde pas à paraître, et avec elle se déclarent des symptômes effrayans, des douleurs violentes qui peuvent s'élever jusqu'à produire du délire, des convulsions, quelquefois le tétanos. La gangrène est aussi le résultat de l'intensité de l'inflammation; si on pratique la réduction lorsque la phlogose s'est déjà emparée des tissus lésés, les accidens sont encore plus prompts à se déclarer, et ces phénomènes s'offrent aussi bien lorsque la luxation est simple que quand elle est compliquée de la sortie du tibia à travers les tégumens déchirés; car, ainsi que nous l'avons fait remarquer déjà, il n'existe pas de rapport constant entre l'intensité des phénomènes inflammatoires, et l'étendue des désordres physiques de l'articulation. Cependant dans le

dernier cas, celui d'ouverture de la capsule articulaire, le pied étant ordinairement déplacé davantage par suite de cette torsion, l'action et
la direction de tous les muscles sont tellement
dérangées, qu'il devient plus difficile d'appliquer
à cette espèce de luxation la méthode ordinaire
de traitement, car en général les accidens augmentent d'intensité, à raison de la difficulté plus
grande de la réduction et des efforts qu'elle nécessite, pour être faite ainsi que pour être maintenue. « *Comme le péroné*, dit Pott, *n'offre plus
de point d'appui, il est toujours difficile de
maintenir l'os à sa place après la réduction ; si
l'on essaie d'employer pour cela une compresse
et un bandage serré, il en résulte une compression désavantageuse, et même l'ulcération des
tégumens de la malléole interne. Cette altération
devient ensuite elle-même un motif qui empéche
de continuer plus long-temps cet appareil com-
pressif ; cependant si l'os n'est pas maintenu en
place, le membre reste tellement estropié et devient si difforme, que le malade éprouve en
marchant beaucoup de fatigue et qu'il se voit
même obligé de porter pendant long-temps, peut-
étre même pendant toute sa vie, un soulier dont
la forme particulière puisse s'accommoder à la
difformité du pied et en gêner le moins possible
les mouvemens. Cette difficulté* (ajoute le célèbre
praticien), *cette douleur, ces inconvéniens, vien-*

nent de ce que l'on place le membre dans une position qui met nécessairement les muscles en action ou dans un état de résistance, ce qui dans ce cas est la même chose. » Ce chirurgien a obtenu des effets très avantageux et des guérisons heureuses, en mettant les muscles dans le relâchement. Cependant Pott exagère beaucoup les bienfaits de la position, et, dans la plupart des cas, ce moyen est tout-à-fait impuissant, parce que le relâchement qu'on peut obtenir par la position seule est toujours trop peu considérable; on sait en effet que les muscles dans l'état normal sont dans une tension constante, ce que prouve assez leur *rétraction* aussitôt qu'un de leurs points d'attache vient à leur manquer. Cet effet, qui est dû à la propriété que les physiologistes ont appelée contractilité de tissus, élasticité, etc., est d'autant plus marqué dans les luxations du pied, que les points d'attache des muscles les plus nombreux et les plus forts de la jambe sont très distans, et qu'aucun de ceux-ci ne se fixe sur l'articulation elle-même. En rendant au membre, par la réduction simple, sa longueur normale, on replace les muscles dans leur état naturel de distension, que la position seule, quelle qu'elle soit, ne peut neutraliser; il n'y a que le raccourcissement du membre capable de produire cet effet, comme on le remarque lorsqu'on abandonne les luxations à elles-mêmes sans les réduire; encore faut-il, pour que le relâchement des muscles soit complet, que le membre soit raccourci d'une quantité égale et relative à l'étendue de la *rétraction* du tissu musculaire; aussi ce n'est que quand le tibia sort à travers une plaie des tégumens que le raccourcissement du membre est assez considérable pour amener le relâchement complet des muscles. Si à cette cause première on ajoute la *contraction* de ces mêmes organes, mise en jeu et souvent portée jusqu'à la convulsion par le fait de la phlogose, on ne sera pas étonné de voir que, quelle que soit la position qu'on ait donnée au membre, on sera toujours obligé de maintenir la réduction au moyen d'un appareil puissant, sans quoi la luxation se reproduira infailliblement.

L'action musculaire est donc la seule cause de la difficulté qu'on trouve à réduire et surtout à maintenir réduites les luxations du tibia sur l'astragale; de plus c'est elle aussi qui joue le principal rôle dans la production des phénomènes inflammatoires si dangereux dans le cas qui nous occupe.

Si on parvient à maintenir la luxation réduite, le tiraillement continuel que les muscles exercent sur des organes déchirés et contus augmente les phénomènes inflammatoires qui doivent nécessairement se développer, ou qui le sont déjà: de là la tuméfaction, l'étranglement; la formation

d'abcès, de fusées purulentes, dans toute l'étendue du membre, la carie des os, la gangrène, etc.
La tension excessive des parties molles, et en
particulier celle des muscles, qui acquiert plus
d'intensité, en raison de la part que les organes
prennent à la phlogose, excite des douleurs
violentes et des symptômes d'étranglement tellement prononcés, que le délire, les convulsions,
le tétanos, le sphacèle et la mort, peuvent en être
la suite en fort peu de temps.

Si la luxation n'est pas réduite, et principalement si le tibia, passant à travers une plaie, permet un raccourcissement assez étendu du membre, alors les douleurs sont beaucoup moins
vives; il est rare de voir survenir les convulsions ou le tétanos; l'engorgement inflammatoire,
l'étranglement, sont moindres, mais le déplacement des os entretient une irritation qui entraîne, comme dans le cas précédent, la formation
de collections purulentes considérables, et dans
le lieu de l'articulation, et souvent dans toute
l'étendue du membre. L'amputation consécutive,
qui devient presque toujours nécessaire, n'offre
en général que des chances de succès fort dou-
teuses; nous pourrions citer beaucoup de cas de
ce genre, dans lesquels nous avons dû faire l'amputation, qui fut toujours, il est vrai, couronnée
de succès.

Ainsi, quelle que soit la conduite qu'on tienne,

on se trouvera toujours entre deux écueils : l'un d'accroître les accidens de la luxation en cherchant à la réduire ; l'autre de laisser, par nécessité ou dans l'espoir de diminuer la gravité des désordres, la luxation sans être réduite : trop heureux si la difformité qui résulte infailliblement de cette pratique mettait au moins la vie du malade hors de danger ; mais on sait qu'il n'en est rien.

La réduction pure et simple des luxations du pied est donc une méthode tout-à-fait incertaine et souvent funeste.

Nous avons attribué plus haut tous les accidens qui accompagnent les luxations du tibia sur l'astragale à la phlogose ; nous avons vu qu'une des causes les plus puissantes de cette phlogose était la rétraction et la contraction des muscles ; que le relâchement de ces organes diminuait considérablement l'intensité des phénomènes inflammatoires ; nous avons, à ce sujet, cité l'opinion de Pott en faisant remarquer que le moyen qu'il emploie n'est pas suffisant. Ce qui se passe dans certaines circonstances connues de tous les praticiens, démontre pleinement la justesse des propositions que nous venons d'émettre. On n'ignore pas l'amélioration subite qui survient lorsque les parties qu'on avait réduites cessent d'être maintenues, et que la luxation se reproduit. On sait que dans les luxations du pied, compliquées de celles de l'astragale, l'extraction de cet os est une circonstance qui prévient l'engorgement inflammatoire, ou le diminue lorsqu'il existe déjà, quoique l'intensité de la cause qui a produit cette complication, soit sans aucun doute plus considérable dans ce cas que dans tout autre. On observe les mêmes effets quand l'extrémité du tibia sort à travers les tégumens et qu'on ne réduit pas la luxation ; les phénomènes d'irritation et principalement de réaction générale sont bien moins dangereux alors. Ceci prouve encore que le contact de l'air sur les membranes synoviales ouvertes et déchirées, n'est pas la cause principale d'où dépend la gravité des luxations du pied, et qu'on a singulièrement exagéré son importance. En effet, on voit souvent des luxations sans ouverture de l'articulation, être accompagnées d'accidens plus formidables que d'autres où celle-ci était entièrement exposée au contact de l'air.

En résumé, l'indication principale, celle qui domine toutes les autres dans le traitement des luxations du tibia sur l'astragale, est de déterminer le relâchement des muscles de la jambe, de les mettre dans l'impossibilité d'agir sur les parties lésées, et de s'enflammer eux-mêmes par la résistance qu'ils éprouvent à leur raccourcissement. La position conseillée par Pott étant insuffisante (1), il faut recourir à un autre moyen : la

(1) Nous ne parlons pas de l'amputation, dernière ressource

résection des extrémités osseuses remplit toutes
les indications. On ne peut, dit M. Roux, prévenir
les accidens les plus formidables ou y mettre fin
lorsqu'ils se sont développés, qu'en faisant la résection de la partie osseuse articulaire dénudée
et saillante entre les lèvres de la plaie des parties
molles. On peut en croire un praticien aussi
célèbre.

Conseillée par Hippocrate et pratiquée par
Galien pour la carie du sternum et des côtes, la
résection n'est plus aujourd'hui une chose rare :
cependant, quoiqu'elle ait été faite par un grand
nombre de praticiens, soit dans la continuité des
os, soit dans leur contiguité, elle n'a réellement
pris rang parmi les opérations chirurgicales que
depuis un demi-siècle. Il n'est aucune des articulations des membres qui n'ait subi les tentatives
de la chirurgie dans cette circonstance. With
appliqua la résection à l'articulation scapulo-hu-
mérale dans un cas de carie de la tête de l'hu-
mérus. Cette pratique fut ensuite étendue aux
fractures comminutives de cette même partie,
principalement à la suite des coups de feu ; c'est
dans des cas de ce genre que M. Percy et M. Larrey
eurent l'occasion de la pratiquer fréquemment
avec succès. Park voulut faire de la résection, une
méthode générale applicable à toutes les arti-

de la chirurgie et à laquelle on ne doit avoir recours qu'en déses-
poir de cause.

culations; mais, dans son enthousiasme, il s'est abusé sur les avantages de ce moyen nouveau alors, et si la résection est réellement précieuse lorsqu'on l'applique à certains articles, pour d'autres, au contraire, on doit absolument y renoncer. Quant à la résection de l'extrémité tarsienne du tibia en particulier, elle a des avantages trop évidens pour qu'on ne regrette pas de la voir si peu mise en usage. Cette espèce de résection a été faite dans plusieurs circonstances : pour des lésions organiques de l'articulation du pied, par MM. Moreau père et fils; dans le cas de luxation compliquée de saillie et de dénudation de l'os de la jambe, par Gook, par Deschamps, par Cooper de Bungay, par M. Hey, etc.; mais dans ce dernier cas, on n'a eu recours à la résection que dans l'impossibilité ou l'on était de faire la réduction, ou parce que les os dénudés ou nécrosés auraient mis trop de temps à s'exfolier, et toujours à une époque plus ou moins éloignée de l'accident : la résection que j'appellerai primitive, c'est-à-dire pratiquée immédiatement après l'accident, dans le seul but de prévenir et d'empêcher le développement des symptômes inflammatoires, n'a jamais été faite que par mon père. Seize cas de luxations du pied, compliquées de la sortie du tibia à travers les tégumens, et traités par les méthodes différentes de la réduction simple et de la résection, soit consécutive, soit primitive, nous ont permis de fixer notre opinion à cet égard, et de poser ce principe comme règle générale de conduite dans le cas qui nous occupe; savoir : que la résection *primitive* d'une portion plus ou moins considérable du tibia, doit être faite sans qu'on ait besoin de chercher à réduire la luxation, lors même que cette réduction n'offrirait aucune difficulté.

Voici les raisons qui nous ont fait adopter ce principe :

1° Les luxations en dedans du tibia sur l'astragale, sont constamment accompagnées de phénomènes inflammatoires violens, qu'elles soient ou non compliquées de la saillie des os à travers une plaie.

2° Les luxations qui ont pu être réduites sont très difficiles à maintenir réduites. Il faut, pour empêcher que le déplacement ne se reproduise, employer des appareils puissans qui augmentent les désordres, et auxquels on est souvent obligé de renoncer.

3° La réduction simple détermine des accidens formidables et souvent mortels; dans les cas rares où on obtient la guérison par cette méthode, ce n'est qu'après un temps extrêmement long, des souffrances cruelles et des dangers sans nombre.

4° La marche de la maladie n'est jamais simple et régulière; outre les accidens généraux, il se développe, à l'endroit de l'articulation et dans

toute la jambe, des abcès plus ou moins nombreux et étendus : la suppuration est toujours
excessivement abondante; les malades peuvent
rarement reprendre leur état antérieur de santé ;
ils succombent pour la plupart, même après la
guérison de la lésion traumatique, à l'épuisement
général que leur constitution a éprouvé.

5° On a, il est vrai, obtenu quelques guérisons
par la méthode de la réduction simple; mais il est
impossible de juger du premier coup d'œil si on a
affaire à un de ces cas heureux; car on ne peut
nullement prévoir d'avance l'intensité que doivent
avoir les phénomènes inflammatoires, qui sont
loin d'être toujours en rapport avec la grandeur,
soit apparente, soit réelle, des désordres ; et lorsqu'on attend que les signes de phlogose aient
commencé à se développer, il est presque toujours trop tard pour pouvoir s'en rendre maître.

6° A la suite de la réduction, l'amputation devient presque toujours nécessaire pour soustraire
les malades à une mort certaine; et lorsqu'on
tarde à la faire, elle n'a plus de succès.

7° Le danger des luxations tient à la distension
des muscles, et à leur contraction; c'est à ces
causes qu'il faut rapporter tous les accidens, soit
locaux, soit généraux, qui suivent la réduction
des parties luxées.

8° Tout ce qui produit le raccourcissement
des membres et relâche les muscles, modère la

phlogose, arrête les suites funestes qu'elle entraîne, et ramène les luxations à l'état de plaies contuses simples, ou de fractures simples avec plaie.

9° Au moyen de la résection, l'étranglement, la distension des muscles cessent, les parties reprennent d'elles-mêmes la position la plus favorable, et n'ont besoin d'être maintenues que pour empêcher le pied d'être entraîné par son propre poids.

10° La résection est une opération qui ne présente aucun danger par elle-même; elle laisse à peine des traces; le raccourcissement du membre n'est jamais aussi considérable que l'étendue de la portion d'os retranchée: deux pouces d'os réséqués ne laissent un raccourcissement que d'un pouce et demi, et quelquefois moins encore.

11° L'infirmité qui résulte du raccourcissement du membre, si toutefois on peut l'appeler ainsi, est à peine sensible, et peut être facilement dissimulée au moyen d'un talon un peu plus élevé que du côté sain. L'articulation tibio-astragalienne prend une grande solidité par la soudure complète des surfaces osseuses; mais les articulations des os du tarse entre eux acquièrent une mobilité qui rend la marche facile; le membre ne perd rien de sa solidité.

12° Enfin la maladie a une marche prompte, régulière, et n'est accompagnée d'aucun des

symptômes effrayans (convulsions , tétanos, gangrène , etc.) qui font des luxations du pied une
des affections les plus graves de la chirurgie.

VINGT-QUATRIÈME OBSERVATION.

Luxation complète du pied, accidens graves, refus de l'amputation,
mort au quatorzième jour.

Un portefaix, âgé de trente-six ans, d'une constitution robuste, d'un tempérament sanguin, faisant
fréquemment abus de liqueurs alcooliques, éprouva
une luxation du tibia en dedans, avec fracture
du péroné. Le chirurgien qui fut appelé réduisit
facilement la luxation , et maintint les parties en
place, au moyen d'un bandage contentif un peu
serré. La nuit fut agitée, le pied se gonfla , des
phlyctènes parurent sur les doigts. Ces symptômes
d'irritation et d'étranglement augmentèrent avec
une effrayante rapidité , et à la seconde nuit la
fièvre, le délire, les mouvemens convulsifs , ainsi
que la tuméfaction du pied , étaient parvenus au
dernier degré. C'est dans cet état, quarante-huit
heures après l'accident, que le malade fut apporté à
l'Hôtel-Dieu. On attribua, en partie, ces symptômes
fâcheux à la gêne que la trop grande pression du
bandage occasionait , ainsi qu'à la distension
musculaire. On dépouilla la jambe de son appareil; la luxation se reproduisit aussitôt, par la
seule contraction des muscles. (*Saignées abon-*

dantes , générales et locales ; diète sévère , bois-sons délayantes.) Ce traitement, et surtout la li-berté qu'on avait rendue à l'articulation , firent cesser la plupart des symptômes généraux ; mais le travail inflammatoire local diminua peu : cepen-dant on crut devoir tenter de nouveau la réduc-tion de la luxation , et la maintenir avec précau-tion ; ce qui fut fait avec assez de facilité. Les symptômes nerveux reparurent peu de temps après, et continuèrent quoiqu'on eût de nouveau supprimé l'appareil. L'irritation locale acquit une telle intensité, que rien ne put la modérer. (*Sai-gnées , cataplasmes , fomentations.*) Des abcès se formèrent dans l'articulation ; un gonflement in-flammatoire s'éleva bientôt au-dessus du genou ; des foyers purulens occupèrent toute la jambe. L'amputation de la cuisse fut alors proposée au malade , qui s'y refusa sans la rejeter entièrement, mais en désirant qu'elle fût ajournée. Il succomba le quatorzième jour de la maladie.

On trouva une fracture oblique du tibia , la portion articulaire de cet os détachée , entraînée par l'extrémité inférieure du péroné fracturé lui-même ; les surfaces articulaires enflammées , bai-gnées dans une grande quantité de pus ; les os ca-riés ; les tendons altérés ; des foyers purulens dans toute l'étendue de la jambe , etc. Tous ces désordres démontrèrent que l'amputation était la seule ressource.

VINGT-CINQUIÈME OBSERVATION.

Luxation du pied, réduction, accidens, impossibilité de maintenir la réduction , guérison avec difformité.

Dans la même année, un nouveau cas absolument analogue au précédent se présenta à l'Hôtel-Dieu; seulement la luxation avait été produite par la chute d'un fort ballot sur le côté externe de la jambe. Le gonflement et la douleur ne permirent pas de faire immédiatement la réduction, on ne put la faire que huit jours après l'accident ; elle fut pratiquée avec peine, et exigea des efforts assez violens. On la maintint à la manière de M. Dupuytren. Bientôt des symptômes inflammatoires intenses se déclarèrent, et obligèrent d'abandonner la luxation à elle-même. Elle se reproduisit ; cependant la guérison eut lieu en moins de trois mois, mais en laissant une difformité fort gênante; le malade marchait sur le bord interne du pied , la malléole de ce côté appuyait presque sur le sol. Deux ans après, cet homme succomba à une cérébrite produite par la commotion du cerveau, qu'une chute violente sur la tête occasiona. L'examen de l'articulation qui avait été luxée offrit les altérations suivantes : le péroné conservait les traces d'une fracture, avec chevauchement; la portion malléolaire était éloignée d'un pouce de l'extrémité inférieure du tibia, et avait emporté avec elle un fragment de la face articulaire de cet os; l'astragale se trouvait placé dans cet écartement, qu'un épanchement de matière osseuse remplissait en entier; une soudure exacte réunissait toutes les parties, et ne permettait aucun mouvement de l'articulation du pied (1.)

Ces deux observations n'offrent rien autre chose de particulier, que ce qu'on sait généralement de la marche des luxations du tibia sur l'astragale, et elles confirment en entier les propositions (nos 1, 2, 3, 6, 7, 8) que nous avons émises page 304 et suivantes.

L'observation qui suit est pleine d'intérêt, et n'a pas, que nous sachions, d'analogue dans les fastes de l'art.

VINGT-SIXIÈME OBSERVATION.

Luxation du pied, impossibilité de maintenir la réduction, perte de connaissance, état tétanique, ouverture de l'articulation faite par l'art, résection d'un pouce et demi du tibia, amélioration subite, guérison.

Une femme, âgée de quarante-huit ans, adonnée à la boisson, étant un jour dans un état complet d'ivresse, se laissa tomber sur le côté; son pied droit se trouva pris obliquement sous elle et supporta tout

(1) Ces deux observations sont antérieures à 1819; mon père alors n'avait pas encore pratiqué la résection, ni employé l'eau froide à courant continu.

le poids du corps. Il en résulta une luxation du tibia
en dedans, avec fracture du péroné. Le chirurgien
qui fut appelé près de cette femme réduisit très
facilement la luxation, et la maintint au moyen de
deux attelles et d'un bandage convenable. Le
lendemain, la luxation s'était reproduite; on la
réduisit de nouveau, et on fut obligé de répéter
cette manœuvre plusieurs jours de suite. Des accidens graves se développèrent bientôt, et engagèrent les parens de cette malade à la conduire à
l'Hôtel-Dieu, cinq jours après l'accident. Au moment de la visite, elle était sans connaissance,
dans un état de spasme général qui ressemblait au
tétanos; le pouls était presque nul ; les mains
et les ongles violets semblaient indiquer que la
circulation capillaire ne se faisait plus; l'articulation du pied était considérablement tuméfiée ; la
malléole interne soulevait la peau et faisait une
saillie remarquable; la respiration, toutefois,
n'offrait point encore d'altération sensible. Cependant, comme tout faisait présager une fin prochaine, mon père, d'abord, crut ne devoir rien
faire; car la première pensée devait être de pratiquer l'amputation de la jambe; il y avait à
craindre que, pendant l'opération, la malade ne
succombât. Cependant, convaincu que la gravité
des symptômes était le résultat de l'étranglement,
et répugnant à l'idée de laisser mourir cette malheureuse sans rien tenter, mon père conçut l'idée

d'inciser les tégumens, d'ouvrir l'articulation à
l'endroit où la malléole interne faisait éminence,
de faire sortir le tibia à travers cette plaie, et de
pratiquer la résection d'une portion de cet os, afin
d'obtenir un relâchement favorable. Cette opération n'offrit pas trop de difficulté; un pouce et
demi du tibia fut scié, le pied remis en place,
et facilement maintenu. La malade, pendant
tout le cours de cette opération, ne manifesta aucune sensibilité, ne proféra aucune
plainte. Le bien que produisit la résection fut si
rapide, que le soir même la malade avait recouvré
sa connaissance, les membres avaient repris leur
souplesse, la couleur des mains était naturelle,
le pouls plein et fort, quoique fébrile. Cependant les tégumens qui répondaient à la
malléole interne, où l'incision avait été pratiquée, étaient profondément altérés. A la levée
du premier appareil, qui eut lieu le sixième
jour, on vit une portion du tibia dénudée, et
quelques portions ligamenteuses sensiblement al-
térées. Ces parties molles se séparèrent rapidement; au quinzième jour de l'opération, la plaie
était entièrement détergée; cependant la portion
nécrosée du tibia mettant obstacle à la guérison,
on la sépara avec les pinces coupantes; dès lors,
aucun accident important ne vint troubler la
marche de la maladie, si ce n'est plusieurs petits
abcès qui parurent à la face externe de la jambe.

L'ouverture de l'un de ces abcès, qui eut lieu au trente-cinquième jour, permit d'extraire un fragment assez considérable de l'extrémité inférieure du péroné. Dès ce moment, la maladie marcha sans aucun trouble vers la cicatrisation, qui fut complète au quatre-vingt-dixième jour. Six mois après l'accident, cette femme marchait facilement et sans béquilles. (*V. page* 3o4 *et suivantes, propos.* 3, 7, 8, 9, etc.)

S'il restait encore quelques doutes sur la cause des accidens si redoutables qui se développent à la suite de la luxation du tibia en dedans, cette observation suffirait pour les détruire. L'amélioration subite qui suivit la résection du tibia, malgré l'état de la malade, malgré la complication nouvelle d'une plaie de l'articulation, que l'art avait ajoutée aux désordres primitifs, est une preuve suffisante, je crois, de la vérité de cette assertion, savoir : que l'inflammation et l'étranglement sont singulièrement augmentés, et deviennent funestes par le fait de la rétraction des muscles, et non pas à cause de la nature des tissus ou du contact de l'air sur les membranes synoviales. La distension, le tiraillement qu'éprouve le tissu musculaire est donc le phénomène principal qui doit fixer l'attention des praticiens. (*V. page* 3o4 *et suivantes, prop.* 7, 8, 9.) Dans les trois cas que nous venons de rapporter, on voit, par l'issue de la maladie, les effets directs de la mé-

thode curative mise en usage : dans le premier
cas, la luxation est réduite et maintenue, le
sujet succombe; dans le second, la luxation est
abandonnée à elle-même, le malade guérit, mais
avec une difformité considérable; dans le troisième cas enfin, on pratique la résection, et malgré
toutes les circonstances défavorables, la malade
guérit presque sans accidens, et on peut dire
sans difformité.

Les faits que nous allons rapporter rendront
encore plus évidens les avantages de la résection
primitive.

C'est en 1819 que mon père pratiqua, pour la
première fois, la résection de l'os de la jambe. Le
sujet qui subit cette opération était une jeune
fille de quinze ans, qui avait été renversée par
une masse considérable de terre qui s'était ébou-
lée sur elle. Les deux pieds étaient luxés et ren-
versés sur les jambes; ils semblaient ne tenir que
faiblement au reste du membre inférieur. La résection fut faite sur les deux tibias en même temps.
La guérison eut lieu sans rien offrir de particulier, et trois mois après l'accident, cette jeune
fille marchait à l'aide d'un bâton; quatre mois
après, elle ne se ressentait plus en aucune manière de son accident (1). Cette observation cu-

(1) Cette jeune fille fut présentée à la société établie dans le
sein de la Faculté de médecine. Le peu de difformité qui existait,
la facilité de la marche, la mobilité de l'articulation du pied droit

rieuse a été citée et rapportée en entier dans plusieurs ouvrages; nous ne nous y arrêterons pas plus long-temps.

Depuis ce temps, mon père a eu l'occasion de pratiquer plusieurs fois la résection de la portion articulaire du tibia, dans des cas de luxation de l'articulation tibio-tarsienne, et cette méthode curative fut constamment couronnée de succès.

VINGT-SEPTIÈME OBSERVATION.

B......, cultivateur, âgé de soixante-treize ans, d'une constitution robuste, éprouva une luxation du pied en dehors, avec plaie transversale au niveau de la malléole interne. L'extrémité du péroné, fracturé à son quart inférieur, était refoulée en haut. Le tibia sortait à travers la plaie, et une portion de la malléole interne, arrachée, était restée adhérente au ligament latéral interne. Cette blessure avait eu lieu à la suite d'une chute de cheval, qu'une rixe avait occasionée. Le pied de B..... était resté engagé dans l'étrier, pendant que

qui avait conservé les mouvemens, quelques autres circonstances particulières, semblant autoriser les doutes que l'envie voulait élever contre la réalité de cette opération, la Faculté de médecine crut devoir, dans l'intérêt de l'art, charger deux de ses membres, MM. Chaussier et Duméril, d'examiner cette jeune fille et de s'assurer sur les lieux si l'opération avait réellement été pratiquée. Le rapport de ces deux célèbres médecins est d'une grande importance pour la science. (Voyez *Bulletin de la faculté de Médecine de Paris*, 1819, cahier 4, n° 9.)

l'assaillant lui sautait à pieds joints sur le corps.
Le pied ayant quitté l'étrier, le blessé voulut se
relever pour poursuivre son adversaire : c'est alors
qu'il s'aperçut de la blessure qu'il venait d'éprouver. On le transporta à son domicile, qui était à
deux lieues de l'endroit où il avait été blessé. On
vint chercher mon père; nous (1) arrivâmes
près du malade six heures après l'accident. On
enleva deux pouces du tibia; la jambe fut entourée d'un léger appareil pour maintenir le
pied dans sa direction naturelle. Deux saignées,
des boissons délayantes et la diète furent prescrites. Il y eut peu de gonflement; mais la
suppuration fut assez abondante. La fièvre n'acquit aucune intensité; cependant, au quinzième jour, un abcès se montra au niveau de la
malléole externe; il fut ouvert, et la tête du péroné nécrosée se détacha au vingt-cinquième jour.
Cet abcès était entièrement guéri lorsqu'un autre
moins considérable se montra au-dessus de l'endroit où s'était développé le premier. On l'ouvrit,
et la plaie fut fermée en peu de temps, quoique
la jambe fût restée tuméfiée. Il ne se montra aucun autre foyer purulent. Deux mois et demi après

(1) On ne sera pas étonné que, malgré mon peu d'années d'établissement, j'aie eu l'occasion d'observer tant de faits peu ordinaires et qui supposent une pratique longue : depuis plus de
douze ans j'ai constamment accompagné mon père, toutes les fois
que quelque cas curieux s'est offert dans la pratique.

l'accident, la cicatrisation des plaies était complète et la consolidation assez parfaite, pour que le malade pût se tenir debout en s'appuyant sur le pied malade. Au quatrième mois, il marchait facilement avec un bâton, et au sixième, il avait repris ses travaux sans autre incommodité que celle de porter un talon un peu plus haut.

VINGT-HUITIÈME OBSERVATION.

Luxation du tibia, sortie de cet os à travers une plaie ; la malade marche sur l'extrémité du tibia qui s'enfonce à chaque pas dans la terre, contusion énorme des parties molles, résection, guérison.

La femme d'un meunier de la commune de...., ayant l'habitude de se livrer à la boisson, se leva, dans une nuit obscure, pour aller boire de l'eau-de-vie qu'elle avait cachée dans une grange voisine de sa chambre. En revenant pour se remettre au lit, elle tomba, la jambe pliée sous elle, et se luxa le pied qui fut fortement porté en dehors ; les tégumens se déchirèrent au niveau de la malléole interne ; le tibia passa à travers cette plaie. L'état d'ivresse, dans lequel se trouvait cette femme, l'empêcha d'apprécier et de sentir sa position : elle se releva, s'égara dans son jardin, et marchait en s'appuyant sur l'extrémité sortie du tibia, qui s'enfonçait à chaque pas de plusieurs pouces dans la terre. Il fut facile de constater que cette malheureuse avait fait plus de cent pas dans son jardin, avant de retrouver son lit, par le nombre de trous que le tibia avait faits et par la trace du sang qu'elle avait perdu. Mon père fut appelé; nous arrivâmes près de la malade dans la matinée: on n'avait pas touché aux parties blessées. Le chirurgien, qui avait donné les premiers soins, jugeant que l'amputation devait être la seule ressource de l'art dans cette circonstance, n'avait voulu rien faire pour ne pas occasioner des douleurs inutiles. Nous pûmes juger aisément tous les désordres : le tibia sortait de quatre pouces à travers la plaie interne, et toute cette portion d'os était encore couverte de terre; le pied était fortement porté en dehors; toute la plaie et la surface articulaire de l'astragale étaient entièrement cachées par de la boue et du gravier. Notre premier soin fut de nétoyer les parties, d'enlever les corps étrangers qui les recouvraient. Nous vîmes que le tibia était dénudé dans l'étendue de près de deux pouces; les chairs et l'articulation offraient l'aspect d'une plaie contuse au dernier degré ; toutes ces parties étaient comme mâchées. Cependant, malgré l'étendue des désordres, mon père préféra tenter la résection plutôt que de recourir immédiatement à l'amputation; car le cas était trop grave pour que l'idée de la réduction pût jamais se présenter. Près de deux pouces du tibia furent sciés, le pied placé et maintenu convenablement; la plaie fut couverte de charpie sèche et de compresses trempées dans l'eau froide, et la malade mise au régime sévère des maladies inflammatoires. Les réactions locales et générales parurent à peine; cependant plusieurs abcès se formèrent en dehors de l'articulation; on les ouvrit à temps. La suppuration fut abondante, mais de bonne nature. La consolidation eut lieu en moins de neuf semaines, et cinq mois après l'accident, cette femme avait repris ses occupations et ses travaux habituels.

Ces observations, que nous pourrions faire suivre de beaucoup d'autres, suffisent pour prouver que la résection est le moyen le plus certain d'éviter les réactions violentes, dont l'intensité est due à la tension des muscles que la phlogose tient dans un état d'irritation permanente; lorsque les os ont été dénudés, desséchés par l'air, blessés par les corps étrangers, il est des cas où la nature en opérerait la séparation par ses propres forces, lorsque toutefois le malade ne succombe pas auparavant, soit à l'intensité des réactions, soit à la longueur de la maladie. La résection, pratiquée dans une circonstance semblable, abrège prodigieusement la durée des désordres, et agit bien plus sûrement que la nature.

Par la méthode de la résection il reste, quelquefois il est vrai, une soudure exacte entre le tibia et l'astragale, mais ce résultat a lieu, même après la réduction, toutes les fois que l'air ou des corps étrangers ont touché les surfaces arti-

culaires, et que celles-ci ont été violemment enflammées. Quand il en serait autrement, l'ankilose du pied et le raccourcissement du membre,
ne peuvent jamais être mis en parallèle avec les
dangers de la réduction simple, et les incouvé-
niens attachés à la perte d'un membre. D'ailleurs,
plus ou moins de temps après la guérison, les
articulations du scaphoïde avec l'astragale, du
calcaneum avec le cuboïde, acquièrent une laxité
assez grande pour rendre au pied la mobilité nécessaire sans ôter à la marche toute la solidité
désirable. Quant au raccourcissement, il ne disparaît pas en entier, sans doute, et les malades
sont toujours obligés d'avoir un talon un peu
plus élevé d'un côté; mais outre que ce raccourcissement n'est jamais aussi grand que la portion
d'os retranchée, on dirait que l'habitude ͺet l'action des muscles amène une déviation légère du
bassin, déviation qui rend la longueur des membres abdominaux plus égale, et diminue beaucoup la claudication qui la plupart du temps est
à peine sensible (1). Mais lors même qu'il conser-

(1) La déviation du bassin s'observe fréquemment dans les fractures du membre inférieur. Lorsque après la guérison de ces lésions
les malades essaient pour la première fois de marcher, ils trouvent le membre qui avait été fracturé plus court que l'autre, et ils
éprouvent une claudication quelquefois considérable. Un examen
superficiel pourrait faire croire au raccourcissement du membre;
mais, en observant avec plus de soin, on voit que ce raccourcissement apparent tient à ce que le bassin a été long-temps dans une

verait toute l'étendue de la portion d'os retranchée, il n'y aurait point encore de parallèle à établir entre l'amputation et la résection, et malgré l'opinion d'auteurs recommandables, nous pensons que l'hésitation dans ce cas n'est pas permise, car le choix ne saurait être douteux.

VINGT-NEUVIÈME OBSERVATION.

Un conducteur de la diligence *l'Amienoise*, eut la jambe fracturée; après deux mois et demi la consolidation n'était pas encore faite. Mon père fut appelé, et convaincu par l'examen des parties, que la consolidation ne s'opérerait plus d'elle-même, il réséqua deux pouces à peu près du tibia. Le membre fut replacé dans un appareil à fractures, et cinq semaines après cette opération, la consolidation eut lieu. Le malade reprit bientôt son état de conducteur, et monte sur sa voiture avec autant de facilité que s'il n'avait subi aucune opération. Aurait-il pu reprendre sa profession avec une jambe de bois?

position vicieuse, déterminée par la douleur dont le membre a été le siége et par les efforts continuels que les muscles opposaient à l'extension. Si l'on fait coucher le malade sur le dos en ayant soin que l'axe de son corps ne soit aucunement dévié de la ligne droite, on trouvera l'épine antérieure et supérieure de l'os des îles, du côté de la fracture, plus élevée que celle du côté opposé. L'effet contraire semble à la longue se produire après la résection d'une portion du tibia, d'une manière bien moins marquée, toutefois, mais assez cependant pour que la claudication soit peu, et souvent nullement apparente.

Peut-être trouvera-t-on une objection contre la résection primitive dans ce fait, qu'on a vu des succès obtenus par la méthode de la réduction simple, sans qu'aucun accident alarmant se soit développé : sans doute. Nous avons nous-mêmes eu sous les yeux un cas de ce genre ; mais telle n'est pas la marche ordinaire des lésions qui nous occupent, et des faits semblables sont entièrement exceptionnels ; or ce n'est pas sur des exceptions qu'il faut baser une méthode curative. En supposant qu'on applique quelquefois la résection à des cas qui auraient pu guérir par la réduction simple, les inconvéniens qui en résulteraient ne sont pas assez grands pour causer des regrets, tandis que si, dans des circonstances où l'on croit que la réduction sera suffisante, des réactions se déclarent, il arrivera qu'on sera obligé de recourir à l'amputation ou de renoncer à la réduction, et, si toutefois le malade ne succombe pas, il aura perdu un membre, ou conservera pendant toute sa vie une infirmité des plus gênantes. Ne doit-on pas, d'ailleurs, compter en faveur de la résection, la certitude d'obtenir une guérison plus prompte, et nous dirions aussi constante, si nous ne portions notre jugement que sur les faits qui ont été l'objet de notre observation. Toutes les résections qui ont été praquées par mon père, ont été couronnées du plus heureux succès, malgré des circonstances quelquefois extrêmement défavorables. (*Voy. obs.* 26 *et* 28.) On est loin de pouvoir en dire autant de la réduction ou de l'amputation. Nous ne pensons donc pas qu'en saine chirurgie on puisse hésiter sur le choix à faire.

Lorsqu'en 1819 mon père fit pour la première fois une double résection qui eut l'issue la plus heureuse, un médecin de notre ville écrivit d'abord que l'opération n'avait pas été faite, et ensuite qu'elle était inutile. A quelque temps de là un hasard particulier donna à ce médecin l'occasion d'apprécier la valeur de son opinion. Voici quel était le cas qui se présenta.

TRENTIÈME OBSERVATION.

Luxation du pied, réduction simple, accidens; on est forcé d'en venir à l'amputation de la cuisse.

Un jeune homme de vingt-trois ans, d'une forte constitution, d'un tempérament sanguin, fut renversé avec sa voiture dans un des fossés latéraux d'une grande route. Dans cette chute son pied se trouva pris sous la voiture, et fut violemment poussé en dehors; il en résulta une luxation du tibia en dedans avec plaie transversale au niveau de la malléole interne. Le péroné était fracturé au lieu ordinaire; l'extrémité de la malléole interne déchirée et entraînée par le ligament latéral interne; le tibia sortait à travers la plaie. Le blessé fut transporté, une heure après

l'accident , dans une auberge où il reçut les
soins du médecin cité plus haut. La réduction
de la luxation fut faite aussitôt; mais bientôt
se déclarèrent des réactions locales et générales,
et les accidens les plus fâcheux, qu'un traitement
antiphlogistique rigoureux ne put arrêter. Au cinquième jour, fièvre, délire, tuméfaction énorme
de l'articulation : l'appareil se relâche, la luxation
se reproduit, les accidens diminuent d'intensité.
Au dixième jour, abcès au niveau de l'articulation, et dans l'épaisseur de la jambe : un seul est
ouvert ; on tente de nouveau la réduction. Au
douzième jour les accidens se renouvellent, on
est forcé de laisser le pied luxé. On chercha à
combattre les désordres locaux, mais on fit peu
d'ouvertures et de contre-ouvertures pour donner issue aux matières purulentes.

Mon père, appelé cinq semaines après l'accident, trouva la jambe extrêmement tuméfiée,
infiltrée de pus, le tibia sortant à travers la plaie,
et dénudé dans une étendue de deux pouces. Il
proposa de faire les ouvertures nécessaires pour
donner une libre issue aux liquides accumulés,
et de réséquer toute la portion dénudée du tibia.
Le malade y consentit. Le lendemain on parvint
à le faire changer de résolution. L'opération ne
fut point pratiquée. Les désordres produits par
la suppuration augmentèrent, une escharre gangréneuse se forma au talon, et le calcaneum fut

mis à nu par sa chute. Les foyers purulens en-
vahirent le genou, etc. Enfin, après dix mois des
plus cruelles souffrances, le malade fut transporté
chez lui, à bras d'hommes, à cinq lieues de distance de l'endroit où il avait été recueilli et traité.
On appela de nouveau mon père, mais la résection n'était plus possible alors, et il n'y avait plus,
pour sauver les jours du malade, de ressource
que dans l'amputation de la cuisse. Cette opération fut faite. Une hémorragie obligea de lever
l'appareil au sixième jour. Le sang venait de l'artère fémorale dont la ligature s'était relâchée. Le
second appareil ne fut levé que quatre jours après
son application; la suppuration était alors parfaitement établie. Les pansemens furent faits
toutes les vingt-quatre heures, et la guérison ne
présenta rien de particulier; elle était complète
au quarante-cinquième jour.

TRENTE-UNIÈME OBSERVATION.

**Luxation du pied, la réduction peut être maintenue, gangrène,
amputation de la jambe.**

Un cultivateur de la commune de B......, âgé
de trente-six ans, venant à Amiens, versa à peu
de distance de la ville, et éprouva une luxation du
pied en dehors, accompagnée de toutes les complications que présentait le cas précédent. La réduction fut faite peu de temps après l'accident
sans la moindre difficulté; et le malade fut recon

duit dans sa commune, distante de quelques
lieues. Bientôt des symptômes inflammatoires
locaux se manifestèrent avec une grande intensité malgré un traitement antiphlogistique énergique. Cependant les réactions générales se bor-
naient à une fièvre assez forte et à une irritation peu
intense du tube digestif. Du reste, point de spasmes, point de délire, rien enfin ne se montrait
du côté du système nerveux; mais les symptômes inflammatoires locaux acquirent une telle
violence, qu'au huitième jour le pied était couvert de phlyctènes, et au dixième jour il était noir,
froid, et entièrement sphacélé. Mon père fut appelé au douzième jour. L'état des parties rendait
la nécessité de l'amputation évidente. Cette opération fut faite, le premier appareil levé au douzième jour, et la guérison marcha sans entraves.

Cette observation offre une circonstance particulière, c'est que la réduction a pu être maintenue,
et il est probable que la gangrène fut le résultat
de l'étranglement qui eut lieu à cause de cette
circonstance.

TRENTE-DEUXIÈME OBSERVATION.

Luxation du pied, on ne peut maintenir la réduction, nécrose et
carie des os, amputation faite au bout d'un an.

Un entrepreneur de bâtimens eut le pied luxé
en dehors avec sortie du tibia à travers une plaie
des parties molles : la luxation fut réduite ; des phé-

nomènes inflammatoires locaux parurent aussitôt, et il y eut, dès les premiers jours, de l'agitation, du délire; mon père, appelé comme consultant, proposa de faire la résection du tibia; cette proposition ne fut point admise. Cependant on fut obligé de supprimer l'appareil contentif; la luxation se reproduisit incomplètement, et les symptômes nerveux cessèrent; mais l'irritation locale continua sa marche : des abcès se formèrent dans toute l'étendue de la jambe, l'extrémité du tibia se nécrosa; les os du tarse se carièrent et entretinrent une suppuration excessivement abondante; enfin, au bout d'un an, il fallut recourir à l'amputation, et pendant tout ce laps de temps, la vie du malade avait été mille fois en danger.

La résection des os, sans en être faite immédiatement, n'en est pas moins encore de la plus grande utilité.

TRENTE-TROISIÈME OBSERVATION.

Luxation du pied, la réduction ne peut être maintenue, résection au bout de seize jours, guérison.

Un homme, âgé de soixante-cinq ans, maçon et ouvrier carrier, d'une commune voisine de la ville d'Amiens, eut le pied luxé en dehors par un éboulement de pierres. La luxation était accompagnée de fracture du péroné, d'arrachement de la malléole interne, et de plaie interne avec sortie du tibia. On essaya en vain, pendant huit

jours, de réduire et de maintenir la luxation réduite ; on fut obligé d'abandonner la maladie à elle-
même. Le malade fut apporté à l'Hôtel-Dieu quinze
jours après l'accident : voici en quel état étaient
les choses. La plaie interne, située au niveau de
la malléole, occupait le tiers de la circonférence du
membre ; le tibia sortait en partie à travers cette
plaie, et commençait à se couvrir de bourgeons
charnus; l'extrémité de la malléole était rompue
et entraînée par le ligament latéral interne; une
suppuration abondante baignait toute la plaie,
le péroné était fracturé un peu au-dessus de la
malléole externe; ses fragmens chevauchaient
l'un sur l'autre : un abcès considérable s'était
formé au côté externe de l'articulation et s'étendait jusqu'au milieu de ce même côté de la
jambe. Le malade n'avait plus de délire; mais
la fièvre était violente, la langue rouge, sèche, la soif ardente; il y avait inappétence, agitation, insomnie; la réduction de la luxation était
impossible; on pouvait peut-être espérer d'obtenir
la guérison en laissant les parties dans la position
que nous venons de décrire; mais, en supposant
que le traitement eût été couronné de succès, le
malade aurait conservé une infirmité plus gênante que la perte de sa jambe; il ne restait que
l'amputation, comme moyen usité en pareil cas.
La résection nous parut préférable en ce qu'elle
devait rendre la réduction facile, diminuer l'in-

tensité des symptômes inflammatoires, abréger la
durée de la maladie, et surtout conserver au malade un membre utile. L'opération fut faite le
lendemain ; les tégumens furent incisés longitu-
dinalement dans l'étendue de deux pouces ; cette
incision commençait au milieu de la lèvre supérieure de la plaie, et s'étendait sur la face interne
du tibia. Les lambeaux furent disséqués, le tibia
porté en dedans et deux pouces de cet os retran-
chés ; le pied et la jambe reprirent presque d'eux-
mêmes leurs rapports. On plaça le membre dans
une gouttière de zinc garnie d'un coussin de
balle d'avoine ; on plaça sur les côtés de la jambe
deux rouleaux qui la maintinrent dans sa position,
le pied fut soutenu avec une semelle ; on n'appliqua point d'autre appareil, tant il était facile de
maintenir les parties en place. La plaie fut recouverte de charpie sèche, et des compresses furent
posées sur la jambe de manière à pouvoir être en-
levées et à laisser voir l'état du membre sans occasioner le plus petit mouvement douloureux au
malade ; la gouttière était un peu inclinée du côté
du pied du lit ; un courant d'eau continu fut dirigé sur l'articulation. La journée se passa bien ;
la nuit fut calme, le malade dormit plusieurs
heures. Le lendemain, langue humide, point
d'altération, point de fièvre, désir d'alimens (*panade, tartine, eau d'orge*) ; l'amélioration augmenta de jour en jour. Au sixième, le malade

reposait la nuit entière et n'avait aucune souffrance; la suppuration était peu abondante et de
bonne nature. Au dixième jour, la cicatrisation des
plaies commençait déjà malgré les affusions continues, et sans doute elle aurait continué si on
n'eût point commis une imprudence pendant une
absence que nous fîmes (1); il se forma un abcès
profond dans l'articulation même. Cependant,
lorsqu'on eut donné issue à la matière purulente,
cet abcès se ferma assez promptement. Sous l'influence des affusions, la cicatrisation marcha avec
rapidité ainsi que la consolidation. Après la cinquième semaine, celle-ci était effectuée; on sus-
pendit les affusions. Les chairs se boursouflèrent
un peu; des compresses trempées dans l'eau
froide les ramenèrent au niveau de la plaie,
et la cicatrisation fut complète au bout de sept
semaines; le malade marchera facilement.

Ce que nous avons rapporté jusqu'ici suffit
pour qu'on puisse se former une opinion sur le
mérite de la résection appliquée aux cas de luxation du pied. Cependant, ce moyen n'éteint pas
toutes les réactions; il reste, malgré son emploi,
une certaine irritation qui, quoique toute locale,
est parfois encore assez intense pour déterminer
la formation d'abcès plus ou moins volumineux;

(1) On changea le malade de lit; dans ces mouvemens le pied
fut déplacé et fortement appuyé contre le tibia; il se reproduisit
une irritation violente.

mais il n'en est pas moins incontestable que par
la résection on rend les luxations du tibia sur
l'astragale incomparablement moins dangereuses.
Ceci se conçoit : nous avons vu que la gravité des
luxations du pied venait du tiraillement des muscles qui aggravait l'irritation locale au point
de provoquer des réactions sympathiques terribles. La résection a pour effet de priver les
luxations de ces complications, chose excessivement importante, puisque, dans presque tous les
cas, il n'y a que ces complications qui rendent
mortelle la lésion qui nous occupe. Mais la résection étant faite, il reste encore une solution de
continuité des parties molles et des os ; cette solution de continuité, ramenée à l'état simple par la
résection, n'en sera pas moins accompagnée des
phénomènes locaux d'irritation qui suivent toujours les blessures des parties vivantes. Il est facile,
au moyen des affusions froides, d'abattre le reste
d'irritation locale qui pourrait subsister, et de
rendre la lésion aussi simple que possible. Nous
avons déjà cité deux observations dans lesquelles
les affusions ont été mises en usage. Nous terminerons par un cas curieux de luxation, quoique
ce ne soit pas de l'articulation tibio-tarsienne.

TRENTE-QUATRIÈME OBSERVATION.

Luxation de tous les doigts du pied, plaie, désordres considérables,
résection de la tête du premier os du métatarse, emploi de l'eau,
guérison, conservation de l'articulation du pouce.

Un maréchal-des-logis du 5e régiment de dragons, âgé de vingt-cinq ans, d'une forte constitution, d'un tempérament sanguin, allait à la manœuvre à côté de son escadron. Son cheval, en
tournant le coin d'une rue, manqua des quatre
jambes et tomba de tout son poids sur le pied de
son cavalier. Blessé par l'éperon, le cheval voulut
se relever et tomba une seconde fois sur le même
côté, avant que le pied du militaire fût dégagé.
Cette double chute occasiona les désordres suivans : luxation complète de tous les doigts du
pied en dehors; plaie transversale au côté interne
de l'articulation du pouce; ouverture de cette articulation, sortie de la tête du premier métatarsien; seconde plaie profonde, se portant obliquement de la tête du premier os du métatarse en
dehors et en arrière jusqu'au côté externe du
calcaneum; cette plaie a détaché la peau et l'aponévrose plantaire, et laisse à nu les muscles de la
plante du pied; fracture des deux derniers os du
métatarse; contusion forte et générale. Le blessé
ayant été apporté à l'Hôtel-Dieu peu d'heures
après l'accident, on put facilement reconnaître
les désordres décrits ci-dessus; mais un gonflement assez considérable s'était déjà développé, et

on ne put s'assurer si les os du tarse avaient subi quelque altération, chose assez probable d'ailleurs

On chercha d'abord à réduire la luxation; mais l'extrémité saillante du premier métatarsien opposa à toutes les tentatives une résistance insurmontable; les autres doigts ne pouvaient être remis en place tant que le pouce resterait luxé. On se décida à retrancher la portion d'os saillante à travers les parties molles. Cette résection fut pratiquée suivant les règles de l'art. La réduction devint alors excessivement facile, les derniers orteils reprirent presque d'eux-mêmes leur position normale. Un peu de charpie sèche, appliquée sur les plaies, et une compresse longuette, composèrent tout le pansement. La jambe fut placée dans une gouttière en zinc, et la partie malade soumise à un courant d'eau continuel. Il ne survint aucune réaction; le gonflement qui existait sur le coude-pied était dissipé le lendemain; le blessé ne souffrit en aucune manière; il n'eut pas le moindre mouvement de fièvre. On tint cependant ce militaire à la diète, qu'il supporta avec peine pendant deux jours; alors on lui accorda des alimens. La charpie fut renouvelée au douzième jour; la suppuration était à peine sensible, et la cicatrisation déjà avancée fut achevée au vingt-cinquième jour. Quarante jours après la blessure, ce militaire put reprendre son service. Cette observation présente surtout une circonstance remarquable et que nous devons noter : c'est que l'articulation du pouce resta mobile et souple et qu'aucun de ses mouvemens ne fut perdu. On devait cependant, dans un cas semblable, s'attendre à la soudure entière des surfaces osseuses. Ce fait prouverait que l'ankilose qui suit l'ouverture des articulations et l'action des corps étrangers sur les membranes synoviales et sur les cartilages articulaires, est aussi le résultat de l'inflammation. Dans le cas que nous venons de rapporter, la tête du premier os du métatarse a été enlevée avec son cartilage articulaire entier et parfaitement intact : la conservation des mouvemens de l'articulation n'était donc pas due, comme il arrive quelquefois (dans les luxations du poignet surtout), à ce que la portion articulaire de l'os était restée adhérente aux ligamens, et avait été entraînée par eux, de sorte que la résection n'aurait réellement pas intéressé les surfaces articulaires. Il n'y avait pas non plus dans ce cas d'épiphyses qui aient pu se détacher et conserver les pièces nécessaires à l'articulation, comme on l'a aussi observé quelquefois. Sur le sujet de l'observation trente-troisième, qui conserve quelque mobilité (1) du pied sur le tibia,

(1) Cette mobilité aurait, sans aucun doute, été plus grande, si une imprudence que nous avons signalée, n'avait fait naître un certain degré de phlogose dans les parties lésées.

malgré la résection d'une portion de cet os, la
face articulaire du tibia a été enlevée en entier,
comme il est facile de le voir sur la pièce anatomique. Il faut donc que l'extrémité sciée du tibia
se soit façonnée en surface articulaire, et moulée
sur celle de l'astragale, qui n'a pas pu contracter
d'adhérences avec elle; car on sait que les cartilages
et les membranes synoviales ou séreuses ne peuvent se réunir, soit entre eux, soit avec les autres
tissus, qu'à la suite d'une inflammation violente.
C'est sur cette vérité qu'est fondée la cure radicale
de l'hydrocèle. Or, les affusions ayant empêché les
réactions inflammatoires, et les surfaces articulaires de l'astragale, (dans le cas de l'observation
trente-troisième,) et de l'extrémité postérieure de
la première phalange du gros orteil, (sur le sujet
de la dernière observation,) étant restées intactes,
l'extrémité sciée des os a dû se cicatriser isolément;
et de plus, comme la matière qui doit former le tissu
osseux est d'abord liquide, elle a dû se modeler
sur la forme des surfaces articulaires autour desquelles elle s'est épanchée, et conserver cette
forme en prenant plus de solidité. Peut-être cette
extrémité osseuse ne s'ossifie-t-elle pas en entier
et conserve-t-elle la consistance des fibro-cartilages, comme on le voit dans les fractures non
consolidées. Il ne serait même pas impossible
que cette surface articulaire de nouvelle formation, se recouvrît d'une membrane synoviale qui,

comme on sait, se forme partout où des tissus vivans exercent des mouvemens de glissement et de frottement l'un sur l'autre. Ce sujet mérite des recherches.

Nous nous arrêterons ici : ce que nous avons dit dans ce chapitre, et les faits que nous avons rapportés, doivent suffire pour fixer l'opinion des praticiens. En résumé, sur quatorze cas de luxations complètes du tibia sur l'astragale, trois étaient sans plaies, les autres étaient accompagnées de l'ouverture de la capsule articulaire et de la sortie des os à travers les parties molles ; parmi les trois premières, *une* fut promptement suivie de la mort, causée par l'intensité des réactions nerveuses que la réduction simple occasiona ; *une autre* guérit avec une difformité considérable, parce que les phénomènes inflammatoires et les accidens nerveux ne permirent pas de maintenir la luxation reduite; *une troisième*, à la suite de la réduction, fut accompagnée des accidens les plus formidables; le sujet de cet observation, quoique dans un état désespéré, fut sauvé par l'ouverture de la capsule articulaire, faite par l'art, et par la résection de l'extrémité articulaire du tibia. Parmi les autres luxations compliquées de l'ouverture de la capsule articulaire, cinq furent traitées par la résection immédiate du tibia : toutes guérirent. Dans un autre cas, la résection ne fut faite que quinze jours après l'accident; la guérison eut aussi lieu; deux malades subirent l'amputation de la jambe, un autre, celle de la cuisse, deux autres enfin moururent peu de jours après la réduction; nous ne parlons pas d'un quinzième cas dans lequel la guérison eut lieu, car la luxation n'était pas complète.

De tout ceci il résulte que :

1° La réduction simple des luxations complètes du tibia sur l'astragale est une méthode hasardeuse et souvent funeste.

2° La résection primitive des extrémités osseuses, saillantes ou non, à travers les parties molles, prévient les réactions les plus graves qui accompagnent les luxations du pied, celles qui compromettent les jours des malades.

3° Lorsqu'on n'a pas fait la résection primitive, on est obligé plus tard d'y avoir recours, si toutefois on n'attend pas assez long-temps pour qu'il n'y ait plus d'autre ressource que l'amputation.

4° Les affusions unies à la résection, et venant à son aide, font des luxations du pied des lésions simples et facilement curables.

CONCLUSION.

En commençant cette brochure, mon intention était de ne parler que de l'emploi de l'eau
par la méthode des affusions ; mais les questions
qui agitent les esprits en ce moment m'ont déterminé à donner quelques réflexions sur d'autres
sujets. Ainsi la différence d'opinions entre M. Lisfranc et M. Sazie, relativement aux pansemens
et à la levée du premier appareil, est d'une
trop grande importance pour que je n'aie pas
cru devoir jeter dans la balance le résultat d'une
expérience de dix-neuf années. Si je n'ai pas
rapporté d'observations à l'appui des opinions
que j'ai émises, ce n'est pas qu'elles me manquent, puisqu'il n'est pas une seule plaie avec
perte de substance, soit consécutive à une lésion
traumatique, soit résultant des opérations que
mon père ou moi avons faites à l'Hôtel-Dieu
d'Amiens, que nous n'ayons pansée d'après la
méthode que j'ai indiquée au chapitre dont je
parle. J'aurais pu encore prendre des exemples
dans notre pratique particulière ; mais il eût été

fastidieux de consigner tant de faits semblables, dont tout l'intérêt consiste précisément en ce qu'ils n'offrent rien de saillant.

Le nombre des appareils à extension permanente, destinés aux fractures de la cuisse et qui, chaque jour, sont offerts à la curiosité médicale, prouve assez qu'aucun d'eux n'est parfait. J'ai cru devoir rappeler celui dont mon père donna la description en 1828, et dont ceux qui paraissent journellement sont des modifications plus ou moins défectueuses. D'ailleurs, huit années d'expérience et de succès nous ont tellement convaincus de son utilité, que nous pensons remplir un devoir en cherchant à répandre son usage parmi les praticiens. J'ai d'autant moins hésité à faire un article particulier sur ce sujet, qu'il présente un double intérêt; c'est en effet par le moyen du lit à extension soutenue, que mon père a obtenu un résultat qui n'a pas d'exemple dans l'art de guérir : je veux dire la guérison complète dans deux cas de luxation spontanée. Je pense que ce chapitre sera lu avec intérêt.

La nature de la gangrène sénile est encore peu connue; les opinions que j'ai émises paraîtront peut-être hasardées à quelques-uns, mais elles me semblent découler des faits que j'ai cités. Quant à ceux-ci, ils sont malheureusement trop peu nombreux, mais ils sont aussi trop concluans, pour que les praticiens consciencieux ne se croient pas engagés à se convaincre par leur propre expérience. Nous sommes sûrs, du moins, qu'on peut suivre avec sécurité les règles que nous avons établies.

Ce que j'ai dit relativement aux abcès et aux cataplasmes, a aussi une longue expérience pour base. La vérité de ce que j'ai avancé sera reconnue avec d'autant plus de facilité, que beaucoup de chirurgiens ont déjà fait les mêmes remarques, sans toutefois les rattacher à aucune règle thérapeutique.

Faire des luxations du pied une maladie simple et facilement curable, est un fait de la plus haute importance pour quiconque connaît les dangers de cette espèce de lésion, et tous les praticiens s'empresseront de vérifier des résultats qui intéressent si directement la vie des malades, si une expérience de quinze années ne suffit pas pour les convaincre.

Mon but sera rempli si j'ai pu conserver aux sujets que j'ai traités l'intérêt qui leur est propre, et porter dans l'esprit des hommes de l'art la conviction dont je suis pénétré.

FIN.

normal de l'organisme. L'eau n'est pas moins importante dans l'état de maladie. — L'usage thérapeutique de l'eau remonte à la plus haute antiquité. — La manière de se servir de l'eau a subi des variations. — Son usage pendant le règne du paganisme. — Hippocrate découvrit ses propriétés, 14. Il se sert d'une éponge mouillée. — L'eau un instant oubliée est remise en vigueur, 15. Dans les différentes méthodes d'appliquer l'eau, rien ne donne l'idée des affusions. — Les affusions employées depuis sept ans par le chirurgien en chef de l'Hôtel-Dieu d'Amiens, 16. L'inflammation joue un grand rôle dans les maladies. — Opinions anciennes, 17. Idée que l'observation avait suggérée à certains praticiens. Des expériences ont été faites sur le vivant. — Opinion de Wilson Philips, 18. Opinion de Thomson, — de Hasting. — Klatenbrunner reconnaît trois espèces de travaux morbides, 19. Les phénomènes qui caractérisent l'inflamtmation sont intimement liés ensemble.—En en détruisant un seul, les autres disparaissent, 21. Le moyen qui remplit en même temps plus d'indications, est préférable. — C'est l'eau froide. — La chaleur est le phénomène inflammatoire qui domine tous les autres, 22. Comparaison différentielle du calorique morbide et de la chaleur organique. — Remarque relativement aux mauvais effets des cataplasmes dans les inflammations aiguës, 23. Continuation du parallèle différentiel, du calorique morbide et de la chaleur organique, 24. Ordre dans lequel on doit ranger les signes qui caractérisent l'inflammation, d'après leur importance relative; consécutivement à l'action d'un stimulus, le premier phénomène qui se montre, c'est la chaleur. — Le calorique morbide n'a aucun rapport d'intensité avec les autres phénomènes de l'inflammation. — La priorité d'action dans l'apparition des signes de la phlogose n'appartient pas au système sanguin, 27. L'inflammation d'une partie paralysée n'est pas une objection contre la nécessité de l'action nerveuse dans la production de la phlogose. — Distinction des systèmes nerveux, 28. Si on ne peut atteindre la cause prochaine d'une affection morbide quelconque, il faut chercher à combattre sa conséquence la plus immédiate, 29.

Lorsqu'on ne peut pas employer les affusions, on les remplace par des linges mouillés. — De quelle manière on doit appliquer ces linges, 31. Quel est le mode d'action des compresses mouillées. — Méthode de M. Percy, elle agit d'une manière autre que les affusions, 32. On doit se servir de linges de toile.—Dans les lésions des membres les affusions sont toujours possibles. — Appareils qu'on peut employer, 33. Autre. — Les anciens faisaient usage d'une peau d'animal, 34. Avantages des gouttières de bois ou de métal. — Les parties doivent être exposées au contact de l'air. — L'eau doit, pour ainsi dire, lécher les tissus, 35. Les affusions doivent être faites sur toute l'étendue de la lésion, 36. Les parties n'ont *pas soif d'eau*, 37. L'eau n'agit pas par absorption. — L'eau doit être renouvelée, 38. Les points malades sur lesquels l'eau ne peut pas être renouvelée guérissent moins vite. — La température de l'eau mérite une grande attention. — Difficulté de donner une température précise, 39. Qn'est-ce que le froid ? 40. La sensation que l'eau produit est le meilleur thermomètre qui puisse régler son application. — L'eau, appliquée sur les tissus, peut produire trois effets différens, 41. Quel est celui qui convient.— Le besoin de réfrigération varie suivant l'époque de la maladie, 42. La réfrigération devenant douloureuse, indique qu'on doit suspendre les affusions. — Inconvéniens de suspendre trop tôt les affusions. — L'eau simple inspire peu de confiance aux malades, 43. L'eau agit promptement dans les inflammations superficielles. — Son action est moins apparente dans les inflammations profondes ou anciennes, 44. On pourrait se conformer aux idées des malades en ajoutant à l'eau des substances qui ne changent pas son action. — Ce serait ouvrir la porte à une foule d'abus, 45. On ne met pas assez de soin à reproduire toutes les circonstances indiquées, quand on emploie un remède vanté par d'autres. — Les praticiens, même les plus habiles ne peuvent pas saisir du premier coup d'œil des particularités que d'autres n'ont vues qu'après un grand nombre d'expériences. — Il ne faut s'écarter de la ligne tracée qu'avec connaissance de cause, 46. L'application des compresses mouillées cause une série de réactions. — Les affusions sont préférables, 47. Il y a, entre la phlogose et l'abondance nécessaire des affusions, un rapport qu'il faut saisir, 48. Il ne faut cesser les affusions que graduellement, 49. Différence d'action des affusions suivant qu'on les emploie avant ou après l'apparition de la phlogose, 50. L'auteur croit qu'on pourrait établir des affusions intérieures, 51.

Toutes les espèces de traitemens ont été employées contre l'érysipèle. —

opinion de Pinel , 52. Le même traitement convient à toutes les espèces
d'érysipèle.— Aphorisme d'Hippocrate, 53.

Raison de la gravité de cette espèce d'érysipèle. — Il est toujours
phlegmoneux. — Le traitement ordinaire ne convient pas, 55. L'eau peut
remplacer l'incision avec avantage, 56.

L'érysipèle phlegmoneux a une grande tendance à la suppuration. —
Aphorisme d'Hippocrate. — On peut empêcher la suppuration, même lorsque l'époque ordinaire de la résolution est passée, 59.

Remarques sur la troisième observation , 62.

Remarques à faire relativement à la quatrième observation. — Les affusions ont sauvé les jours de la malade , 67. Les symptômes généraux
qui accompagnent l'érysipèle sont sympathiques. — La crainte des répercussions est vaine. — Remarques sur les effets des affusions. — Il est
quelquefois utile de combattre les symptômes, 68. Ce qu'on doit penser
lorsque l'érysipèle disparaît brusquement. — Léveillé a résolu la ques-

Il existe une espèce de parenté entre le phlegmon et l'érysipèle. — Le phlegmon a une tendance particulière à suppurer. — Le phlegmon ne doit pas nécessairement suppurer. — Désordres que la suppuration du phlegmon entraine, 72. Moyens employés pour obtenir la résolution du phlegmon. — Phlébotomie. — Saignées locales , leur action. — Incision, Cautérisation. — Cataplasmes.—Ils ont des propriétés variables. — Ils sont excitans, révulsifs.—Ils sont maturatifs , 74. Les cataplasmes froids sont répercussifs.—Chauds, ils sont toujours excitans, 76. La température moyenne est la plus convenable pour obtenir des effets relâchans. — La même pâte de cataplasme employée pour obtenir des effets opposés. — Qualités que doivent avoir les cataplasmes pour être émolliens, 77. Les cataplasmes de farine de graine de lin irritent la peau. — Les cataplasmes de mie de pain n'ont pas tout-à-fait les mêmes inconvéniens.— Les cataplames dits émolliens doivent être considérés en général comme moyens révulsifs. — Circonstances dans lesquelles les cataplasmes seront utiles ou nuisibles, 78. L'auteur du Dictionnaire de chirurgie pratique s'étonne à tort qu'on puisse tirer de bons effets des topiques chauds dans les inflammations. — Les faits ne mentent jamais. — La théorie doit être basée sur eux , 79. Circonstances dans lesquelles les cataplasmes sont relâchans, 80. L'eau froide réunit tous les avantages des autres moyens employés contre le phlegmon et n'a aucun de leurs inconvéniens, 81.

On ne peut mettre en doute l'effet utile de l'eau. — Circonstance particulière relative à l'observation cinquième, 83. On a fait des cataplasmes un véritable Protée, 84. Rhumatisme articulaire guéri en moins de douze heures par l'eau froide, 85.

Les moyens les plus cruels ne sont pas les plus efficaces. — La chirurgie s'adoucit, 127. Elle est une épée à deux tranchans. — Malgré leurs différences, on peut donner des règles générales, pour le traitement des plaies d'armes à feu ou par écrasement. — Elles diffèrent encore par leurs complications, 128. Différences consécutives des plaies d'armes à feu, 129. Deux espèces de complications, immédiates et consécutives. — Ces complications ne sont pas également à la portée des moyens curatifs, 130. Les accidens que l'art peut combattre résultent des réactions inflammatoires. — Axiome dangereux. — On ne doit pas faire de l'inflammation une complication particulière, 131. Importance pathologique de la distinction des tissus. — Ils peuvent s'enflammer isolément, 132. L'inflammation pervertit et arrête les mouvemens d'assimilation. — La vitalité de tous les tissus est la même. — La phlogose la fait varier, 133. La réunion de tous les tissus, soit entre eux, soit les uns aux autres, peut avoir lieu dans le même temps, 134. Le mode de réunion est le même pour tous les tissus, 135. Idée fausse relativement à la réunion des parties vivantes, 136. L'insensibilité des tissus a été prise à tort comme preuve de leur peu de vitalité. — L'inflammation est aussi la cause des accidens sympathiques. — L'emploi de l'eau est dû à la médecine militaire, 137. Le hasard ou la nécessité ont fait faire beaucoup de découvertes. — L'eau laisse loin d'elle les moyens les plus puissans, 138. On a trop abusé du débridement, 139. Les inconvéniens du débridement surpassent ses avantages. On doit le rejeter comme moyen général. — L'auteur proscrit les cataplasmes dits émolliens, 140. Paroles de plusieurs praticiens en faveur de l'eau. — On doit s'étonner que l'eau ne soit pas plus généralement employée, 141. L'eau n'est pas une panacée. — Son application exige des soins et des connaissances. — Action de l'eau employée immédiatement après la blessure, 142. Lorsque les affusions sont mises en usage après l'apparition des signes inflammatoires, 144. Effet frappant des affusions relativement à la réorganisation des parties blessées. — Les plaies d'armes à feu ou par écrasement sont rarement simples, 145. Précepte d'amputer quand elles sont accompagnées de grands désordres. — Incertitude sur la nécessité de l'amputation, 146. On a de tous temps eu des succès dans des cas désespérés, *et vice versâ*. — Ce cas est le plus difficile de la chirurgie, 147. L'amputation peut être faite à deux époques différentes, 148. Si on trouvait le moyen de se rendre sûrement maître de la phlogose, l'amputation primitive ne serait plus nécessaire, 149. L'amputation consécutive ne serait pas plus fréquente, 150. Solution du problème, 151.

du premier pansement est importante relativement aux accidens qu'il détermine, 185. On ne perd pas un amputé sur vingt à l'Hôtel-Dieu d'Amiens, 187. Raison de ce succès. — Méthode adoptée pour les pansemens, 188. Cette méthode est effrayante. — Marche des plaies traitées de cette manière, 189. Remarque qui a donné l'idée d'employer cette méthode. — Il ne faut pas différer le pansement au-delà du douzième au quinzième jour. — Ce n'est pas la crainte de la résorption du pus qui fait donner ce conseil, 190. Le pus n'irrite pas les surfaces qui l'ont sécrété. — Son absorption a lieu sans danger quand il est repris par l'organe qui l'a sécrété, 191. On croit trop généralement à la nécessité de la suppuration. — Précepte dangereux. — Il conduit à entretenir la suppuration, 192. Autre précepte dangereux. — S'il est nécessaire de diminuer la suppuration, il n'est jamais nécessaire de l'augmenter. — Entretenir la suppuration, c'est s'opposer aux efforts de l'organisme, 194. La sécheresse n'est pas nécessaire aux plaies. — Elles se cicatrisent facilement sous l'influence de l'eau. — Raison de ce fait, 195.

Ce que l'auteur entend par gangrène et par sphacèle, 197. Nous nous servirons indifféremment de ces deux expressions. — Un membre sphacélé peut se séparer de lui-même. — On est d'accord sur la nécessité de l'amputation, 198. Faut-il attendre ou non que la gangrène soit bornée. — Précepte général. — Des praticiens célèbres s'en sont affranchis. — Circonstances dans lesquelles on n'a pas attendu que la gangrène fût bornée, 199. La gangrène sèche est restée sous l'empire de la règle, 200.

Similitude entre ces deux cas, quoique leur étiologie soit différente, 217.

Raisons qui ont fait rapporter ces deux observations, 250. Résumé, 251.

On n'a jamais cherché à réduire les luxations spontanées. — Elles sont regardées comme inguérissables, 253. Il y a deux points principaux à considérer dans les luxations spontanées. — Indication qu'elles réclament. — La première seule a été remplie, 254. On a guéri des coxalgies; mais on n'a jamais guéri les luxations spontanées, 255. On aurait dû penser à appliquer l'extension soutenue à ces lésions. — Les appareils connus ne peuvent remplir cet usage. — Quelle doit être la manière d'agir d'un appareil à extension soutenue, 256. L'extension est précieuse pour le traitement des luxations spontanées. — Elle sera aussi avantageuse dans la coxalgie. — Le repos d'un organe malade est essentiel pour obtenir la guérison, 257. La science manquait d'un appareil tel que le lit à extension soutenue, 258. Description du lit à extention soutenue, 260. Manière d'appliquer l'appareil, 265. Manière dont se fait la contre-extension, 272. But de l'inclinaison de la surface du lit. — Destination du cadre mobile, 275. Le lit à extension soutenue est exempt de tous les inconvéniens attachés aux autres appareils. — Il possède toutes les qualités qui distinguent les meilleurs appareils connus, 278. Objections qu'on a faites, 279. Elles ne sont pas fondées, 280.

Aucun appareil ne peut remplacer le lit à extension soutenue. — Particularités qui le distinguent, 289.

L'ankilose est le résultat de l'inflammation, 334. Idées de l'auteur sur le mécanisme par lequel la mobilité des articulations se conserve malgré la résection d'une des surfaces articulaires, 335. Résumé du chapitre, 336.

FIN DE LA TABLE ANALYTIQUE.

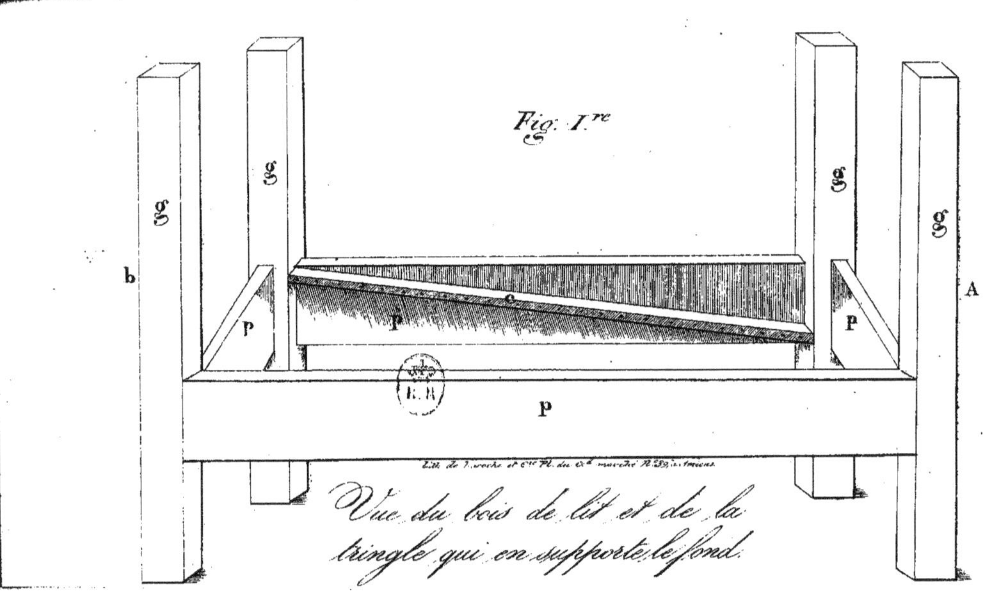

Vue du bois de lit et de la
tringle qui en supporte le fond.

EXPLICATION

DES PLANCHES.

PLANCHE PREMIÈRE.

Vue du bois de lit et de la tringle qui en supporte le fond.

———

A   Tête du lit.

pppp   Pieds du lit.

gggg   Montans du lit.

C   Tringle clouée sur la face interne de chaque côté latéral du lit, ayant une inclinaison de dix pouces dirigée des pieds vers la tête du lit. Cette inclinainaison peut être facilement augmentée ou diminuée, au moyen de deux coins de bois qu'on place de chaque côté entre la tringle et le fond du lit. Lorsqu'on pousse ce coin mobile des pieds vers la tête du lit, l'inclinaison du fond de celui-ci augmente : c'est le contraire si on fait marcher le coin en sens opposé.

———

PLANCHE DEUXIÈME.

Elle représente le cadre mobile en-dessous, pour faire voir l'espace
dans lequel doit entrer le petit matelas.

A   Ouverture pratiquée dans la toile ou les sangles du
cadre mobile et correspondant aux fesses du malade. Le contour de cette ouverture est garni d'une
toile qui la rend régulière et contribue à donner
plus de solidité aux sangles ou à la toile sur laquelle elle est cousue.

B.B.B.B. Côtés du cadre mobile vus par leur face inférieure.

c c   Sangles du cadre mobile, percées par l'ouverture A.
On remplace avantageusement les sangles par une
toile de coutil.

D.D.D.D. Espace compris entre les côtés du cadre mobile
et dans lequel doit entrer aisément le petit matelas.

c e e e Poignées qui servent à soulever le cadre mobile.

F F F F Angles rentrans dans lesquels sont reçus les montans du lit, et qui empêchent que le cadre mobile
puisse se déplacer.

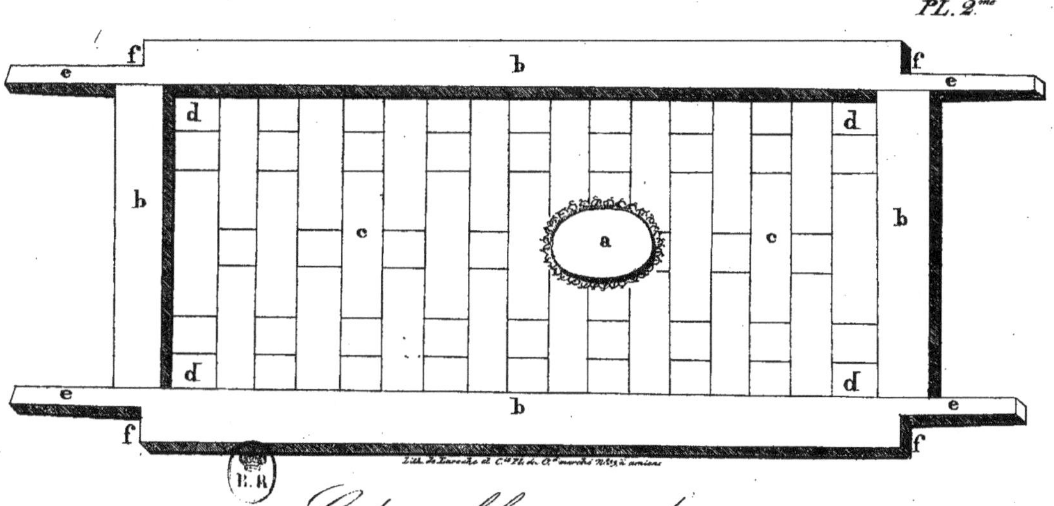

Cadre mobile vu en dessous.

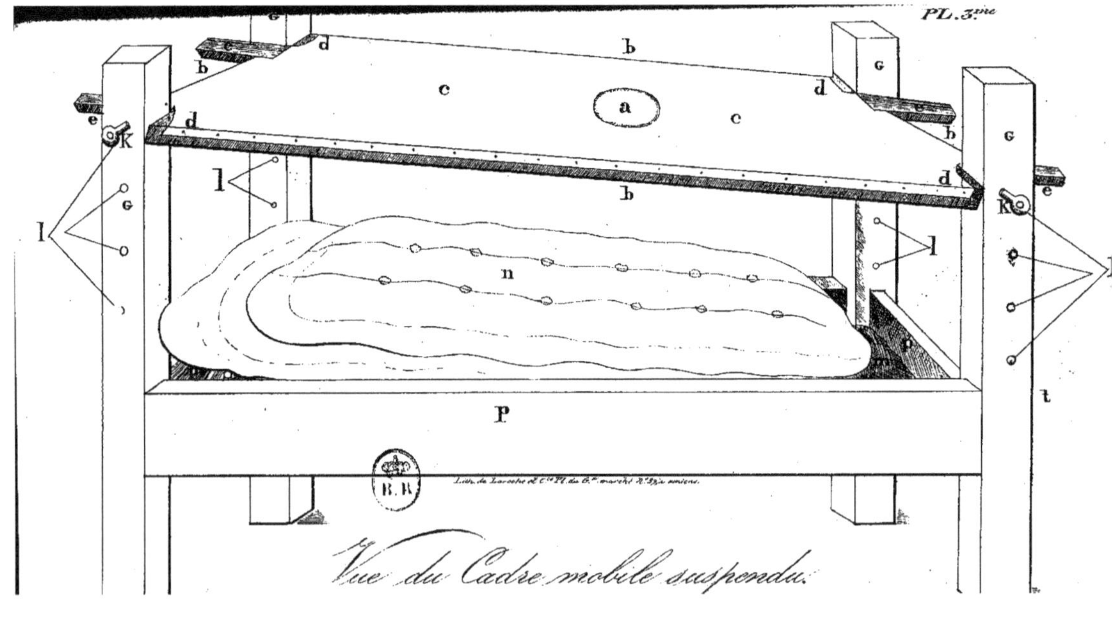

Vue du Cadre mobile suspendu.

PLANCHE TROISIÈME.

Elle représente le cadre mobile suspendu et supporté par les chevilles.

A   Ouverture de la toile du cadre mobile, correspondant aux fesses du malade.

c c   Cadre mobile suspendu et soutenu par les chevilles.

kk   Chevilles en bois ou en fer, dépassant de plusieurs pouces en dedans et en dehors les.....

GGGG Montans du lit traversés de dedans en dehors par

LLLL Des trous placés à égale distance les uns des autres, et plus élevés du côté des pieds du lit que du côté de la tête.

e.'e.'e.'e.' Toile clouée sur les bords du cadre mobile.

B.B.B.B. Côtés du cadre mobile.

E.E.E.E. Poignées par lesquelles on soulève le cadre mobile.

p.p.p. Côtés du lit.

o   Un des barreaux du fond du lit.

m   Grand matelas.

n   Petit matelas beaucoup moins long et moins large que le grand.

T   Tête du lit vers laquelle le cadre et les matelas ont une forte inclinaison.

PLANCHE QUATRIÈME.

Elle représente le cadre mobile abaissé et posé sur le petit matelas qui entre librement entre les côtés du cadre, et qui est en partie caché par eux. Le cadre est incliné comme il doit l'être; ses bords n'appuient sur rien; la toile seule est posée sur le petit matelas.

A   Ouverture de la toile à travers laquelle on voit le petit matelas n.

c c   Toile du cadre mobile appuyée sur le petit matelas.

E E E E Poignée
g g g g Montans } du lit.
p p p Côtés

k k k k Chevilles traversant les montans du lit et sortant de quelques pouces à la face externe de ceux-ci, ainsi qu'à leur face interne.

m m   Grand matelas.

n n   Petit matelas.

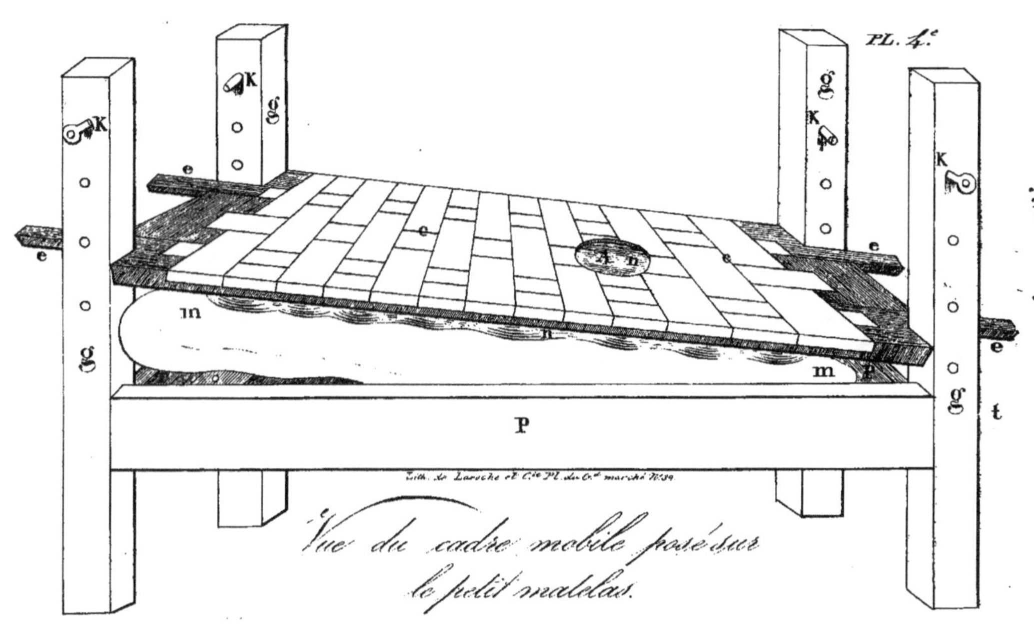

Vue du cadre mobile posé sur le petit matelas.

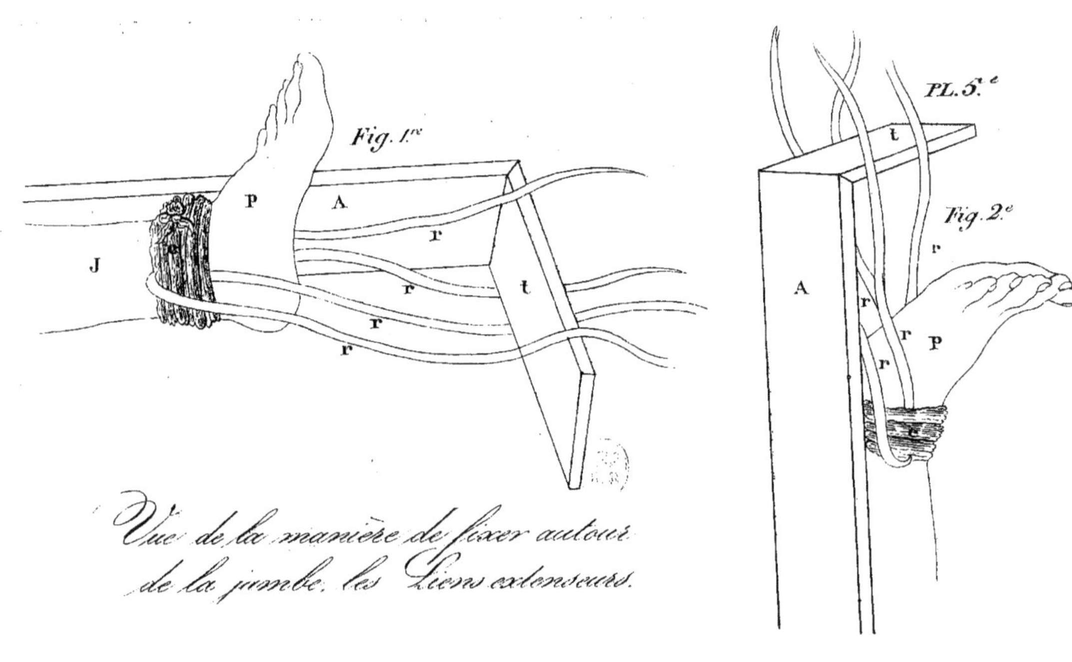

Fig. 1.re
p
A
r
r
t
r
r
J
e
Vue de la manière de fixer autour
de la jambe, les Liens extenseurs.
PL. 5.e
Fig. 2.e
t
A
r
r
r
p
e

PLANCHE CINQUIÈME.

Elle représente l'extrémité inférieure de la grande attelle et la traverse inférieure. On voit aussi le pied entouré du linge en forme de cravate, dans lequel sont passés les rubans de fil qui servent à faire l'extension.

FIG. Ire.

A   Face interne de la grande attelle.

e   Linge en forme de cravate.

J   La Jambe.

p   Bord interne du pied.

T   Face interne de la traverse inférieure.

r r r r   Rubans de fil passant, deux au-dessus, deux au-dessous de la traverse inférieure.

FIG. II.

p   Pied.

e   Linge en forme de cravate.

r r r r   Chef des rubans de fil passant, comme dans la figure précédente, en dessus et en dehors de

T   Traverse inférieure.

A   Face externe de l'extrémité inférieure de la grande attelle.

PLANCHE SIXIÈME.

Malade vu de profil.

———

c c Cadre mobile.

A Grande attelle.

d Bandage de corps.

l.l. Liens qui servent à faire l'extension et qui, fixés autour de la jambe au moyen du linge en forme de
cravate, viennent se réunir sur la traverse inférieure sur laquelle ils sont liés.

f Traverse inférieure.

r r Petite attelle placée sur le devant de la cuisse.

x x x x Liens qui maintiennent la petite attelle.

v v v v Autres liens qui fixent le membre contre la grande
attelle, et qui maintiennent en même temps l'attelle interne que la figure ne permet pas de voir.

y Traverse supérieure.

s Clou, vis ou cheville qui fixe solidement la traverse
supérieure sur le bord du cadre mobile.

m. n. Grand et petit matelas

p p p p Côtés du lit.

g g g g Montans.

k k Chevilles.

———

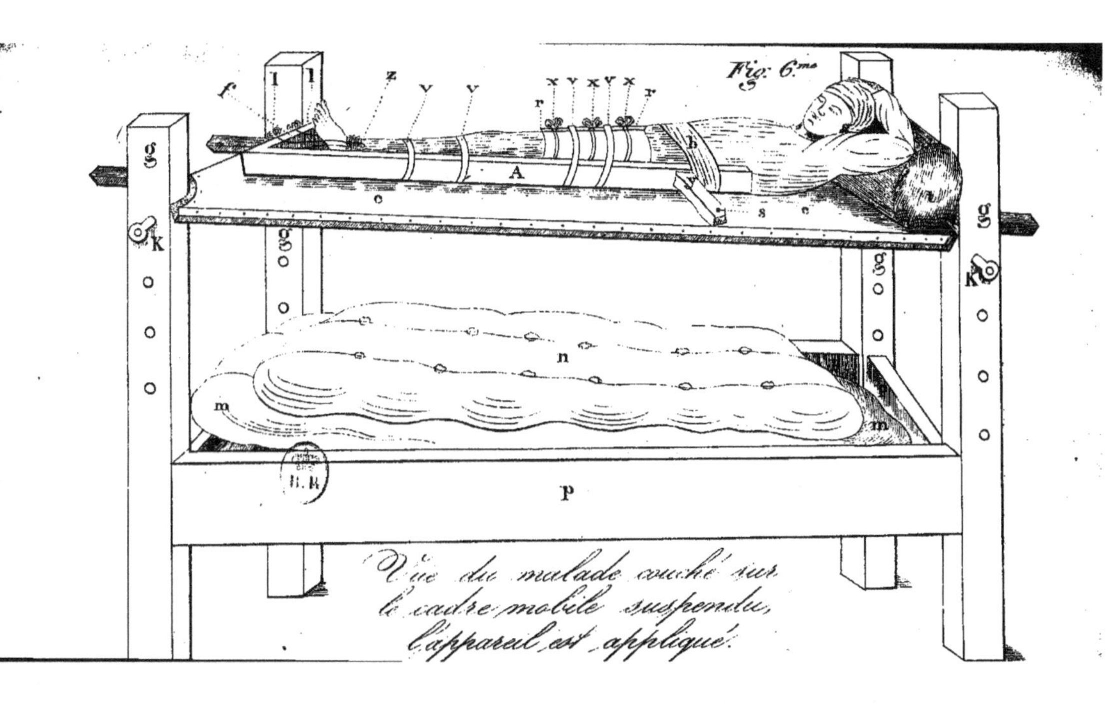

Vue du malade couché sur le cadre mobile suspendu, l'appareil est appliqué.

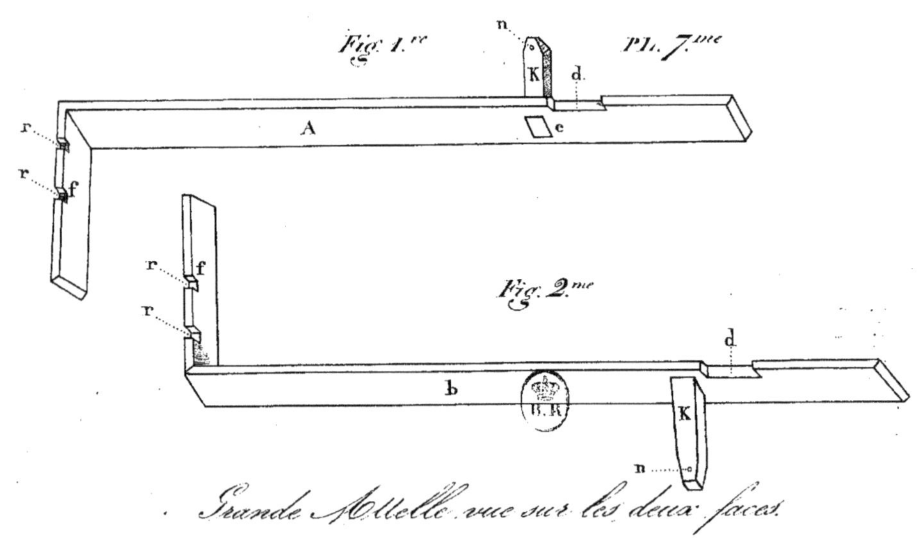

Grande Alluelle vue sur les deux faces.

PLANCHE SEPTIÈME.

Elle représente la grande attelle vue en dehors et en dedans.

Fig. Ire.

A Face interne du corps de l'attelle.

c Mortèse qui indique le lieu ou la traverse supérieure est fixée au corps de l'attelle.

k Traverse supérieure.

D Echancrure dans laquelle est reçu le bandage de corps et qui l'empêche de se déplacer.

f Traverse inférieure.

r r Echancrures dans lesquelles passent les liens qui font l'extension.

n Trou qui reçoit la cheville, le clou ou la vis qui fixe la traverse au côté du cadre.

Fig. II.

B Face externe du corps de la grande attelle.

k Traverse supérieure.

D Echancrure qui reçoit le bandage de corps.

f Traverse inférieure.

r r Echancrures.

PLANCHE HUITIÈME.

Malade vu en-dessus.

---

m.m.m.m. Cadre mobile.

A   Grande attelle.

B   Traverse supérieure.

r r   Liens fixés sur la traverse inférieure.

c   Traverse inférieure.

p   Petite attelle.

l.l.   Liens qui maintiennent la petite attelle.

d   Attelle interne.

f f f f   Liens qui maintiennent les grandes attelles.

s s s s   Bandelettes du bandage de scultet.

g   Bandage de corps.

k   Cheville qui fixe la traverse supérieure au cadre.

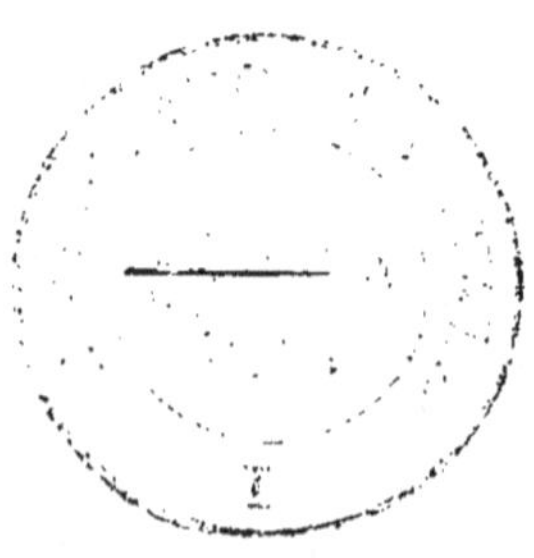

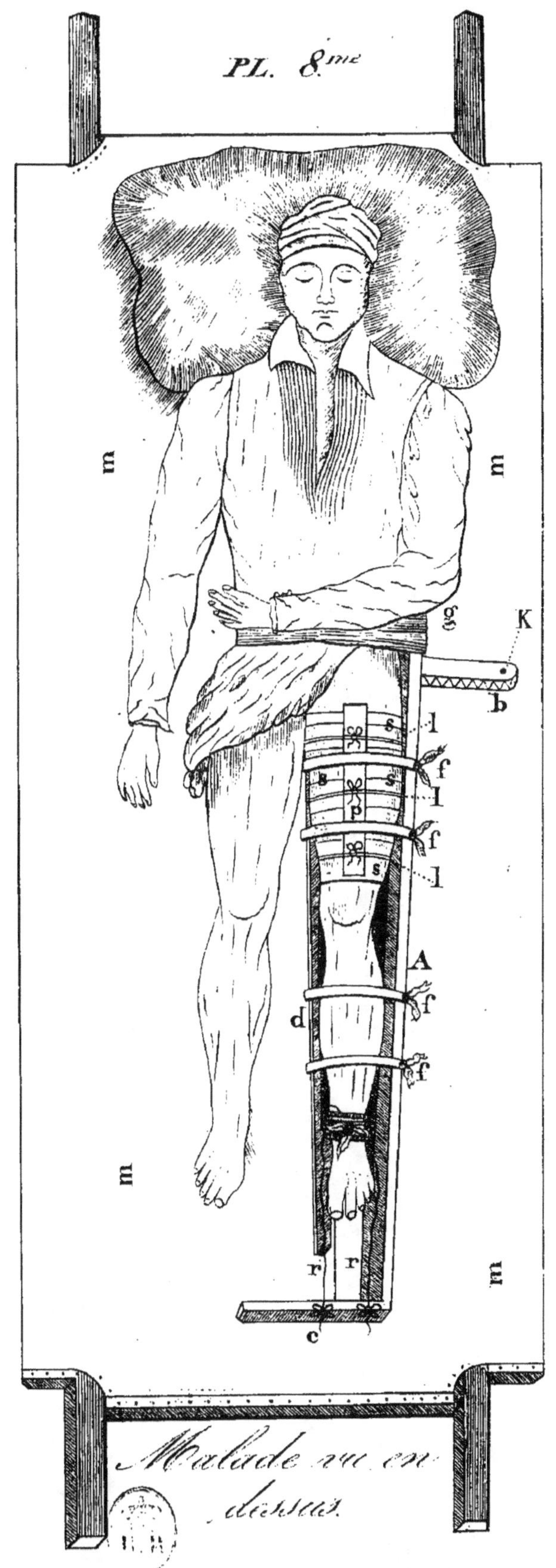

Malade vu en
dessus.